管理栄養士・栄養士のための
統計処理入門

編著　武藤志真子

共著　石川元康・岡崎　眞・河村　敦
　　　坂井真奈美・吉澤剛士・渡邉智之

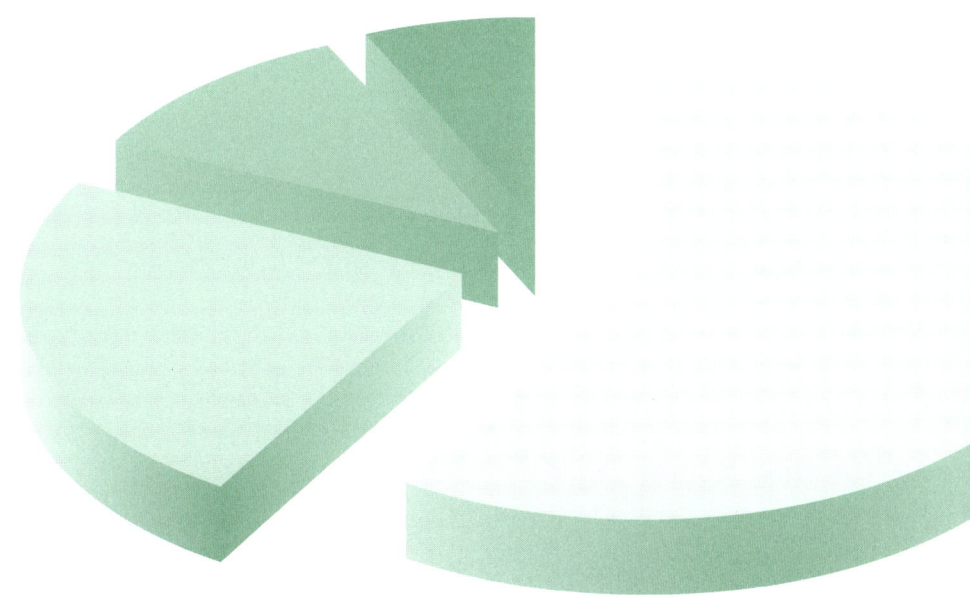

建帛社
KENPAKUSHA

はじめに

　2012年2月現在で栄養士免許交付数の累積は95万人近く，うち管理栄養士登録数はのべ16万6千人あまりになります。栄養士養成施設校は全国で267校，管理栄養士養成施設は125校あり，そのうち118校は大学です。日本の栄養士・管理栄養士の数は世界一です。優秀な栄養士・管理栄養士も育っていると思います。しかし，栄養士・管理栄養士の多くが苦手にしているもののトップグループに統計と英語が入ると思います。データをとったわけではありませんので，科学的エビデンスがあるとはいえません。しかし，栄養士の方が統計を駆使して海外の学術誌に投稿した論文が，95万人という母集団から考えて非常に少ないことは事実でしょう。管理栄養士の制度や教育も質の重視という時を迎えているのではないでしょうか？

　一方，統計学の世界はコンピュータの普及によって，質（解析法），量（利用者数）ともに拡大していると思います。数年前まではあまり見かけなかったノンパラメトリック法も文献でよく見かけるようになりましたし，新しい解析法の本やソフトにもしばしば出会います。統計学を使いこなして，日本の栄養学の質も世界一になるとうれしいですね。

　何事も一朝一夕には難しいかもしれませんので，この本では「こういうデータがある時は，こういう解析法を使う」という使い分けができるという点に重点を置いて執筆しました。なるべく多くの栄養士養成施設大学で使って頂きたいという希望から，執筆していただける先生方を探しました。吉村先生（四国大学）のご尽力があり，7名の教員が分担執筆することになりました。

　とくに，食事摂取基準は確率の考え方を取り入れていますので，分布と確率について岡崎先生（畿央大学）に丁寧に書いていただきました。

　最初に石川先生（日本大学）から統計学の教科書についてのご提案があってから，2年近くがたってしまいました。その間，建帛社の本間さま，加藤さまには大変お世話になりました。御礼申し上げます。また，東日本大震災があり，日本も危機的と言ってよい状況に直面しております。昔から，資源のない日本の生きる道は勤勉と学問，技術といわれてきました。若い学生の皆さんに，世界最長寿の日本の食と栄養のよさをエビデンスに基づいて世界に発信していただきますよう，大いに期待しております。

2012年2月

著者を代表して　　武藤志真子

例題演習用 Excel データのダウンロードについて

　本書に掲載した例題のサンプルデータを，建帛社ウェブサイトからダウンロードすることができます。あらかじめデータをダウンロードしておき，例題の**Excel を用いた解答**を読みながら，実際にやってみましょう。
　また，同じファイルには**付表として分布表や検定表も参考のために収載して**います。ご活用ください。

●例題サンプルデータのダウンロード方法
①建帛社ウェブサイト（http://www.kenpakusha.co.jp）の書籍検索から［管理栄養士・栄養士のための統計処理入門］を検索します。
②本書が表示されたら，さらに書籍詳細ページを開きます。
③書籍詳細ページにある「例題サンプルデータ」のアイコンをクリックします。
④ファイルダウンロードのメッセージが出ますので，保存してお使いください。

●ファイル収載の付表一覧
・標準正規分布表（第6章ほか）
・t 分布表（第6章ほか）
・F 分布表（第7章）
・マン・ホイットニーの検定表（第7章）
・ウィルコクソンの符号付順位和検定の臨界値（第8章，**表 8 – 4**）
・χ^2 分布表（第9章ほか）
・スチューデント化された範囲の臨界値（第9章ほか）

＊なお，本書掲載のサンプルデータは特に断りのある場合をのぞき，架空のデータです。

目次

序章　データの取り扱いガイド

1

- 0-1 データの種類と測定尺度　*1*
  - ●名義尺度　*1*
  - ●順序尺度　*1*
  - ●間隔尺度　*2*
  - ●比例尺度　*2*
  - ●計数データ　*2*
- 0-2 データの形式　*2*
- 0-3 データの入力方法　*3*

I　データの整理

第1章　データの特徴をみるには

代表値の計算と結果の解釈　*5*

- 1-1 代表値の使い分け　*5*
- 1-2 平均値　*6*
  - ●算術平均　*6*
  - ●加重平均　*6*
  - ●幾何平均（相乗平均）　*7*
  - ●調和平均　*7*
  - ●平均値のまとめと公式　*8*
- 1-3 中央値　*8*
  - 例題1-3-1　算術平均と中央値のどちらを代表値とするか？　*9*
- 1-4 最頻値　*10*
  - 例題1-4-1　アンケート結果の最頻値はどれか？　*10*
- 1-5 レンジ　*10*
  - 例題1-5-1　調査結果のグループごとのレンジを求めてみよう　*11*
- 1-6 分散と標準偏差　*11*
  - 例題1-6-1　体重の標準偏差を求めてみよう　*12*
- 1-7 変動係数　*12*
  - 例題1-7-1　エネルギー摂取量とたんぱく質摂取量どちらがばらつきが大きいか？　*13*
- 1-8 比率　*13*
  - 例題1-8-1　PFC比率を求めてみよう　*14*
  - 例題1-8-2　栄養摂取量データからいろいろな統計量を求めてみよう　*15*
  - 例題1-8-3　Excelの「分析ツール」を使ってみよう　*18*

第2章　データの本質を見抜く
データの集計と図による表現　21
- 2-1　データの表示方法の使い分け　21
- 2-2　円グラフ，棒グラフ，帯グラフ　21
  - ●円グラフ　21
  - ●棒グラフ　22
  - ●帯グラフ　23
- 2-3　度数分布とヒストグラム　24
- 2-4　単純集計　26
- 2-5　クロス集計　27
- 2-6　折れ線グラフ　28
- 2-7　散布図とレーダーチャート　29
  - ●散布図　29
  - ●レーダーチャート　30
  - 例題2-7-1　血圧の測定結果からヒストグラムを作成してみよう　31

II　データの分布と偏差

第3章　食事摂取基準の確率の考え方とは
分布とデータの位置　35
- 3-1　正規分布　35
- 3-2　標準正規分布　37
- 3-3　正規確率の計算　38
- 3-4　正規分布と食事摂取基準　38
- 3-5　推定平均必要量よりも習慣的摂取量が少ない場合　40
  - 例題3-5-1　ビタミンCの必要量を充足している人の人数を見積もってみよう　41
- 3-6　個人に対する正規分布の適用　42
  - 例題3-6-1　個人のビタミンCの習慣的摂取量から不足のリスクを求めてみよう　43
- 3-7　2つの正規分布曲線　43
- 3-8　2つの正規分布の混在　44
- 3-9　正規分布の和と差　45
  - 例題3-9-1　身長の和の平均値と標準偏差を求めてみよう　46

第4章　推測統計学への橋わたし
母集団と標本　47
- 4-1　標本の無作為抽出　47
- 4-2　大数の法則　48
- 4-3　中心極限定理　49
- 4-4　標本分散の分布　51
- 4-5　標本平均の確率論的取り扱い　53

4-6	小標本による母平均値 μ の推定（スチューデントの t 分布）	*56*
4-7	離散量の分布の正規近似	*57*
4-8	正規近似の妥当性	*60*

III　1変量の統計的推定と検定

第5章　おいしさの判定
2項分布による識別法，判別法　*61*

- 5-1 2項分布　*61*
- 5-2 2項分布の平均値と標準偏差　*62*
- 5-3 官能検査（sensory test）　*63*
- 5-4 味覚能力判定，おいしさの判定　*65*
  - ● 3点識別試験法による味覚能力の判定　*65*
  - 例題5-4-1　塩味識別能力の判定　*65*
  - ● 2点嗜好試験法によるおいしさの判定　*68*
  - 例題5-4-2　2種のコーヒーそれぞれの嗜好についての検定　*68*

第6章　食事摂取基準を用いて評価する
1標本の推定と検定　*73*

- 6-1 推定と検定の使い分け　*73*
- 6-2 推定の考え方　*74*
- 6-3 母平均の推定　*74*
  - ● 母集団の規模が大きく，抽出した標本の数が多い場合（公式1）　*75*
  - ● 母集団の規模が小さく，抽出した標本の数が多い場合（公式2）　*75*
  - ● 母集団の規模が大きく，抽出した標本の数が少ない場合（公式3）　*76*
  - ● 母集団の規模が小さく，抽出した標本の数が少ない場合（公式4）　*76*
- 6-4 母比率の推定　*77*
  - ● 母集団の規模が大きく，抽出した標本の数が多い場合（公式5）　*77*
  - ● 母集団の規模が小さく，抽出した標本の数が多い場合（公式6）　*77*
  - ● 母集団の規模にかかわらず，抽出した標本の数が少ない場合（公式7）　*78*
  - 例題6-4-1　10名の児童の身長と体重から，小学校全児童のBMI値を推定してみよう　*78*
- 6-5 検定の考え方　*81*
- 6-6 母平均の検定　*82*
  - ● 標本の数が多い場合（公式8）　*82*
  - ● 標本の数が少ない場合（公式9）　*83*
- 6-7 母比率の検定　*83*
  - ● 標本の数が多い場合（公式10）　*83*
  - ● 標本の数が少ない場合（公式11）　*84*
  - 例題6-7-1　食塩摂取量を評価する　*84*

第7章　男女差の有無を判定する
対応のない独立2標本の検定　*87*

- 7-1　1変量独立2標本の検定の使い分け　*87*
- 7-2　正規分布による母平均の差の検定　*88*
  - 例題7-2-1　エネルギー摂取量に性差があるか？　*89*
- 7-3　等分散の検定　*90*
  - 例題7-3-1　2つのスナック菓子の重さの等分散の検定　*91*
  - 例題7-3-2　尿酸値の測定結果から男女の等分散の検定　*92*
- 7-4　2標本 *t* 検定　*92*
  - 例題7-4-1　2つのスナック菓子の重さの母平均が等しいか？　*94*
- 7-5　ウェルチの検定　*95*
  - 例題7-5-1　尿酸値の測定結果から男女の母平均が等しいか？　*96*
- 7-6　ノンパラメトリック検定　*96*
  - ●マン・ホイットニーの *U* 検定　*97*
  - 例題7-6-1　みそ汁の嗜好に性差があるか？　*98*
  - 例題7-6-2　2校の手洗いアンケートに差があるか？　*99*

第8章　栄養指導前後の変化
対応のある関連2標本の検定　*101*

- 8-1　1変量関連2標本の検定の使い分け　*101*
- 8-2　対応のある *t* 検定　*103*
  - 例題8-2-1　肥満改善教室実施前後の体重の変化　*105*
  - 例題8-2-2　栄養指導実施前後のエネルギー摂取量の変化　*106*
- 8-3　ノンパラメトリック検定　*107*
  - ●ウィルコクソンの符号付順位和検定　*107*
  - 例題8-3-1　野菜の調理前後のレチノール当量の変化　*108*
  - 例題8-3-2　野菜の調理前後のレチノール当量の変化　*109*
  - ●符号検定　*110*
  - 例題8-3-3　みそ汁のおいしさ　*112*
  - 例題8-3-4　みそ汁のおいしさ　*113*

第9章　BMI区分による差の判定
対応のない独立多標本の検定　*115*

- 9-1　1変量独立多標本の検定の使い分け　*115*
- 9-2　一元配置分散分析　*116*
  - 例題9-2-1　BMIと朝食時間　*119*
- 9-3　クラスカル-ワリス検定　*122*
  - 例題9-3-1　BMIと1週間に飲むペットボトルの本数　*124*

第10章　血糖値には食事条件や計測条件が関係するか
関連のある多標本の検定　127

- 10-1 関連多標本の検定の使い分け　127
- 10-2 繰り返しのない二元配置分散分析　128
  - 例題10-2-1　食事摂取前後の血糖値の変化　130
- 10-3 フリードマン検定　133
  - 例題10-3-1　水ようかんに対する好ましさと味の種類　134
- 10-4 繰り返しのある二元配置分散分析　136
  - ●対応がなく，繰り返し数が等しい場合　136
  - ●1要因に対応があり，繰り返し数が等しい場合　139
  - 例題10-4-1　食事摂取前後の血糖値の変化と食事条件
（別の被験者グループ）　141
  - 例題10-4-2　食事摂取前後の血糖値の変化と食事条件
（同じ被験者グループ）　149

Ⅳ　2変量、多変量の統計的処理

第11章　エネルギー摂取量とたんぱく質摂取量の関係をみる
相関と回帰　155

- 11-1 2つの量的変数の分析　155
- 11-2 相関係数の求め方　156
- 11-3 相関係数の検定（無相関の検定）　157
  - 例題11-3-1　エネルギー摂取量とたんぱく質摂取量の相関関係　157
- 11-4 相関係数の差の検定　158
  - 例題11-4-1　異なる月のエネルギー摂取量とたんぱく質摂取量の相関関係　159
- 11-5 回帰直線の求め方　160
  - 例題11-5-1　エネルギー摂取量とたんぱく質摂取量の回帰分析　161
  - 例題11-5-2　エネルギー調整たんぱく質摂取量を求めてみよう　164
- 11-6 回帰係数の検定　165
  - 例題11-6-1　エネルギー摂取量とたんぱく質摂取量の回帰係数　166
- 11-7 回帰直線の信頼区間　167
  - 例題11-7-1　エネルギー摂取量とたんぱく質摂取量の回帰直線式の信頼区間　167
- 11-8 回帰係数の差の検定　169
  - 例題11-8-1　異なる月のエネルギー摂取量とたんぱく質摂取量の回帰係数の差　169
- 11-9 多変量解析の使い分け　172
- 11-10 重回帰分析の読み取り方　173

V 計数データの統計処理

第12章 調査の結果を比較する
1要因計量データの検定　177

- 12-1 1要因計量データの検定の使い分け　177
- 12-2 比率の検定　177
  - 例題12-2-1 朝食の意識調査結果と先行研究の比率を比較する　178
- 12-3 χ^2適合度の判定　179
  - 例題12-3-1 大学全体の肥満度と学部の肥満度の割合を比較する　181

第13章 質的な2要因間データを比較する
2要因計数データの検定　183

- 13-1 2要因計数データの検定の使い分け　183
- 13-2 χ^2独立性の判定　184
  - 例題13-2-1 魚の嗜好と摂取頻度に関連はあるか？　185
- 13-3 フィッシャーの直接確率検定　186
  - 例題13-3-1 性別と甘いものの好みに関連はあるか？　188
- 13-4 比率の差の検定　189
  - 例題13-4-1 食生活アンケート結果から男女差をみる　190

第14章 質的な2要因間データの関連の強さを調べる
連関係数　193

- 14-1 連関係数の使い分け　193
- 14-2 φ係数　193
  - 例題14-2-1 食生活アンケートの結果と性別との関連の強さをみる　195
- 14-3 ユールの連関係数（Q係数）　197
  - 例題14-3-1 食生活アンケートの結果と性別との関連の強さをみる　197
- 14-4 クラメールのC係数　198
  - 例題14-4-1 魚の嗜好と摂取頻度との関連の強さをみる　199

序章 データの取り扱いガイド

0-1 データの種類と測定尺度

　すべての統計解析は，データの種類によって制約を受けます。つまり，データの種類によって，その解析方法を使用できたり，できなかったりします。

　データは，一定の単位があって測れる量的データと，一定の単位がなく測れない質的データに大きく分かれます。質的データは，順序に意味があるか否かによって，名義尺度と順序尺度に分かれます。量的データは単位に絶対ゼロ点があるかないかによって，間隔尺度と比率尺度に分かれます。ここで，測定尺度とは，対象に対して数値を割り振ったり，分類したりするための基準です。

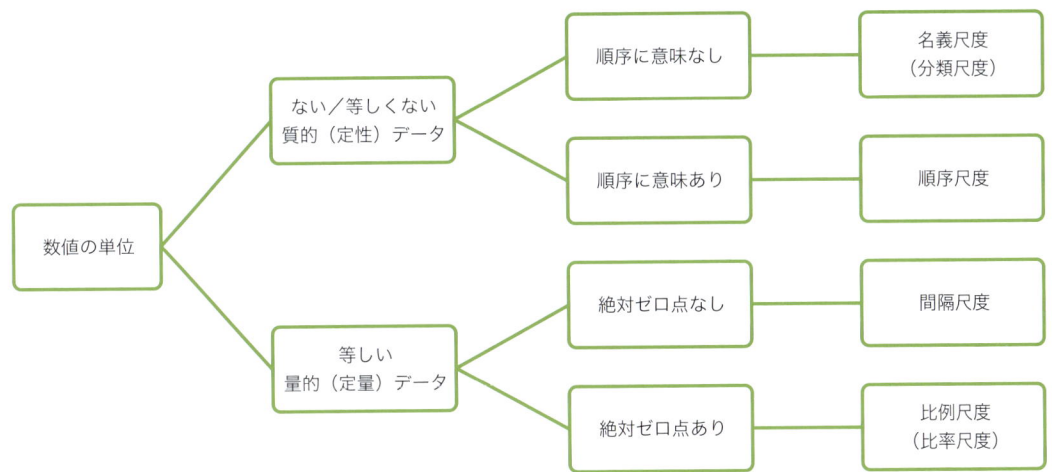

●名義尺度（nominal scale）

　個体をある定性的な特徴によって，数値を割り振って分類する場合に名義尺度といいます。

　①回答内容を分類するラベル，②同じ値なら同一分類，③データの大小関係，倍数関係，符号には意味はない，という特徴を持ちます。

　必要に応じて①各分類の数値の1対1のつけ変え，②分類の統合，は可能です。

　例：性別の分類，コードによる食品の分類，病因の分類など

●順序尺度（ordinal scale）

　個体をある量的な特性の順序関係によって，順位や分類名を割り振って分類する場合に順序尺度といいます。

　①回答内容の順序関係を示す，②データ間の差や比に意味はない，③データの大小関係に意味がある，という特徴があります。

　必要に応じて，順序関係が失われない①単調な変換，②分類の統合，は可能です。

　例：嗜好の評定値（好き・普通・嫌い），競技の順位，治療効果の判定（著効・有効・無効）

など

● **間隔尺度（interval scale）**

個体の量的特性を，個体間の距離を明確にして測定する場合に間隔尺度といいます。

①数値で回答可能，②原点と単位を指定して任意に表現可能，③データの大小関係や差に意味があり，④データの比には意味がない，という特徴があります。

必要に応じて1次変換（定数を乗じたり，加えたりする）が可能です。

例：西暦による生年，知能指数，摂氏の温度など

● **比例尺度（ratio scale）**

個体の量的特性を，個体間の距離と比が意味をもつような単位で測定する場合に比例尺度といいます。

①数値で回答可能，②単位は任意指定可能③データの大小関係や差，比の全てに意味ある，という特徴があります。必要に応じて比例変換が可能です。

例：身長，体重，距離，絶対温度など

なお，高い水準の間隔尺度や比例尺度であらわされたデータを低い水準の順序尺度や名義尺度に変換することはできますが，その逆はできません。たとえば年齢が比例尺度で68歳，とか76歳とか示されている時は，前期高齢者，とか後期高齢者に分類することができますが，逆に前期高齢者や後期高齢者の分類から年齢に変換することはできません。この意味で，高い水準の尺度であらわされたデータは，低い水準であらわされたデータよりも多くの情報を持っているといえます。

● **計数データ（enumerated data）**

以上のような尺度により分類したり，測定したりして得られた数値のほかに，各分類にいくつ個体が入るかを数え上げたデータを計数データといいます。計数データ（または計数値）は，整数であり，従ってとびとびの値をとる離散量です。

0-2 データの形式

本書の構成は，対象とするデータが1群の標本から得られたのか，すなわち1標本データか，2群の標本すなわち2標本データか，3群以上の多標本データかで，章を分けています。また，2標本データや多標本データである場合に，各標本のデータは独立であるか，それとも同じ人の前後の値などのように対になったデータであったり，3回連続のデータであったりと関連があるデータかで分けています。また，計数データは，本書の後半でとりあげています。統計解析をする場合はどのような形式のデータが得られているのかを考える必要があります。

推定や検定については，次のように各章を書き分けています。

① 1標本のデータ 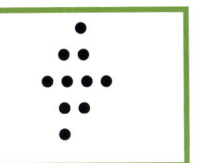 （第6章）

② 独立2標本のデータ 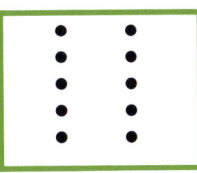 （第7章）

③ 関連2標本のデータ 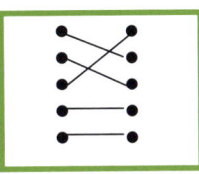 （第8章）

④ 独立多標本データ 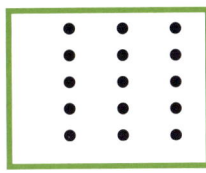 （第9章）

⑤ 関連多標本データ 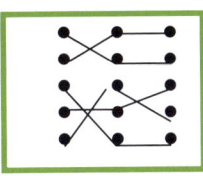 （第10章）

0-3 データの入力方法

　本書では，データ解析の実務的な例としてExcelを用いた例を示しています。Excelには半角の数値でデータを入力してください。表示形式は標準か数値として下さい。（ホームタブの数値グループの表示形式テキストボックスに「標準」または「数値」と表示されている）

独立多標本のデータ

	A	B	C	D	E	F
1						
2			群(分類、要因、水準) →			
3			A群	B群	C群	
4			x_{A1}	x_{B1}	x_{C1}	
5			x_{A2}	x_{B2}	x_{C2}	
6	データ	x_{A3}	x_{B3}	x_{C3}		
7			x_{A4}	x_{B4}	x_{C4}	
8			x_{A5}	x_{B5}		
9			x_{A6}	x_{B6}		
10				x_{B7}		
11			$n_A=6$	$n_B=7$	$n_C=4$	← データ数
12						(サンプルサイズ)
13						

行方向の表頭に群の名前を入力し，列方向にデータを入力してください。
もしもデータの行と列を逆に入力してしまったら，元データをコピーし，貼り付け先をクリックした後に（ホームタブの数値グループの貼り付けボタンの▼を押して，「行列を入れ替える」を選択）して下さい。

関連多標本のデータ

	H	I	J	K	L	M
			群(分類、要因、水準) →			
			A群	B群	C群	
	データ	x_{A1}	x_{B1}	x_{C1}		
		x_{A2}	x_{B2}	x_{C2}		
		x_{A3}	x_{B3}	x_{C3}		
		x_{A4}	x_{B4}	x_{C4}		
		n	n	n	← データ数	
					(サンプルサイズ)	

第 1 章 データの特徴をみるには（代表値の計算と結果の解釈）

1-1 代表値の使い分け

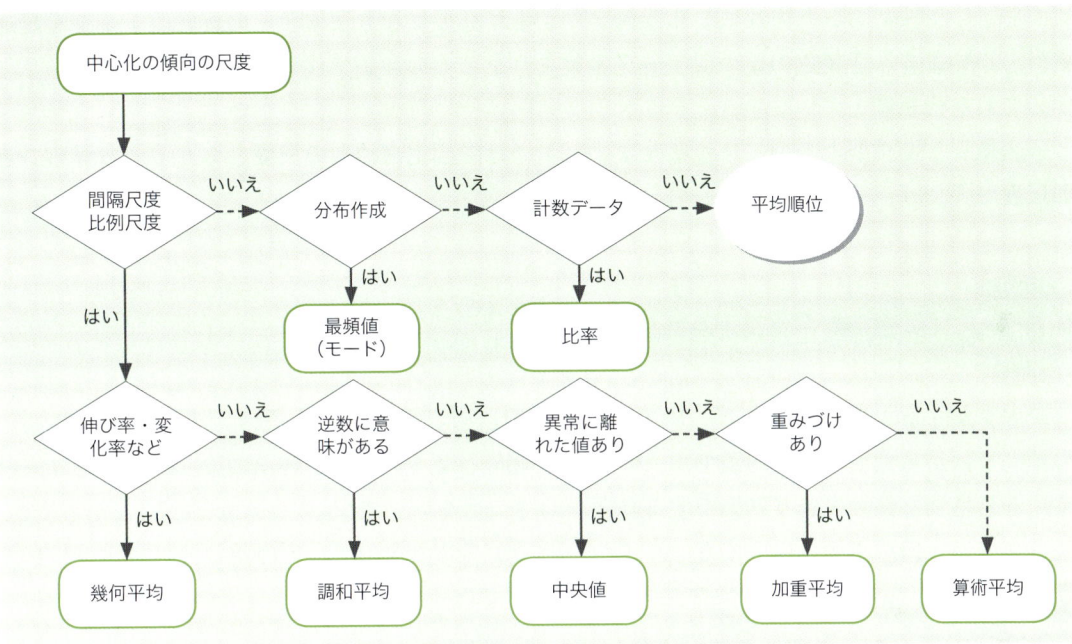

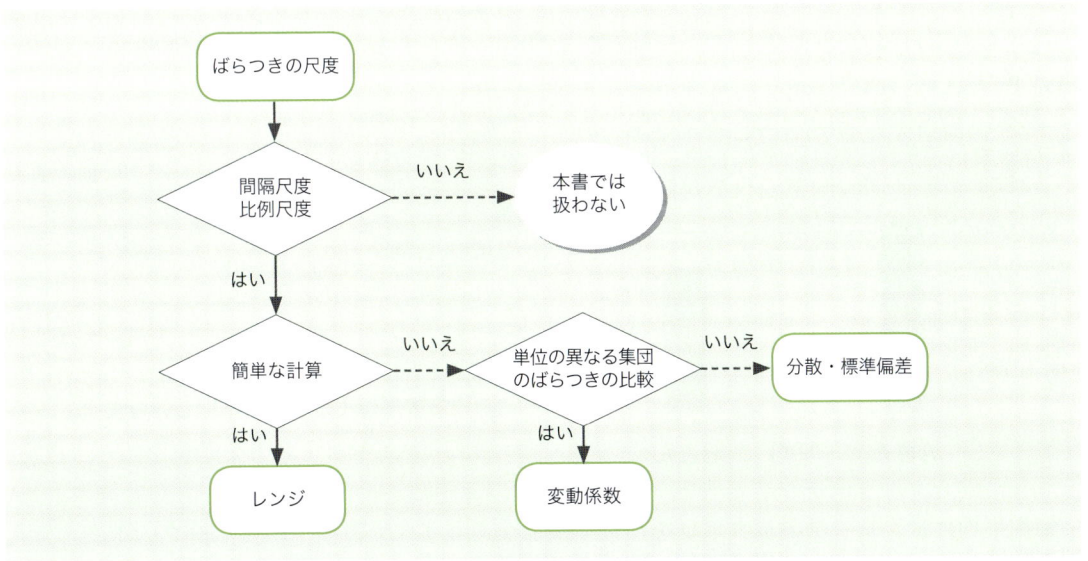

　統計学は，数字のグループを取り扱う学問です．グループを**集団**といい，構成している個々の対象を**個体**といいます．個体は人間とは限らず，食品や料理でもよいし，実験の場合はマウスやラットの動物になることもあるでしょう．個体は，目下注目している事柄について，何らかの特性をもっています．性別なら「男性か女性」，目安量（概量）記入法による食事記録か

ら栄養計算した場合は，各人（各個体）の「エネルギー摂取量」や「たんぱく質摂取量」なども特性です。これらの特性は個体によって異なります。もし，すべて同じであるならば，その特性は統計学の対象にはなりません。個体によって異なる，すなわち個体によって変動する「数字で表された特性」を**統計的変量**といいます。集められた統計的変量の観測された具体的な数値が**データ**ですが，手を加えていない生のデータの集まりは，そのままでは全体像をつかみにくいでしょう。そこで，全体像を把握するための手続き（役所への申請手続きなどではなく，統計学で決められた方法による手続き）がまず必要になります。この統計的手続きを**記述統計**といいます。手続きの1つにデータの集まりを1つの数値で代表させて示すことがあります。これを**代表値**といいます。

代表値として重要なものに2つあります。1つは**中心化の傾向の尺度**，もう1つは**ばらつきの尺度**です。

1-2 平均値

データが序章で述べた量的データ（間隔尺度や比例尺度）の場合，最もよく使われる中心化の傾向をはかる代表値が**平均値**です。**中心化の傾向**とは，データが均一に散らばることは少なく，ある特別な値のまわりに集中する傾向があることをいいます。

さて，ひと口に平均といってもいくつかの種類がありますので，その使い分けを学びましょう。

●算術平均（mean）

Aさんの1日当たりのエネルギー摂取量は2,078kcal，Bさんの摂取量は1,588kcalでした。その平均はいくらでしょう。

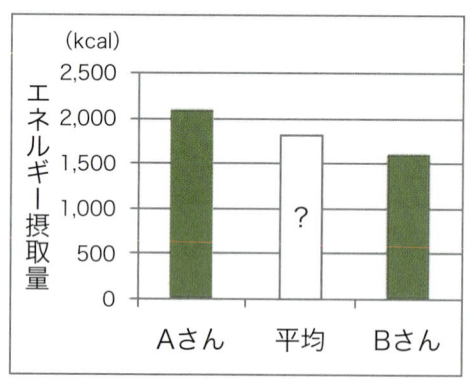

解答

$$\frac{2,078+1,588}{2}=1,833 \text{ (kcal)}$$

ですね。すべてのデータを足して，データの数で割ることによって計算されます。
これを算術平均または単に平均といいます。

算術平均には，データのデコボコをならす働きがあります。算術平均はデータの重心と考えられます。

●加重平均（weighted mean）

女子大学生を対象にいも類の摂取量を調べたところ，重量の割合はじゃがいも70％，さつまいも15％，さといも15％でした。100g当たりのビタミンC含有量は，じゃがいも35mg，

さつまいも29mg，さといも6mgです。女子大学生が摂取したいも類100g当たりのビタミンC含有量はいくらになるでしょうか。

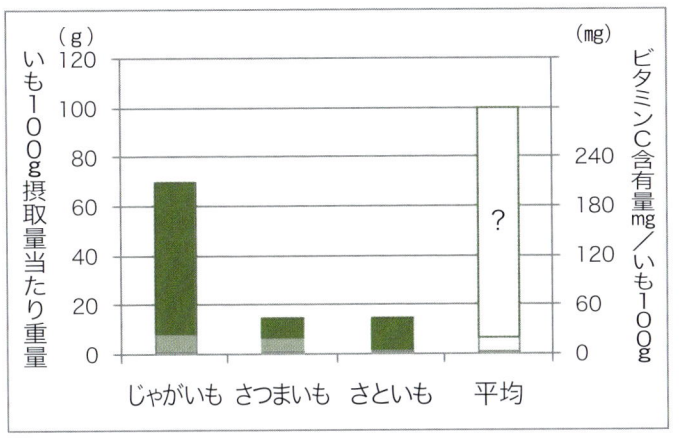

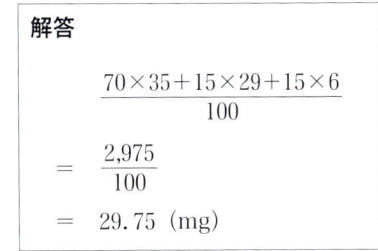

解答

$$\frac{70\times35+15\times29+15\times6}{100}$$
$$=\frac{2{,}975}{100}$$
$$=29.75\ (\text{mg})$$

重量割合の重みをつけて平均を計算するので，重みつき平均ともいいます。

●幾何平均〔相乗平均（geometric mean）〕

3時間ごとの酵母の数と増加の倍率は下表のとおりでした。3時間当たりの倍率の平均を求めましょう。

時　刻	0	3	6	9
酵母数（個）	500	1,150	3,335	10,672
倍率		2.3	2.9	3.2

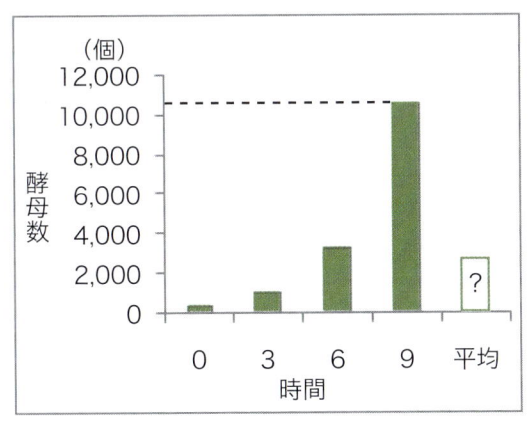

解答

$$\sqrt[3]{2.3\times2.9\times3.2}$$
$$\fallingdotseq 2.77$$

データを掛け合わせ，n乗根をとります。
幾何平均は，左図のように，何倍かずつ増えていくような増加の倍率の平均を算出するときによく使われます。

●調和平均（harmonic mean）

1人1日分の食事記録があります。500人分の栄養計算をする際，250人分をAさんが，残り250人分をBさんが担当しました。Aさんは1日50人分を計算し，Bさんは1日20人分を計算しました。1人当たりにすると1日に平均何人分の栄養計算をしたことになりますか。

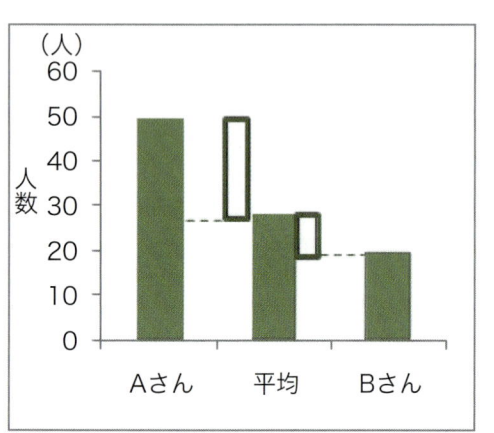

解答
$$\frac{1}{\frac{\left(\frac{1}{50}+\frac{1}{20}\right)}{2}} \fallingdotseq 28.6 \text{(人分)}$$

Aさんは1人分の計算に1/50日かかり、Bさんは1/20日かかります。平均で1人分 $(1/50+1/20)/2$ 日かかるので、1日当たりの栄養計算人数は上の式になります。

各データの逆数をとり、その平均を求め、さらにこの平均の逆数をとったものを調和平均といいます。調和平均は逆数に意味があるときによく用いられます。

この問題では、Aさんは250/50で5日間かかり、Bさんは250/20で12.5日間かかります。合計17.5日間で500人分の計算をするのですから、1日当たりでは500/17.5＝28.6と考えたほうがわかりやすいでしょう。

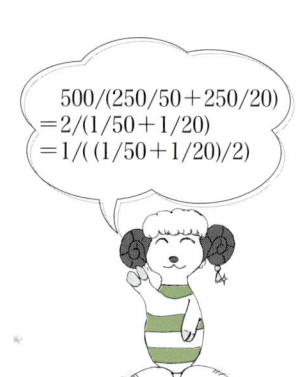

500/(250/50+250/20)
=2/(1/50+1/20)
=1/((1/50+1/20)/2)

●平均値のまとめと公式

正のデータ $x_1, x_2, \cdots, x_n$ があるとき、各平均値は**表1-1**のようにまとめることができます。なお Σ（シグマ）は全部の値を足す（総和する）ことを表す記号です。

表1-1　平均値のまとめと公式

名　称	別　名	統計上の意味	公　式
算術平均（$\bar{x}$ と書く）	平均 相加平均	データの重心	$\bar{x}=\dfrac{x_1+x_2+\cdots+x_n}{n}=\sum_{i=1}^{n}\dfrac{x_i}{n}$
加重平均	重みづけ平均	各データに重みをつけた重心	$\bar{x}_w=\dfrac{w_1\dfrac{x_1}{100}+\cdots+w_n\dfrac{x_n}{100}}{x_1+x_2+\cdots+x_n}$
幾何平均	相乗平均	べき乗で変化するなど非常に大きくなる値がある場合	$m_g=\sqrt[n]{x_1 x_2 \cdots x_n}$
調和平均	－	逆数の平均値の逆数	$m_h=\dfrac{1}{\dfrac{\sum\left(1/x_i\right)}{n}}$

1-3 中央値

中心化の傾向を測る代表値には平均値のほかに、**中央値**【**メディアン**（median）】がありま

す。データを値の小さい順（昇順といいます）あるいは大きい順（降順といいます）に並べたとき，ちょうど真ん中に位置する値を中央値といいます。

データの数が奇数の場合は，ちょうど真ん中に位置する数値があります。例えば，データの数 $n=7$ の場合では，m 番目＝$(n+1)/2$＝8/2＝4で，大きさの順に並べ変えたとき $m=4$ 番目の値 x_m が中央値となります。

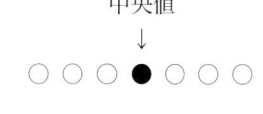

データの数が偶数の場合は，ちょうど真ん中に位置する数値がありません。

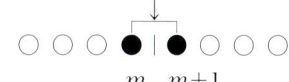

データの数 $n=8$ の場合では，m 番目＝$n/2$＝8/2＝4で，4番目の値と $m+1=5$ の5番目の値の平均 $(x_m+x_{m+1})/2$ をとります。

例題 1-3-1

次のデータは，成人男性9名の食塩摂取量〔食塩相当量（g）〕を示したものです。中央値を求めてみましょう。また，このデータは算術平均と中央値のどちらが代表値として適しているでしょうか。

No	1	2	3	4	5	6	7	8	9
食塩摂取量(g)	7.5	8	9	8.6	29	7	8.8	9	8.5

例題の計算

データを小さい順に並べ替えてみましょう。

No	6	1	2	9	4	7	3	8	5
食塩摂取量(g)	7	7.5	8	8.5	8.6	8.8	9	9	29

$n=9$ と奇数ですから，$m=(n+1)/2=10/2=5$ となり，5番目の値 $x_{(5)}=8.6$ が中央値になります。したがって，食塩摂取量の中央値は 8.6g です。

算術平均は，$\bar{x}=(7+7.5+ \cdots +29)/9=95.4/9=10.6$ なので，平均値は 10.6g です。

中央値では以下に示す目標量を満たしていますが，平均値では目標量を 1.6g 上回っています。また，9名中8名は目標量を満たしているのですが，1名のみが異常に多い摂取量です。このような場合は，中央値を使うほうがよいと考えられます。

なお，上記はあくまでも例ですが，1日 29g もの塩分を摂取するのは，3食とも麺類と漬物を食べ，すじこなど塩辛い食べ物を1品以上食べた場合など特別なケースがあてはまります。

食塩の主成分は塩化ナトリウム NaCl ですが，この組成式には Na が1個，Cl が1個あり，Na の原子量が23，Cl の原子量が35.5なので，分子量は 23+35.5＝58.5 となります。したがって，食塩相当量は次の式で求められます。

食塩相当量(g)＝ナトリウム(g)×58.5/23

　　　　　　＝ナトリウム(g)×2.54

なお『日本人の食事摂取基準 2010 年版』では，食塩相当量の目標量を成人男性 9.0g/日，女性 7.5g/日と定めています。

1-4 最頻値

データの中で最も多く存在する値を**最頻値**【**モード**（mode）】といいます。量的なデータのときばかりでなく，平均値や中央値を計算できない質的なデータの場合にも役立ちます。

量的なデータの場合は，データそのままの値ではなく，第 2 章で述べるような度数分布を作り，最も頻繁に観測された分布の値をその分布の最頻値と呼びます。

例題 1-4-1

「あなたが考えるバランスのよい朝食」とはどのようなものですか，という質問を中学 2 年生 666 人にした結果，以下のような回答を得ました。なお，回答は複数回答可としました。最頻値を求めてみましょう。

n＝666（複数回答可）	人数	%
①牛乳だけ	7	1.1
②ご飯・パンの主食だけ	16	2.4
③おかずだけ	2	0.3
④ご飯・パンなどの主食と牛乳	75	11.3
⑤ご飯・パンなどの主食とおかず	149	22.4
⑥ご飯・パンなどの主食とおかず，牛乳	318	47.7
⑦ご飯・パンなどの主食とおかず，果物	278	41.7
⑧ご飯・パンなどの主食とおかず，牛乳，果物	418	62.8

⑧ご飯・パンなどの主食とおかず，牛乳，果物の人数が最も多く，最頻値となります。

1-5 レンジ

以上で述べたような中心化の傾向をはかる尺度（平均値，中央値，最頻値）のほかに，量的な変量を扱う場合に必要な尺度があります。それは，中心から観測値がどの程度広がっているかを知るための**ばらつきの尺度**です。

ばらつきの程度を数値で表す最も簡単な方法が**レンジ**（range）です。レンジは数字のグループ（集団）の中で最も大きい値〔最大値（max.）〕から最も小さい値〔最小値（min.）〕を引いた差で求めます。

$$レンジ = x_{max} - x_{min}$$

例題 1-5-1

グループ A と B, それぞれ 15 人の 1 日当たり食塩相当量の摂取量は下図のとおりでした。レンジを求めてみましょう。

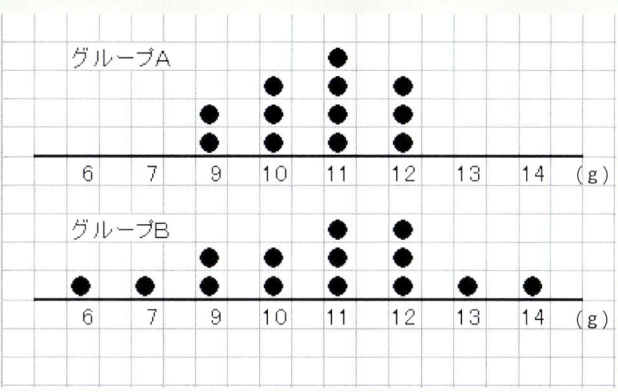

例題の計算

グループ A のレンジは，　レンジ＝12－9＝3 (g)

グループ B のレンジは，　レンジ＝14－6＝8 (g)

グループ B のばらつきが大きいことは図から一目瞭然ですが，レンジにより数値ではっきり示すことができます。しかし，レンジは最大値と最小値という極端な 2 つの値のみを使用しており，必ずしも信頼がおけるわけではありません。最大値や最小値は，もしかしたら異常値，計算ミス，食事記録への記入漏れ，あるいは運動選手で特に食事量が多かったなどであり，集団の中の他の値とは異質なデータなのかもしれないからです。

1-6 分散と標準偏差

分散（variance: **V**）や**標準偏差**（standard deviation: **SD**）は平均値と同様に，集団の中のすべての数値を用いて計算します。すべての数値が同じ値ならば，ばらつきはありません。分散も標準偏差も 0 です。平均値もその同じ値になります。もしもばらつきがあれば，平均値とは一致しない値もあり，平均値からさまざまの差が示されます。この平均値との差を**偏差**（deviation）といいます。

偏差＝各値－平均値＝$x_i - \bar{x}$

この偏差の算術平均をとればばらつきの大きさが計算できそうですが，そうはいきません。偏差は値が平均値より大きければプラスになり，平均値より小さければマイナスになります。そしてすべての偏差を合計するとプラスとマイナスが相殺して，必ず 0 になります。そこでプラス・マイナスの符号の影響をとり除くために各値の偏差をすべて 2 乗し，その算術平均を計算します。これが**分散**です。

分散(V)＝偏差の 2 乗の総和÷データの数＝偏差平方和／n

分散は実用的な目的のためには欠点があります。なぜならば元の数値の単位が 2 乗されてお

り，例えば上記の食塩量ならば グラムの 2 乗 (g^2) となり，意味がよくわからないからです。そこで分散の平方根をとって，中心化の傾向の値である平均値と同じ単位にします。

$$標準偏差 (SD) = 分散の平方根\sqrt{分散} = \sqrt{\frac{\sum (x_i - \overline{x})^2}{n}}$$

例題 1-6-1

次の表は，女子大学生 7 名の体重です。標準偏差を求めてみましょう。

No	1	2	3	4	5	6	7
体重（kg）	48.0	56.2	55.4	63.2	46.8	44.4	50.0

例題の計算

合計 $\sum x_i = 48+56.2+55.4+63.2+46.8+44.4+50 = 364$ （kg）

平均 $\sum x_i / n = 364/7 = 52$ （kg）

No	1	2	3	4	5	6	7	合計	平均
体重（kg）	48	56.2	55.4	63.2	46.8	44.4	50	364	52
偏差	−4	4.2	3.4	11.2	−5.2	−7.6	−2	0	0
偏差の 2 乗	16	17.64	11.56	125.44	27.04	57.76	4	259.44	37.06

分散 37.06
標準偏差 $\sqrt{37.06} \fallingdotseq 6.1$ （kg）

1-7 変動係数

データの単位が異なる集団，例えば体重と身長などのばらつきの比較にはレンジ，分散や標準偏差は使えません。このような場合は，標準偏差を平均で割って 100 倍した値，すなわち標準偏差が平均の何パーセントに当たるかを用います。この値を**変動係数** (coefficient of variation: **CV**) といいます。

$$変動係数 (CV) = 標準偏差 \div 平均 \times 100$$
$$= \sqrt{\frac{\sum (x_i - \overline{x})^2}{n}} \div \overline{x} \times 100 \quad (\%)$$

> **例題 1-7-1**
>
> 　下表は中学校1年生男子9名の1日当たりエネルギー摂取量とたんぱく質摂取量の平均値と標準偏差です。エネルギーとたんぱく質とどちらのほうが、ばらつきが大きいといえるか、変動係数を用いて判断してみましょう。
>
> | | 平均 | 標準偏差 |
> |---|---|---|
> | エネルギー（kcal） | 2,390 | 627.9 |
> | たんぱく質（g） | 72.9 | 13.6 |

例題の計算

　　エネルギーの変動係数　$627.9 \div 2{,}390 \times 100 \fallingdotseq 26.3$（%）
　　たんぱく質の変動係数　$13.6 \div 72.9 \times 100 \fallingdotseq 18.7$（%）

エネルギーのほうがたんぱく質よりばらつきが大きいといえます。

1-8　比率

　比率（ratio, percentage）には**表1-2**のような種類があります。

表1-2　比率の種類

種類	式	例
構成比率（%）	$\dfrac{その集団の一部}{ある集団全体} \times 100$	総摂取エネルギーに対するたんぱく質エネルギーの割合（分母、分子ともエネルギー（kcal））
発生比率（関係比率）（×1,000または100,000で、人口千対などとすることが多い）	$\dfrac{その集団から発生した別種の集団}{ある集団全体}$	ある人口に発生した死亡者数の割合（分母人口、分子死亡者数）
対立比率	$\dfrac{ある集団}{別の集団}$	A県の1人当たりの所得をB県の1人当たりの所得で割った比率（分母B県の1人当たり所得、分子A県の1人当たり所得）
特化係数	$\dfrac{ある項目の構成比}{全体の同項目の構成比}$	S県の穀類エネルギー比（構成比）を全国の穀類エネルギー比で割り、S県が全国平均と比較して穀類によるエネルギーにどれだけ特化しているかをみる
変化率	ある統計集団の基準時点から比較時点までの時間的な変動を表す $\dfrac{（期末の値－期首の値）}{期首の値}$	比較時点（期末の値）の骨密度が1年前（期首の値）と比較してどの程度変化したかを示す

理論比率	例：年齢調整死亡率（標準化死亡率） （age-adjusted death rate） ……大地域に用いる 標準化死亡比 （standardized mortality ratio：SMR） ……小地域に用いる	SMR は基準集団の死亡率で観察集団の死亡数（期待死亡数）を計算し，現実の死亡数との比を求める

　三大栄養素〔たんぱく質（protein），脂肪（fat），炭水化物（carbohydrate）〕のエネルギーを構成する比率（PFC 比率）は，栄養バランスをみる重要な指標です。

　アットウォーター係数（Atwater factor）（たんぱく質 1g は 4kcal，脂肪 1g は 9kcal，炭水化物 1g は 4kcal）を用いると簡単に PFC 比率を計算できます。

例題 1-8-1

下表は，**例題 1-7-1** と同じ中学校 1 年生男子 9 名の 1 日当たりたんぱく質摂取量の平均値に加え，脂肪摂取量と炭水化物摂取量の平均値を示したものです。PFC 比率を求めてみましょう。

三大栄養素	平均摂取量
たんぱく質（g）	72.9
脂肪（g）	59.3
炭水化物（g）	391

例題の計算

$$\begin{aligned}
総エネルギー(kcal) &= たんぱく質量 \times 4 + 脂肪量 \times 9 + 炭水化物 \times 4 \\
&= 72.9 \times 4 + 59.3 \times 9 + 391 \times 4 \\
&= 2,389.3
\end{aligned}$$

$$\begin{aligned}
たんぱく質エネルギー比率(\%) &= たんぱく質エネルギー(kcal) \div 総エネルギー \times 100 \\
&= 72.9 \times 4 \div 2,389.3 \times 100 \\
&\fallingdotseq 12.2 \, (\%)
\end{aligned}$$

$$\begin{aligned}
脂肪エネルギー比率(\%) &= 脂肪エネルギー(kcal) \div 総エネルギー \times 100 \\
&= 59.3 \times 9 \div 2,389.3 \times 100 \\
&\fallingdotseq 22.3 \, (\%)
\end{aligned}$$

$$\begin{aligned}
炭水化物エネルギー比率(\%) &= 炭水化物エネルギー(kcal) \div 総エネルギー \times 100 \\
&= 391 \times 4 \div 2,389.3 \times 100 \\
&\fallingdotseq 65.5 \, (\%)
\end{aligned}$$

例題 1-8-2

　Excel のファイル「栄養摂取量データ」を開き，23 名の対象者について各月別に下記の 7 種の統計量を計算してみましょう。データは［A1：AS93］の範囲で，1 行目は項目名です。①算術平均，②（母）標準偏差，③最大値，④最小値，⑤中央値，⑥レンジ（範囲），⑦変動係数（％）

　②の「（母）標準偏差」は母集団の標準偏差という意味です。詳しくは第 4 章で学びます。

　『日本食品標準成分表 2010』に記載され，『日本人の食事摂取基準（2010 年版）』で，「推定エネルギー必要量（estimated energy requirement：EER）」が定められているエネルギーと「推奨量（recommended dietary allowance：RDA）」が定められている 14 種の栄養素（たんぱく質，カルシウム，マグネシウム，鉄，亜鉛，銅，ビタミン A，ビタミン B_1，ビタミン B_2，ナイアシン，ビタミン B_6，ビタミン B_{12}，葉酸，ビタミン C）について，演習入力表に統計量を入力してみましょう。

Excel を用いた解答

　対象者の数が多くなると，上記のような統計量を紙とペンで手計算したり，電卓で計算したりするのは時間がかかって大変ですし，間違いも起こりやすくなります。第 11 章でふれる多変量解析などは，専用の統計ソフトがないと処理できませんが，本章で取り上げた基本統計量でしたら Excel を用いれば簡単に計算できます。

　①～⑤までは Excel に関数（関数の分類は統計）が用意されています。⑥と⑦については，関数がありませんので，数式を入力します。「栄養摂取量データ」の下に，統計量を入力する場所（セルで構成される領域）を作りました。ここに関数や数式を入力していきましょう。ここでは，エネルギー摂取量を例にして説明します。

　なお，関数はリボンのタブとボタン（Office2010, 2007）またはメニューとツールバー上のボタン（Office2003）をクリックして入力する方法もありますが，現在主として使われている Excel のバージョンが 2010，2007，2003 とさまざまですので，ここでは直接関数を入力する方法を説明します。関数の前には必ず半角の=をつけ，関数名も半角で入力します。関数名は大文字でも小文字でもかまいません。

① 算術平均

　算術平均の関数名は，=AVERAGE（データの範囲）です。例えば，5 月のエネルギーの算術平均を入力するセル［G95］をクリックし，=AVERAGE（ と入力します。

　5 月のエネルギーのデータが入力されている範囲は G2～G24 ですから，1）データの範囲として (G2:G24) と直接キーボードから入力して「Enter」キーを押す，または 2）垂直スクロールバーを 1 行目まであげて，マウスで G2 から G24 までドラックするとデータの範囲が入力されますので，「Enter」キーを押します。セル［G95］に 5 月の算術平均　1703　が表示されます。もっと簡単な方法は，Σ オート SUM ▼の▼をクリックするとリストメニューに「平均(A)」が表示されます。これをクリックすると，=AVERAGE（データの範囲）が表示される

ので，範囲を選択し直すか，入力し直します。

	B	C	D	E	F	G	H
	21	12	19	151	42.7	1558	1245.8
	22	12	19	165	54.9	1696	562.6
	23	12	19	162	53.0	1534	863.4
			年齢 歳	身長 cm	体重 kg	エネルギー kcal	水分 g
	5月	算術平均				1703	
		標準偏差					
		最大値					
		最小値					
		中央値					
		レンジ					
		変動係数					

② （母）標準偏差

標準偏差の関数名は，=STDEVP（データの範囲）です。標準偏差には=STDEV という関数もありますが，その違いは第4章以後で学びます。セル[G96]をクリックし，=STDEVP(と入力します。データ範囲の入力は算術平均と同様です。小数点以下の桁数が多い場合は，ホームリボンの数値グループ（Office2010，2007）または書式設定ツールバー（Office2003）にある小数点以下表示桁下げボタンをクリックして小数点以下1桁の表示としましょう。

③ 最大値

最大値の関数名は=MAX（データの範囲）です。セル[G97]をクリックし=MAX(と入力します。データ範囲の入力は算術平均と同様です。Σ オートSUM▼ の▼をクリックするとリストメニューに「最大値（M）」が表示されます。これをクリックすると=MAX（データの範囲）が表示されるので，範囲を選択し直すか，入力し直します。

④ 最小値

最小値の関数名は=MIN（データの範囲）です。セル[G98]をクリックし=MIN(と入力します。データ範囲の入力は算術平均と同様です。Σ オートSUM▼ の▼をクリックするとリストメニューに「最小値（I）」が表示されます。これをクリックすると=MIN（データの範囲）が表示されるので，範囲を選択し直すか，入力し直します。

⑤ 中央値

中央値の関数名は=MEDIAN（データの範囲）です。セル[G99]をクリックし=MEDIAN(と入力します。データ範囲の入力は算術平均と同様です。

⑥ レンジ（範囲）

=最大値−最小値の式をセル番地を使って，=G97−G98 とセル[G100]に入力します。

⑦ 変動係数（%）

=標準偏差÷平均値×100 の式をセル番地を使って，=G96/G95*100 とセル[G101]に入力します。

	B	C	D	E	F	G	H
					fx	=G96/G95*100	
23	23	12	19	162	53.0	1534	863.4
			年齢 歳	身長 cm	体重 kg	エネルギー kcal	水分 g
	5月	算術平均				1703	
		標準偏差				336.5	
		最大値				2240	
		最小値				1012	
		中央値				1688	
		レンジ				1228	
		変動係数%				19.8	

7月，10月，12月の各統計量の計算は，5月の統計量の入力範囲[G95:G101]を選択し，コピーボタン 📋 をクリックして，貼りつけ先[G102]をクリックして貼りつけボタン 📋 をクリックします。関数の範囲を7月は[G25:G47]に修正，10月は[G48:G70]，12月は[G71:G93]に修正します。

14種の栄養素の各統計量の計算は，エネルギーの統計量[G95:G122]の範囲を選択し，コピーボタンをクリックし，貼りつけ先（たんぱく質の場合は[K95]）をクリックして貼りつけボタンをクリックします。他の栄養素についても貼りつけ先をクリックします。

入力表のシートに上記の結果を選択コピーし，「形式を選択して貼り付け」のダイアログボックスの「値」のオプションボタンをクリックし，「OK」ボタンをクリックします。

		エネルギー	たんぱく質	カルシウム	マグネシウム	鉄	亜鉛	銅
5月	算術平均	1703	60.4	437	208	7.3	7.0	0.93
	標準偏差	336.5	12.2	145.3	42.0	1.6	1.7	0.22
	最大値	2240	84.1	852	280	10.6	11.4	1.36
	最小値	1012	34.5	263	106	3.3	3.7	0.42
	中央値	1688	60.3	393	208	6.8	6.9	0.90
	レンジ	1228	49.6	589	174	7.3	7.7	0.94
	変動係数	19.8	20.1	33	20	21.5	24.7	23.76
7月	算術平均	1536	54.5	421	184	5.9	6.2	0.83
	標準偏差	401.4	15.7	187.7	60.8	1.9	2.0	0.25
	最大値	2422	86.5	972	371	11.8	11.1	1.50
	最小値	884	23.3	157	101	2.6	2.5	0.37
	中央値	1449	54.4	382	177	5.8	6.0	0.84
	レンジ	1538	63.2	815	270	9.2	8.6	1.13
	変動係数	26.1	28.8	45	33	33.0	31.7	29.60
10月	算術平均	1516	53.3	379	186	6.2	6.1	0.83
	標準偏差	349.7	10.1	136.8	45.4	1.5	1.4	0.19
	最大値	2190	67.0	664	279	9.0	8.5	1.15
	最小値	860	32.4	151	112	3.5	4.0	0.49
	中央値	1401	56.4	397	178	6.1	5.9	0.77
	レンジ	1330	34.6	513	167	5.5	4.5	0.66
	変動係数	23.1	18.9	36	24	24.5	22.4	23.36
12月	算術平均	1605	57.6	484	218	7.8	6.9	0.91
	標準偏差	235.4	10.5	179.0	62.8	3.2	1.6	0.21
	最大値	2074	76	1046	441	20.3	12.3	1.52
	最小値	1166	38.5	188	134	4.5	4.9	0.67
	中央値	1606	55.8	440	221	7.4	6.5	0.97
	レンジ	908	37.5	858	307	15.8	7.4	0.85
	変動係数	14.7	18.2	37	29	40.4	24.0	22.48

> Excelの「データ分析」を利用した基本統計量の計算
>
> 「データ分析」ボタンがない場合のデータ分析ツールの組み込み方（Office2010の場合）
>
> ① 「データ」タブをクリックし，「分析グループ」に「データ分析」ボタンがあるかをまず確認します。ない場合は，②に進んでください。
>
> ② Office ボタン（Office2007ではファイルタブ）をクリックし，左側メニューの「オプション」ボタンをクリックします。
>
> ③ 「Excelのオプション」ダイアログボックスが表示されますので，左側の「フレームメニュー」から「アドイン」をクリックします。
>
> ④ アドインできるアプリケーションのリストが表示されますので，「アクティブでないアプリケーションアドイン」のリストにある「分析ツール」をクリックし，「設定」ボタンをクリックします。
>
> ⑤ 「アドイン」ダイアログボックスが表示されますので「分析ツール」のチェックボックスをチェックし「OK」ボタンを押します。

例題 1-8-3

Excelのファイルの「例題1-8-3」のシート（栄養摂取量データ）を開き，23名の対象者の5月の全栄養摂取量について，分析ツールを用いて基本統計量を計算してみましょう。

Excelを用いた解答

▶STEP 1　シートを開き，データタブから「分析ツール」をクリックします。

▶STEP 2　基本統計量を選び，「OK」をクリックします。

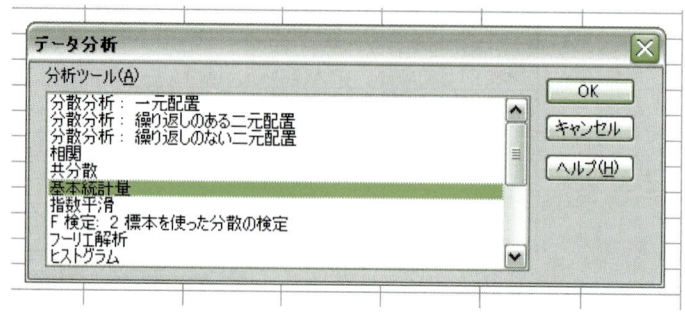

▶STEP 3　全栄養素のデータの範囲を選択し，出力先のセルをクリックします。さらに，統計情報をチェックし，「OK」をクリックします。

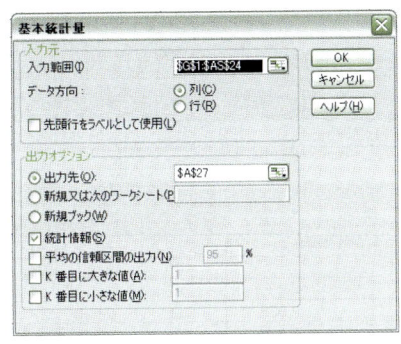

▶ STEP 4　　表のような結果が全栄養素について出力されます。

	エネルギー kcal		水分 g		動物性タンパク質 g		植物性タンパク質 g
平均	1703.043	平均	840.8522	平均	34.46957	平均	
標準誤差	71.739	標準誤差	44.2856	標準誤差	2.01382	標準誤差	
中央値（メ	1688	中央値（メ	830.6	中央値（メ	32.7	中央値（メ	
最頻値（モ	1540	最頻値（モ	#N/A	最頻値（モ	31.5	最頻値（モ	
標準偏差	344.0482	標準偏差	212.3863	標準偏差	9.657942	標準偏差	
分散	118369.1	分散	45107.93	分散	93.27585	分散	
尖度	-0.67104	尖度	-1.04257	尖度	0.465848	尖度	
歪度	-0.10628	歪度	0.086174	歪度	0.568246	歪度	
範囲	1228	範囲	735.2	範囲	38	範囲	
最小	1012	最小	510.8	最小	18.7	最小	
最大	2240	最大	1246	最大	56.7	最大	
合計	39170	合計	19339.6	合計	792.8	合計	
標本数	23	標本数	23	標本数	23	標本数	

　表中の尖度とは，分布のとがり具合で，後述する（第3章）正規分布が尖度0で，0より大きければ正規分布よりとがっており，0より小さければ正規分布より扁平ということになります。
　また歪度とは，分布の左右対称性（歪み）を表します。左右対称ならば歪度は0で，左に偏り右に裾が長い分布ならば0より大きく，逆に右に偏り左に裾が長い分布ならば0より小さくなります。
　なお，＃N/Aはエラー表示（NOT ANSWER）で，最頻値に該当する値がないことを表しています。

第2章 データの本質を見抜く（データの集計と図による表現）

2-1 データの表示方法の使い分け

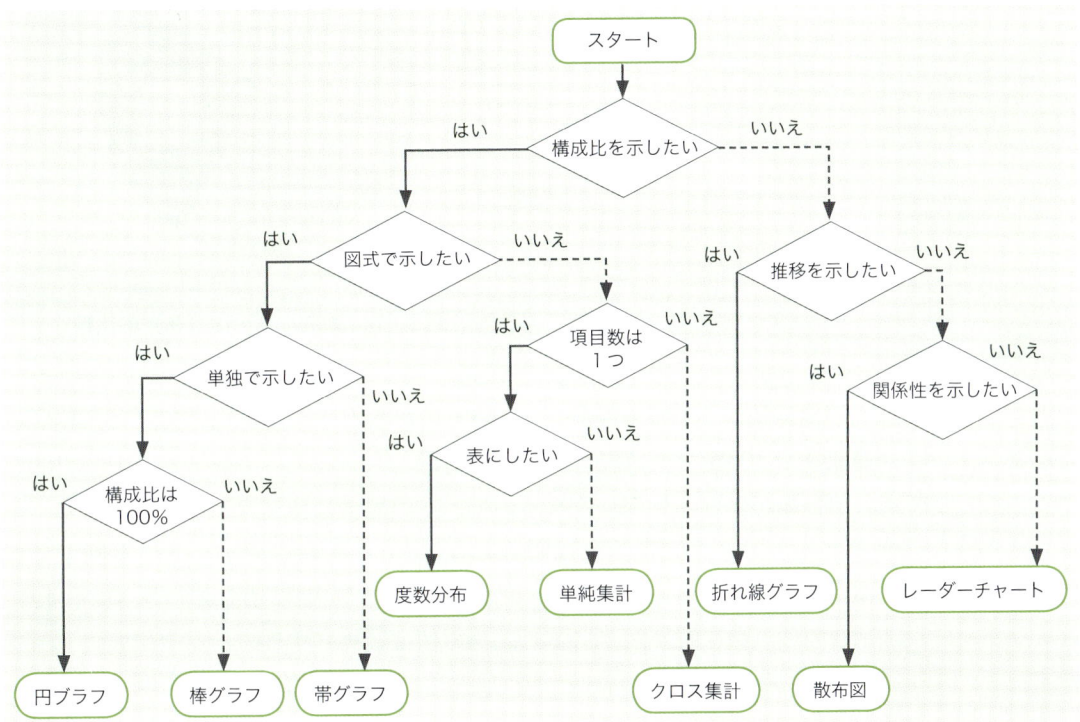

　統計の基本として，まず集計したデータをわかりやすくまとめることが重要です。そのためには，数字だけを使った分類よりも表やグラフを使って表示することによって，非常にわかりやすくなり，特徴がつかみやすくなります。しかし表やグラフにはいろいろな種類があり，表したい特徴や調べたい内容よって使い分ける必要があります。例えば栄養摂取状況を調査したとして，全体としてどういった割合になっているのか，去年と比べてどうなっているのか，もしくは男女や年齢別で比較するとどうなるかなど，調べたい内容が違えばおのずと使用すべき表やグラフは異なってきます。

2-2 円グラフ，棒グラフ，帯グラフ

●円グラフ

　円グラフ（pie chart / pie graph / circle chart / circle graph）はデータの構成比を示すのに非常に適したグラフです。特に構成比を単独でみる場合に適しています。

事例1　100名（男性50名，女性50名）の対象者の1日の平均栄養摂取状況を栄養素ごとに調べたところ，**表2-1**のような結果になりました。このエネルギー比を円グラフで示すと**図2-1**のようになります。

表2-1　平均栄養摂取状況の比較

	たんぱく質	脂質	炭水化物
平均量（g）	72	61	292
エネルギー比（％）	15	27	58

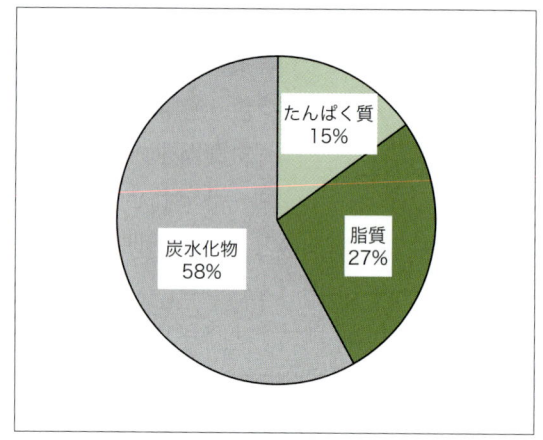

図2-1　エネルギー比（％）の比較

円グラフはデータの構成比が100％（合計して100％になるような場合）のときに，特に適したグラフです。構成比が100％でない場合は使用できません。また，たとえ構成比が100％であったとしても，項目数が多いと見づらくなるので，その場合は棒グラフを検討します。また，基本的なことですが，円グラフの基点は時計の12時を示す地点です。この**事例1**ではPFC比率なので，たんぱく質（P），脂質（F），炭水化物（C）の順に示していますが，特にきまりがなければ割合の多い順に時計回りに示し，その他は最後にするのが見やすい円グラフです。

●棒グラフ

棒グラフ（bar graph / bar chart）は円グラフと同様に，構成比を示すのに適したグラフです。そして項目数が多い場合に，円グラフよりも適しています。また構成比が100％でない場合でも使用できます。**表2-1**の平均栄養摂取状況を栄養素ごとの平均量（g）で比較したい場合，円グラフでは表すことができませんので，このような場合は棒グラフで示すのが一般的です。**表2-1**の平均量は**図2-2**のように，エネルギー比の比較は**図2-3**のようになります。

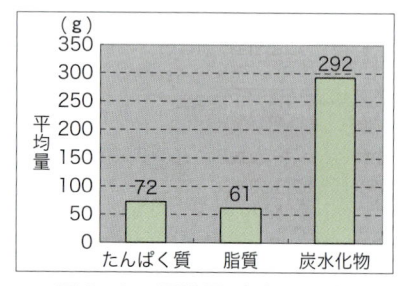 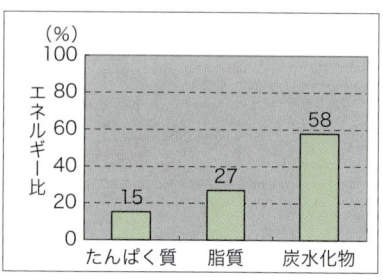

図2-2　平均量（g）の比較　　図2-3　エネルギー比（％）の比較

棒グラフでの注意点は，構成比が100%にならない場合での，分母のあつかいです。

事例2　100名の対象者に好きな野菜は何かを調査しました。好きな野菜であればいくつ回答してもよいとし，表2-2のような結果になりました。

表2-2　好きな野菜の調査結果

	きゅうり	トマト	じゃがいも	にんじん	たまねぎ	ほうれんそう	レタス
人数（人）	33	45	58	25	41	35	43

複数回答を許しているため，回答した人数の合計は100にはなりません。かといって，回答した人数を全部足してそれを分母として構成比を出すのは正しいやり方ではありません。極端な例ですが，全員が全部好きと答えたとします。そうすると回答した人数を全部足すと700になります。これを分母にして野菜ごとの好きな割合を出すと100/700，すなわち14.3%がそれぞれの野菜を好きということになってしまいます。全員好きと答えたのですから100%にならないとおかしいですね。したがってこの場合は，100人の対象者を分母にして野菜ごとに回答した人数の割合を棒グラフで示します。きゅうりが好きと答えた人は対象者の33%であり，トマトは45%ということを構成比として示すのが正しいやり方です。

表2-2の構成比を棒グラフで示すと図2-4のようになります。

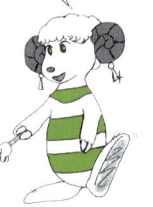

きゅうりが好きと回答した割合
33÷100→33%

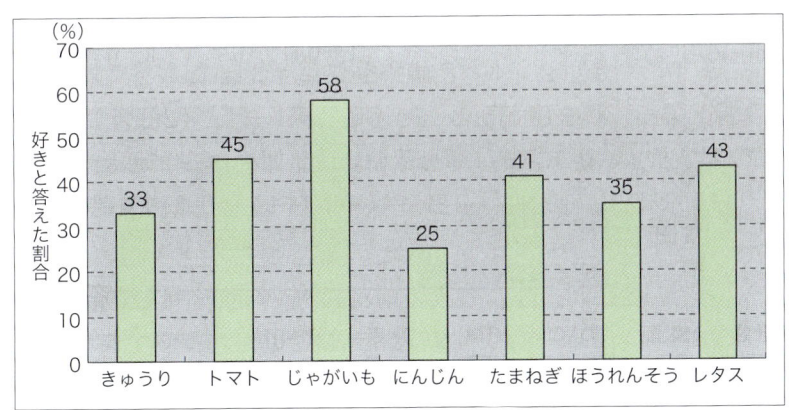

図2-4　好きな野菜の比較

●帯グラフ

円グラフと同様，**帯グラフ**（bar graph / rectangular graph）もデータの構成比を示すのに非常に適しています。表2-1のエネルギー比（%）を帯グラフで示したものが図2-5です。

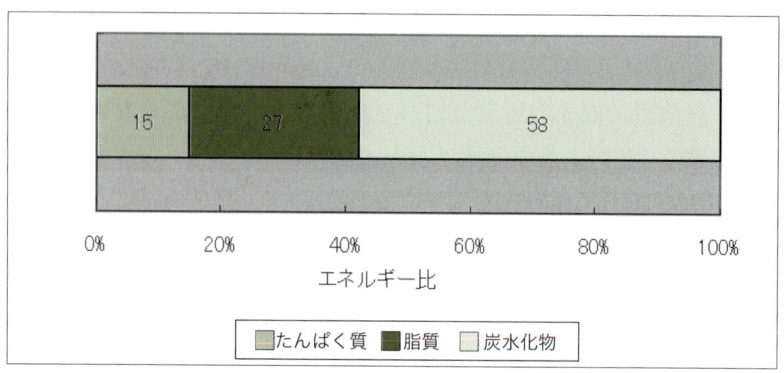

図2-5　エネルギー比（％）の比較

円グラフとの違いは，構成比同士を比較したい場合に特に適しているという点です。

表2-3は，**表2-1**の平均栄養摂取状況（エネルギー比）を全体，男性，女性別に分類したものです。

表2-3　エネルギー比（％）の分類別比較

		たんぱく質	脂質	炭水化物
エネルギー比（％）	全体	15	27	58
	男性	15	24	61
	女性	15	30	55

分類ごとの平均栄養摂取状況を比較しようとした場合，**図2-6**のように帯グラフで示すとわかりやすくなります。

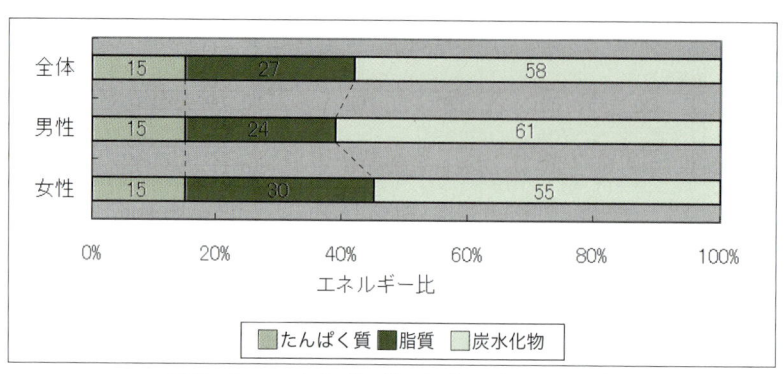

図2-6　エネルギー比（％）の分類別比較

2-3 度数分布とヒストグラム

個々のデータを見ただけでは全体の特徴がよくわからないことはしばしばあります。そう

いった場合には，データをあるグループごとにまとめて比較してみると，対象者集団にどのような特徴があるのかつかみやすくなります。このときによく用いられるのが**度数分布** (frequency distribution) です。**表2-1**での100人の対象者の年齢を調べたところ，**表2-4**のような結果になりました。

表2-4 対象者集団（100人）の年齢

No	1	2	3	4	5	6	7	8	9	10	11	12	13	14	15	16	17	18	19	20
年齢	30	39	41	14	45	47	21	48	35	49	49	46	15	35	31	21	39	40	23	45
No	21	22	23	24	25	26	27	28	29	30	31	32	33	34	35	36	37	38	39	40
年齢	42	28	47	38	14	49	38	37	40	38	37	20	13	31	41	48	22	49	37	21
No	41	42	43	44	45	46	47	48	49	50	51	52	53	54	55	56	57	58	59	60
年齢	42	12	39	23	25	37	48	11	36	24	20	39	36	12	35	21	36	20	46	36
No	61	62	63	64	65	66	67	68	69	70	71	72	73	74	75	76	77	78	79	80
年齢	44	21	37	44	33	13	29	23	37	37	38	27	19	36	28	38	39	24	22	43
No	81	82	83	84	85	86	87	88	89	90	91	92	93	94	95	96	97	98	99	100
年齢	41	39	38	24	14	23	37	37	41	39	39	23	35	42	34	36	38	24	21	36

この表から対象者1人ひとりの年齢はわかりますが，ある特定の対象者がこの集団の中でどのような位置にいるのか，またこの集団は全体としてどのような特徴をもっているのかということはわかりません。そこで年齢をある一定の範囲ごとにまとめ，そこにあてはまる対象者をひとまとまりと見なすことによって，全体的な特徴を示すことができます。**表2-5**は年齢を10歳ごとの範囲で区切った度数分布表です。

表2-5 10歳年齢区分（階級）における度数分布

年齢区分	度数	相対度数（構成比）	累積相対度数
10～19	10	10.0%	10.0%
20～29	25	25.0%	35.0%
30～39	40	40.0%	75.0%
40～49	25	25.0%	100.0%
合計	100	100.0%	

> 相対度数とは各区分の度数を合計で割った値（構成比），累積相対度数は区分ごとの相対度数を足した値です

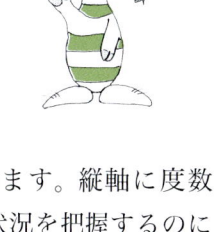

度数分布を棒グラフで表したものを**ヒストグラム** (histgram) といいます。縦軸に度数（または相対度数），横軸に区分（階級）をとったグラフで，データの分布状況を把握するのに適したグラフです。区分（階級）とは，**表2-4**で示した年齢を例にすると，ある一定の範囲でまとめた年齢間隔となります。ここでの注意点はクロス集計 (p.27) の場合と同じく，区分（階級）をどのように設定するかにあります。区分（階級）の数や1つの区分（階級）の範囲は任意に設定が可能ですが，区分（階級）の取り方によっては集団の特徴を見誤ってしまう

ことがあるからです。

表2-4のデータを年齢区分（10歳間隔，5歳間隔）でまとめた場合のヒストグラムを図2-7，図2-8に示します。その違いを見比べてください。

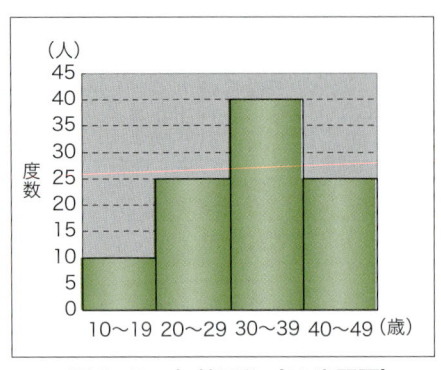

図2-7　年齢区分（10歳間隔）

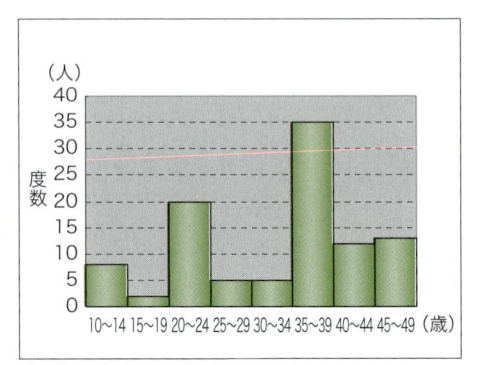

図2-8　年齢区分（5歳間隔）

2-4 単純集計

度数分布によって集団の特徴はつかむことができますが，さらに詳しい特徴を示すために**単純集計**（simple summary / simple total）が用いられます。単純集計はその名のとおりデータを一面的（1つの変数）に集計して表します。単純集計の主なものにはデータそのものの実数，構成比，平均値などがあります。表2-4の対象者集団の単純集計の例を表2-6に示します。ちなみに表2-4のNo1〜50の50人が男性，No51〜100の50人が女性とします。

表2-6　対象者集団の特徴

	変数	人数	構成比（％）
性別	男性	50	50.0
	女性	50	50.0
年齢区分（歳）	10〜19	10	10.0
	20〜29	25	25.0
	30〜39	40	40.0
	40〜49	25	25.0
平均年齢	全体	32.9歳	
	男性	34.0歳	
	女性	31.9歳	
最高年齢	男性	49歳	
	女性	46歳	
最低年齢	男性	11歳	
	女性	12歳	

この結果からこの対象者集団の特徴として男性のほうがやや年齢が高く，また年齢の幅も広いことがわかります。

2-5 クロス集計

単純集計は一面的（1つの変数）にデータを分析するものですが，多面的にデータを分析したい場合には**クロス集計**（cross tabulation）を用います。クロス集計は2つの変数の関係をクロス表（2つの変数を縦と横に）で示します。アンケート調査の集計では最も一般的な手法です。**表2-6**の例で性別と年齢区分との関係をみる場合は**表2-7**のようになります（男女別の年齢区分ごとに，該当する人数を**表2-4**から集計）。

表2-7　性別と年齢区分との関係

	N	年齢10〜19歳	年齢20〜29歳	年齢30〜39歳	年齢40〜49歳
男性	50	6	10	16	18
女性	50	4	15	24	7
合計	100	10	25	40	25

ここで注意する点は，もし年齢区分ごとの割合（％）を示したいときに分母はどの数を使えばよいのかということです。横軸（性別ごと）に割合を求めるやり方，つまり男性であれば50人を分母（100％）として年齢区分ごとの割合を求めた場合と，縦軸（年齢区分ごと）に割合求めるやり方，つまり10〜19歳であれば10人を分母（100％）として男女別に割合を求めた場合の結果は**表2-8，9**のようになります。

表2-8　横軸（性別ごと）に割合を求めた場合

	%	10〜19歳	20〜29歳	30〜39歳	40〜49歳
男性	100%	12%	20%	32%	36%
女性	100%	8%	30%	48%	14%
合計	100%	10%	25%	40%	25%

表2-9　縦軸（年齢区分ごと）に割合を求めた場合

	%	10〜19歳	20〜29歳	30〜39歳	40〜49歳
男性	50%	60%	40%	40%	72%
女性	50%	40%	60%	60%	18%
合計	100%	100%	100%	100%	100%

一見どちらでも正しいようですが，この場合は**表2-8**のように横軸（性別ごと）に割合を求めるほうが正しい示し方です。ここでは男女とも同数でしたが，もし女性の数が10倍あったとしたらどうなるでしょうか。縦軸に割合を求めてしまうと，男性の比率は女性の増加した分に比例して低くなってしまい，性別以外の特徴が見えにくくなってしまいます。また，クロス集計では変数に含まれる項目数（**表2-7**の例では区分の数）をあまり多くしない（分類を細かくしすぎない）ようにしましょう。項目が多すぎると各項目に割り振られる数が少なくなり，その集団の特徴がみえにくくなってしまいます。また，クロス集計で得られた結果に差があるかどうかを調べるとき（検定）にも，有効な結果がでなくなってしまうこともあるからです。クロス集計における差の検定に関しては第13章（p.183）を参照してください。

2-6 折れ線グラフ

データの推移（時系列の変化）を表したい場合は**折れ線グラフ**（line chart / line graph）が最も適しています。分析の種類によっては一時点の情報だけで十分なこともありますが，そのデータが増える傾向にあるのか減る傾向にあるのかといったような分析の場合は一時点のデータだけではわかりません。日本人の栄養摂取量の割合が近年どうなっているのかを調べたいような場合，時系列データの分析が必要となります。例えば**表2-1**の調査を毎年行った結果を**表2-10**とします。

表2-10　男女別エネルギー比（%）の年次推移

年	男性			女性		
	たんぱく質	脂質	炭水化物	たんぱく質	脂質	炭水化物
2000	16	28	56	17	25	58
2001	16	29	55	16	26	58
2002	16	30	54	16	25	59
2003	17	32	51	15	24	61
2004	16	28	56	14	27	59
2005	17	27	56	14	27	59
2006	16	29	55	15	28	57
2007	14	26	60	14	29	57
2008	15	25	60	15	31	54
2009	15	24	61	15	30	55

この年次推移を折れ線グラフで示したのが**図2-9**です。

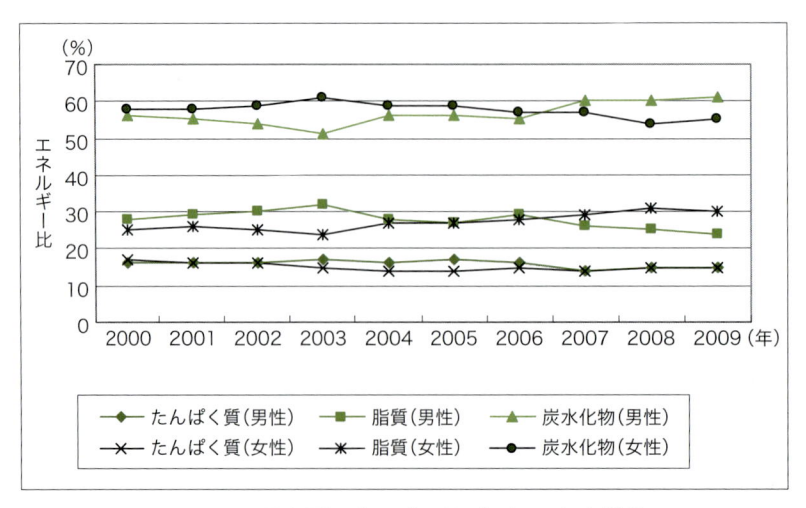

図2-9　男女別エネルギー比（%）の年次推移

折れ線グラフで注意することは，原点の取り方と目盛りの間隔です。縦軸の目盛りをゼロから表示させるかということと，目盛りの間隔をどの程度にするかということです。**図2-10**,

11に，図2-9の脂質に関する男女別の年次推移を例として，原点の取り方と目盛りの間隔を変えた折れ線グラフを示します。このように，同じデータでも原点と目盛りの取り方によって，差が大きく見えたり少なく見えたりするので注意が必要です。

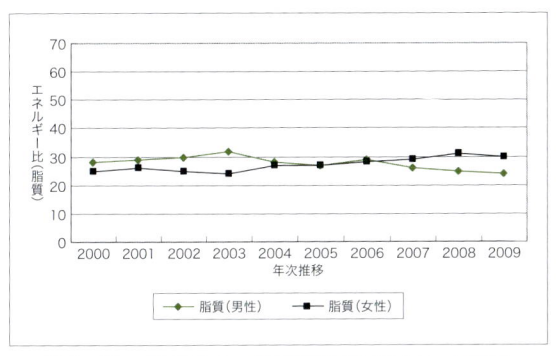

図2-10　原点を0，目盛間隔を10にした場合 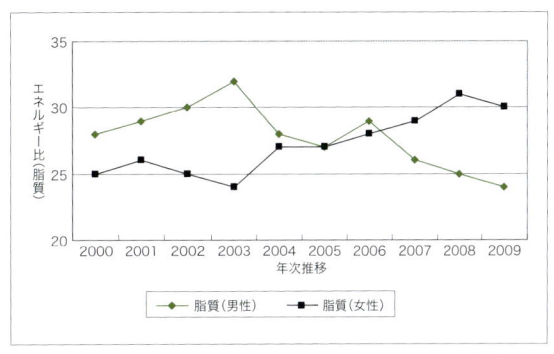　　　図2-11　原点を20，目盛間隔を5にした場合

2-7 散布図とレーダーチャート

●散布図

散布図（scatter diagram）はデータの関連性を示したいときに最も適しています。例えば**表2-1**の対象者の平均栄養摂取量を栄養素ごとに表示（円グラフや棒グラフなどで）したとしても，たんぱく質を多く摂っている人は脂質も多く摂っているのかなどの栄養素間の関係はわかりません。このように，それぞれの項目間の関連性を示したい場合に散布図を用います。**表2-4**の個々の対象者でのたんぱく質，脂質，炭水化物の平均栄養摂取状況（エネルギー比率）を**表2-11**に示します。ここでは男性のみ（No1～No50）のデータです。

表2-11　対象者集団の平均栄養摂取状況（エネルギー比率（%））

No	1	2	3	4	5	6	7	8	9	10
たんぱく質	15	16	14	14	13	13	17	12	15	12
脂質	25	24	27	21	28	27	25	28	26	30
炭水化物	60	60	59	65	59	60	58	60	59	58

No	11	12	13	14	15	16	17	18	19	20
たんぱく質	13	12	19	15	16	14	13	12	15	13
脂質	28	27	17	25	24	22	29	31	24	29
炭水化物	59	61	64	60	60	64	58	57	61	58

No	21	22	23	24	25	26	27	28	29	30
たんぱく質	13	17	12	15	18	13	16	15	13	15
脂質	26	25	29	26	15	28	27	24	28	26
炭水化物	61	58	59	59	67	59	57	61	59	59

No	31	32	33	34	35	36	37	38	39	40
たんぱく質	15	15	18	16	15	12	20	11	15	15
脂質	25	21	17	25	29	27	19	21	22	27
炭水化物	60	64	65	59	56	61	61	68	63	58

No	41	42	43	44	45	46	47	48	49	50
たんぱく質	16	18	16	21	22	17	14	18	16	17
脂質	21	22	22	20	19	20	29	21	24	22
炭水化物	63	60	62	59	59	63	57	61	60	61

図2-12は，個々の対象者のたんぱく質のエネルギー比率を横軸に，脂質のエネルギー比率を縦軸にとった散布図です。

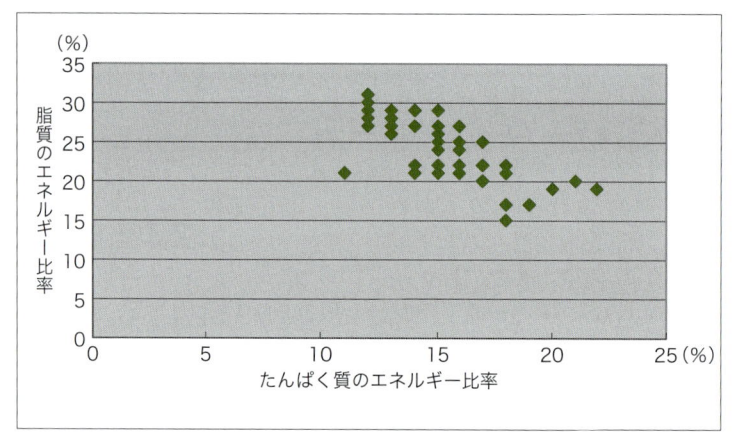

図2-12 たんぱく質と脂質との関係

この図からたんぱく質と脂質のエネルギー比との間には関連性（負の相関）があることがわかります。つまり，たんぱく質から多くのエネルギーを摂取している人は，脂質からのエネルギー摂取割合が少ないことが読み取れます。こういった関係を見つけ出すのに散布図は最も適しています。この負の相関がどの程度あるのかということを知るためには回帰直線というものを引き，その回帰式を検証することによって分析を行います（これについてはp.160を参照）。

●レーダーチャート

散布図を用いれば，全体的な関連性や集団の中での個々の対象者の位置づけも把握することができます。しかし，対象者同士を比較したい場合にはどうすればよいのでしょうか。このような場合には**レーダーチャート**（radar chart）を用います。**表2-11**の中の2名（No10と25）について平均栄養摂取状況（エネルギー比率）をレーダーチャートで示した結果が**図2-13**（No10）と**図2-14**（No25）です。

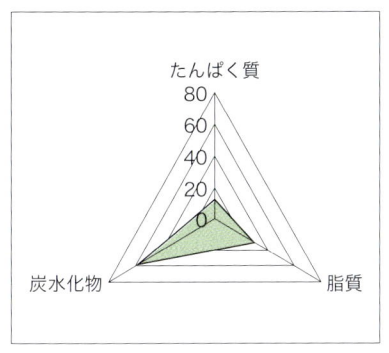

図2-13 No10（49歳男性）の例 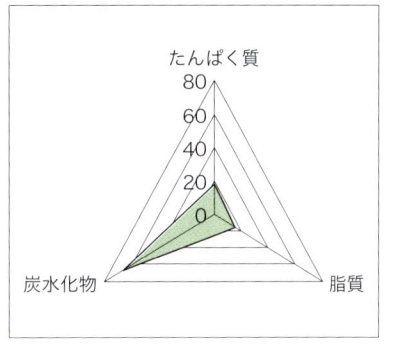　　図2-14 No25（14歳男性）の例

栄養学分野での利用

栄養学の分野でも，血圧は重要な指標となっています。食事療法の効果をみるためにも，対象集団の血圧分布を調べておく必要があります。例題で演習してみましょう。

例題2-7-1

対象集団50名の血圧（最高血圧，収縮期血圧：mmHg）を測定したところ，以下のような結果となりました。ヒストグラムを使って分布状況を示してみましょう。

(mmHg)

No	1	2	3	4	5	6	7	8	9	10
最高血圧	101	130	85	145	105	96	119	88	147	155

No	11	12	13	14	15	16	17	18	19	20
最高血圧	168	91	146	98	142	79	132	129	148	94

No	21	22	23	24	25	26	27	28	29	30
最高血圧	128	144	159	102	133	144	81	90	133	105

No	31	32	33	34	35	36	37	38	39	40
最高血圧	103	133	78	109	115	141	93	107	99	105

No	41	42	43	44	45	46	47	48	49	50
最高血圧	97	145	118	92	138	104	149	138	132	141

Excelを用いた解答

▶ STEP 1　まずExcelの表に対象50人の最高血圧データを縦に入力します。

▶ STEP 2　次に対象者の血圧区分を作成します。ここでは最低区分を80mmHg未満，最高区分を160mmHg以上とし，その間を10mmHg単位で区切った計10区分としました（区分は各自いろいろと分け方を変えて試してみてください）。

▶ STEP 3　次に各区分に含まれる対象者の数（度数）を計算します。
1人ずつ手で区分けすることも可能ですが，ここでは簡単に度数を計算できるCOUNTIFというExcel関数を使います。

COUNTIF（データ範囲，データを数えるための条件）

　例えば80未満のデータを数えたい場合は

　　COUNTIF（データ範囲，"< 80"）となります。

　また80以上90未満のデータを数えたい場合は

　　COUNTIF（データ範囲，"< 90"）− COUNTIF（データ範囲，"< 80"）となります。

　そして160以上のデータを数えたい場合は

　　COUNTIF（データ範囲，">=160"）となります。

各度数を計算した結果が以下となります。
ここでデータの範囲はC3:C52までの50セルとなりますが，データ範囲を固定

にするため，$C$3:$C$52 という範囲指定としています．

	A	B	C	D	E	F
			F4		fx	=COUNTIF($C$3:$C$52,"<90")-COUNTIF($C$3:$C$52,"<80")

	A	B	C	D	E	F
1						
2		ID	最高血圧		区分	度数
3		1	101		80未満	2
4		2	130		80〜90	3
5		3	85		90〜100	9
6		4	145		100〜110	9
7		5	105		110〜120	3
8		6	96		120〜130	2
9		7	119		130〜140	8
10		8	88		140〜150	11
11		9	147		150〜160	2
12		10	155		160以上	1
13		11	168		合計	50
14		12	91			

> セル番地の行番号と列番号の前に「＄」をつけたセルの参照を，絶対セル参照といいます

▶ **STEP 4**　次に棒グラフを作成します．

E2 から F12 までのセル範囲を選択後，挿入タグのグラフの中で「縦棒」を選択し，さらに 2-D 縦棒で一番左にある「集合縦棒」を選択し，クリックします．

レイアウトタグの中のラベルの中の「軸ラベル」の「主横軸ラベル」を区分に，「主縦軸ラベル」を度数（人）に変更し，「データラベル」を「最高血圧の分布」に変更します．

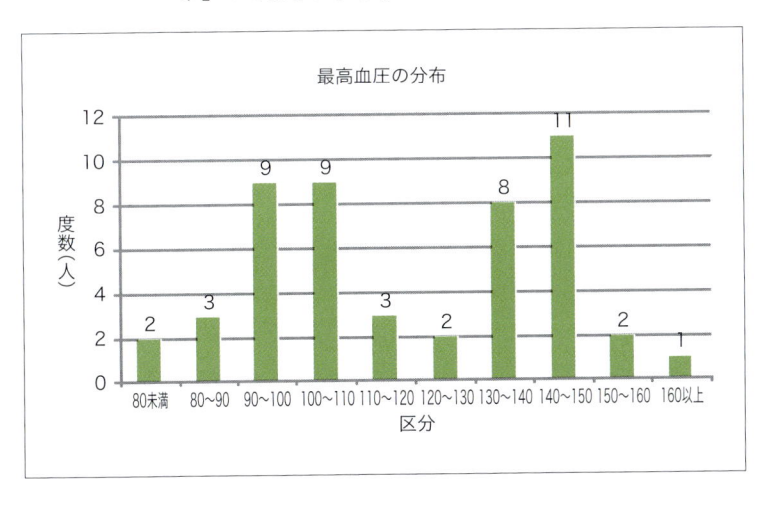

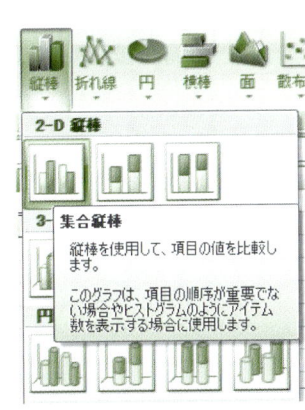

図 2-15　「集合縦棒」の選択

最高血圧の分布

（棒グラフ：80未満 2、80〜90 3、90〜100 9、100〜110 9、110〜120 3、120〜130 2、130〜140 8、140〜150 11、150〜160 2、160以上 1）

区分／度数（人）

▶STEP 5　棒グラフの間隔を調整します。

出力された棒グラフの棒の部分をカーソルで選択し，右ボタンをクリックします。選択画面が出ますので一番下の「データ系列の書式設定」をクリックすると「データ系列の書式設定」ウィンドウが立ち上がります。

「系列のオプション」で「要素の間隔」をなしに調整します。「枠線の色」で線（単色）を選んで色の中から黒を選択します。

閉じるボタンをクリックすると，以下のようなヒストグラムが出力されます。

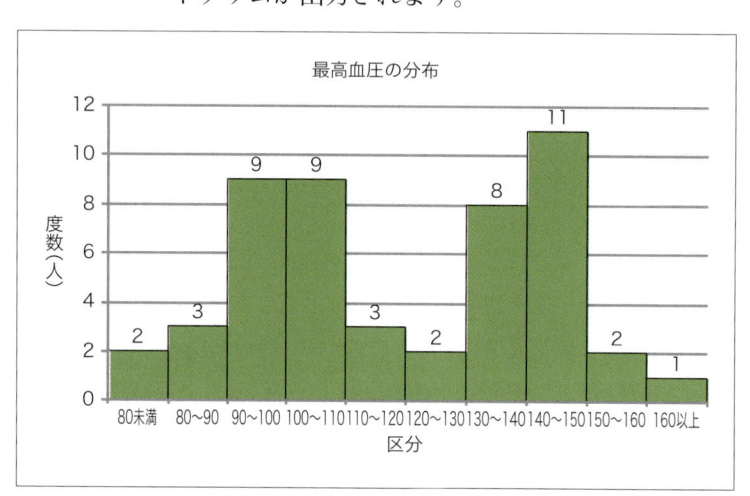

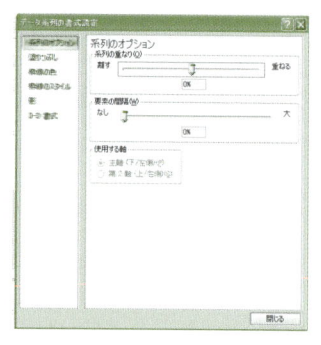

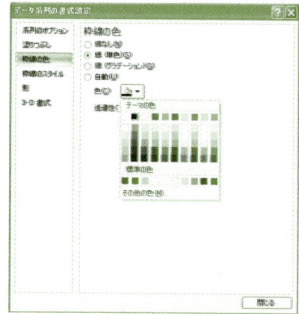

図2-16　グラフの書式設定

これにより，この対象集団には最高血圧が正常値に比べて少し低めのグループと，少し高めのグループの2つが存在することがわかります。

第3章 食事摂取基準の確率の考え方とは（分布とデータの位置）

3-1 正規分布

『日本人の食事摂取基準（2010年版）』では日常食によるたんぱく質の推定平均必要量（estimated average requirement：EAR）は，成人の場合1日に体重1kg当たり0.72gであるとしています。この値を体重50kgの成人にあてはめると36gとなります。また推奨量（recommended dietary allowance：RDA）は推定平均必要量に推奨量算定係数1.25をかけて，体重1kg当たり0.9gとなり，50kgの成人では45gになります。推定平均必要量の摂取でのたんぱく質不足のリスクは0.5，すなわち推定平均必要量を中心として全体の50%の人の必要量はそれよりも少なく，残りの50%の人の必要量はそれよりも多いことになります。一方，推奨量での不足のリスクは0.02〜0.03（中間値として0.025）であるとされ，推奨量の摂取では全体の97〜98%の人が必要量を満たすことができることになります。

わが国の食事摂取基準で推定平均必要量と推奨量の間にこのような関係が成立するのは，日本国民1人ひとりのたんぱく質の生理的必要量が図3-1のように正規分布しているとみなせることによっています。

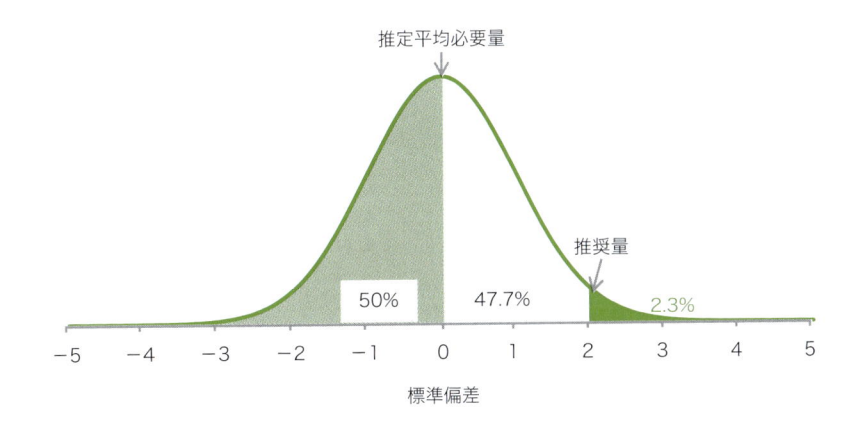

図3-1　正規分布と食事摂取基準

正規分布は食事摂取基準に限らず，われわれの身の回りの現象を変量として統計的に扱う場合にとても都合のよい分布ではあるのですが，このことはあくまでも正規分布を便利な道具として都合よく利用している限りの話であり，正規分布に絶対性を期待するかのような認識はしばしばわれわれの認識を混乱に陥れ，科学的という大義名分を錦の御旗とした疑似科学の世界に，たちの悪いことに無意識的に導くことが多いことには注意が必要です。もっとも，このことは統計学という体系そのものについてもいえることです。

正規分布（normal distribution）とは本来，計測器や製造機械などの誤差の「ふつう」の分布という程度の意味ですが，栄養素の必要量のほかに，身長，座高など一次元的な変量の分布がこの正規分布でよく近似できることが知られています。また，新生児の体重もほぼ正規分布

しますが，成人の体重になると過食や運動不足などの影響で平均値あるいは中央値よりも体重の重い人の割合が多くなって，右の裾野を引くような分布になります。しかし，このような分布でも対数変換などの適当な変換を適用することによって，正規分布として取り扱うことができるようになります。

正規分布のもつ重要な性質の1つは，母集団の分布がたとえどのようなものであれ，そこから無作為に標本を抽出してその平均値を算出することを何回も繰り返すと，その大量の平均値の分布は正規分布を示し，しかもその平均値はもとの分布の平均値に一致することです。

正規分布は数学的には次のような関数で表現されます。

$$f(x) = \frac{1}{\sqrt{2\pi}\sigma} e^{\left(-\frac{(x-\mu)^2}{2\sigma^2}\right)}$$

式3.1

e…自然対数の底　μ…平均値　σ^2…分散

この式では，理論的に x はマイナス無限大からプラス無限大までの値をとりうるので，**図3-1**の山型はマイナス無限大からプラス無限大まで裾を引くことになりますが，実際には栄養素の必要量や身長などの現実の変量はそのような値を示すことはありません。しかし，後述の理由で実用上はこれら現実の変量に正規分布をあてはめても問題はごく少ないのです。それどころか，実用的にとても有益な結果を得ることができるので，それら現実の変量の分布を正規分布とみなすことを正規近似といって，社会のいろいろな局面で利用されています。

正規分布は上記のような関数で表されるので変数 x_i から平均値までの距離 $(x_i - \mu)$ の分散の平方根，すなわち標準偏差 $(\sqrt{\sigma^2} = \sigma)$ に対する比率，$(x_i - \mu)/\sigma$ によってその値が決まることになります。このことは正規近似することのできるすべての変量に対する普遍的な性質として，後述のように重要な意義をもっています。

3-2 標準正規分布

　正規分布は**式3.1**の関数で表現されるので，**図3-2**のように特定の変数 x_i の値から平均値までの距離 $(x_i - \mu)$ が標準偏差の何倍に相当するかということが決まれば，全体の中で x_i 以下の部分あるいは，x_i 以上の部分の占める割合が決まることになります。

　変数 x_i 以下の部分，つまり左側の部分の割合を全体を1としたときの数値として表し，左側確率（下側確率）と呼びます。これに対して x_i 以上の部分が占める割合を右側確率（上側確率）といい，

　　右側確率 ＝ 1 － 左側確率

の関係が成り立ちます。

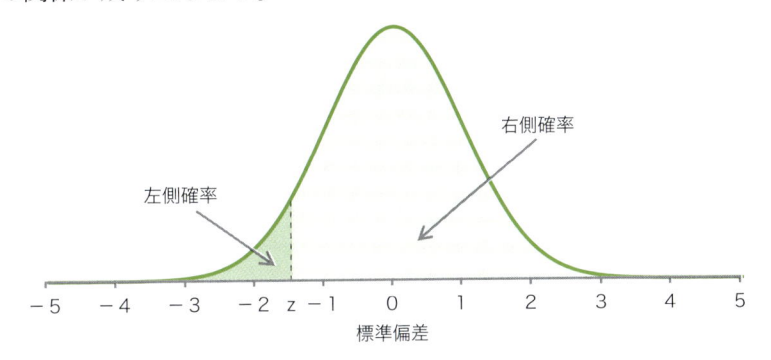

図3-2　標準正規分布

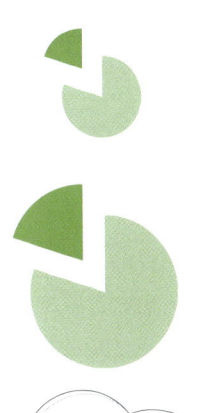

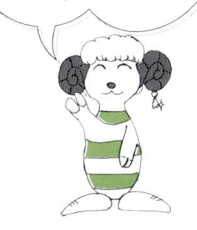

> 円グラフを描くときに中心角 θ が同じであれば，大きい円でも小さい円でも扇型の部分が全体に占める割合が同じであることと似ています

　このことは，すべての正規分布は平均値0，標準偏差1の正規分布に集約されてしまうことを意味しています。つまり，**図3-2**のように標準偏差 $\sigma = 1$ として，特定の値 z から平均値0 までの距離 $(z-0)$ を標準偏差1で割った値すなわち $(z-0)/1 = z$ となるような正規分布を考えます。これは平均値 μ 標準偏差 σ であるような通常の正規分布の場合に変量を x_i として，$(x_i - \mu)/\sigma = z$ という変換（標準化）を施すことと同じことで，変換された z を平均値0，標準偏差1の正規分布にあてはめて，$(z-0)/1 = z$ により z 以下の部分が占める割合を考えていることになります。

式3.1で $\mu = 0$，$\sigma = 1$ とすると次の式になります。

$$f(x) = \frac{1}{\sqrt{2\pi}}\, e^{\left(-\frac{x^2}{2}\right)}$$

　標準正規分布は，**式3.1**を標準化（$\mu \to 0$，$\sigma \to 1$）させた変換値 $z = (x_i - \mu)/\sigma$ を用いて次のように示します。

$$f(z) = \frac{1}{\sqrt{2\pi}}\, e^{\left(-\frac{z^2}{2}\right)} \qquad \text{式3.2}$$

3-3 正規確率の計算

さて，ここで問題になるのはどのようにしてz以下の部分が全体に占める割合を求めるのか，ということです。数学的には正規確率（normal probability）の計算といい，この式を定積分すればよいことになります。しかし，この式にある自然対数の底eは超越数といわれ，積分をするにはすこしやっかいな性質をもっています。そこで以前には，zの値からその積分値を求められるような表が一般的に用いられていました。

現在では統計解析の関数を組み込んだ表計算ソフトウエアがインストールされているコンピュータの存在が当たり前になりました。ここではそのような表計算ソフトウエアの代表として，マイクロソフト社のExcel2010を例にします。

ExcelにはExcel正規確率を計算するためにNORM.S.DIST（Excel2010，2007はNORMSDIST）という関数が用意されていて，その引数として，$(x_i - \mu)/\sigma$すなわちzの値を入力することによって，$-\infty$から変数x_iまでの部分が全体の中で占める割合，すなわち左側確率を得ることができます。

> 引数は因数分解の因数と間違えないように「ひきすう」と読みます。Excel 2010では2007以前の旧いヴァージョンのNORMSDIST関数も用意されています。この関数は引数の入力の仕方が少しだけ異なりますが，ほぼ同じ機能をもっています

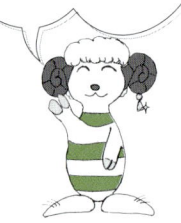

3-4 正規分布と食事摂取基準

図3-3は『日本人の食事摂取基準（2010年版）』の策定の基礎理論にみられる栄養素の各指標を理解するための概念図の左半分を抜粋したものです。栄養素の推定平均必要量と推奨量は，個々人の必要量が正規分布することを前提に策定されています。しかし，この曲線はこれまでみてきた正規分布曲線とは似ても似つかない形をしています。ですが，この2つの曲線の関係はこれまでみてきた正規分布曲線によって説明することができます。

図3-3の横軸は習慣的な摂取量を表すものとされ，縦軸の左側を見るとこの軸は不足のリスクとなっています。この図には具体的な数値は記入されていませんが，横軸の一番左側は栄養素の習慣的摂取量が0であることを意味しています。ここではこのときの不足のリスクは1.0とされています。さて，習慣的摂取量が左端の0から右に進んでいくことは摂取量が増加していくことを意味しています。摂取量が0から増加していくと，グラフの曲線はしばらくのうちは横ばいで不足のリスクは1.0のままですが，やがて少しずつ減少し始めます。さらに摂取量が増加すると曲線は急に下がっていきます。

下がる途中で，当然のことながら不足のリスク0.5の推定平均必要量のポイントを通りすぎ，やがて不足のリスク0.025の付近に近づくと減少の程度が緩やかとなり，最後には横軸になじんでしまいます。この曲線の意味について前述の正規分布曲線と関連づけて簡単に説明すると次のようになります。

図3-1，2も参考にしながら，図3-4で不足のリスクと必要量を充足する人の割合の関係を理解することにしましょう。

　まず，個々人の栄養素の必要量が正規分布するものとして，図3-4の正規分布曲線を考えます。この正規分布の横軸は図3-3と同様に習慣的摂取量で，曲線の頂点に相当する部分は個々人の必要量の平均値を示しています。また，横軸の左端は栄養素を何も摂取しない摂取量0のポイントとします。摂取量0では必要量を満たす人も当然0となります。この状態を不足のリスクは1であるとします。すなわちすべての人が不足している状態になります。

　摂取量を増加させていくとやがて少ない摂取量でも必要量を満たすことができる人が出現します。摂取量が増加するにつれて正規分布曲線の高さが増していくのは，必要量を満たすことができる人が増加していくことを表しています。最初の増加量はわずかなものですが，徐々に増加率は大きくなっていきます。やがて摂取量が平均値に達すると全体の半分の人が必要量を満たすことができるようになります。全体を1（100%）とすると0.5（50%）の人が必要量を満たし，残りの0.5（50%）の人は必要量を満たしていないということになります。言葉を換えると，ここで不足のリスクが0.5になる，ということです。

　さて，必要量の平均値からさらに摂取量が多くなると，その摂取量で必要量を満たすことのできない人は徐々に少なくなっていき，やがて97%以上の人が必要量を満たすことのできる

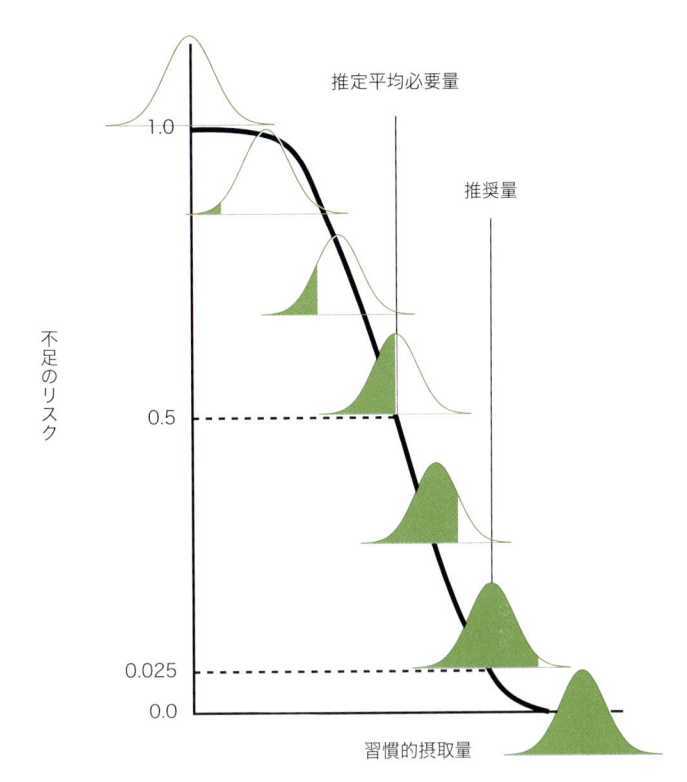

図3-3　推定平均必要量と推奨量
（日本人の食事摂取基準2010年版）

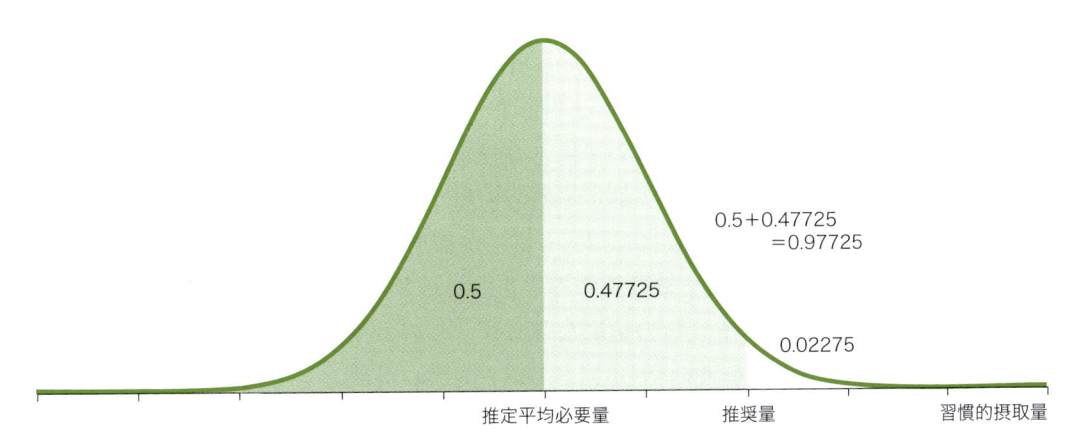

図3-4　習慣的摂取量の増加に伴う必要量充足割合の増加（不足のリスクの減少）

摂取量を超えます。つまりこのあたりに不足のリスクが0.02〜0.03（2〜3%）になるポイント（推奨量）が存在することになります。ここでの不足のリスクを厳密に計算すると1−0.97725で0.02275となります。さらに摂取量が多くなると，事実上ほぼ100%の人が必要量を満たすことができるようになり，不足のリスクは0になります。

本章のはじめに述べた，たんぱく質の推奨量換算係数1.25は，人を対象とした多くの実験の結果，たんぱく質必要量の標準偏差が必要量の平均値の12.5%（変動係数が12.5%）であることから，平均値から標準偏差12.5%の2倍＝25% 多い方に推奨量を設定していることによります。これにより，全体の97.725%の人がたんぱく質の必要量を満たすことができる量となります。ちなみに図3−3の推奨量と推定平均必要量を説明する解説では97.725%では細かすぎるので，この値を97〜98%ととらえて，推奨量の摂取による不足のリスクを0.025としています。つまり，推奨量のたんぱく質を摂取しても，まだたんぱく質が足りない人の割合（右側確率）は2〜3%となります。

> 変動係数が12.5%なので，その2倍は25%，平均値を100%とすると推奨量は125%，1とすると1.25
> とてもややこしいですね

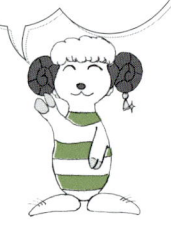

3-5 推定平均必要量よりも習慣的摂取量が少ない場合

習慣的摂取量が推定平均必要量に等しい場合には，全体の50%の人が必要量を満たすことができ，残りの50%の人は必要量を満たすことができないことは前述のとおりです。

> 全体を1としたときは0.5と0.5

推定平均必要量よりも習慣的摂取量が少ない場合，その程度に応じて必要量を満たす人の割合が減少していくことになります。このときの変数 x_i の左側確率については，正規分布曲線が左右対称である性質を利用すれば容易に理解できます。前述のように習慣的摂取量が標準偏差の2倍だけ多い値のときに，それで必要量を満たす人の割合は全体のおよそ97.7%で，不足する人の割合は100−97.7＝2.3(%)となります。ですから，習慣的摂取量が平均値より標準偏差の2倍だけ少ない値であるときには，必要量を満たす人の割合は2.3%で，不足する人の割合が97.7%，つまり不足のリスクは0.977ということになります。

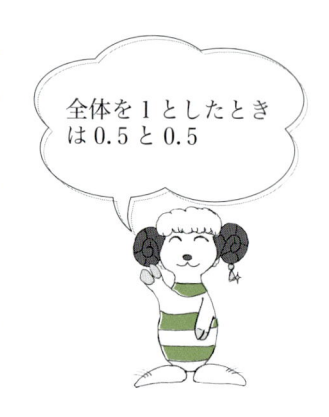

たまたま習慣的摂取量 x_i が標準偏差の2倍だけ推定平均必要量より少ない場合にはこのような説明ができますが，それでは x_i が推定平均必要量より小さい任意の値であるときにはどうしたらよいでしょうか。そのときには $(x_i-\mu)$ が標準偏差の何倍に相当するかということ，すなわち $(x_i-\mu)/\sigma$ をそのまま計算することになります。ここで，前提のように $x_i<\mu$ ですから，$(x_i-\mu)/\sigma$ の計算値は負の値になります。このようにして計算された負の値のマイナスの記号をつけたまま，前述のNORM.S.DIST関数の引数として代入することで任意の x_i に対応する左側確率を求めることができます。

栄養学分野での利用

例題 3-5-1

『日本人の食事摂取基準（2015年版）』の表によると，ビタミンＣ（アスコルビン酸）の推定平均必要量は成人１日当たり85mgとされています。個々人の必要量の変動係数を10％として，ビタミンＣの推奨量を求めてください（小数第１位で四捨五入）。

また，ビタミンＣの習慣的摂取量が１日当たり91.7mgの成人65人の集団では，何人くらいの人が必要量を充足していると見積もられるでしょうか。Excelを使って計算してみましょう。

例題の計算

▶ STEP 1　変動係数が10％ということから，標準偏差は85mg×0.1＝8.5mgとなります。

▶ STEP 2　推奨量は推定平均必要量から標準偏差の２倍だけ大きいところに設定しますので，推奨量は85mg＋8.5mg＋8.5mg＝102mgとなります。この計算は85mg×1.2＝102mgと表すことができます。

食事摂取基準ではビタミンＣの場合，この1.2を推奨量算定係数としています。一般式では，推奨量算定係数＝1＋2×変動係数となります。また，表に掲載するために切りのよい値を採用していますので，この結果は実際の表とは少しだけ異なる値となっています。その詳細については食事摂取基準の解説を参照してください。

Excelを用いた解答

この計算を食事摂取基準の考え方に忠実に計算する場合には，Excel関数（Excel2010）のNORM.S.INV関数（Excel2007ではNORMSINV）を用います。

セルに =NORM.S.INV（0.97725） と入力してEnterキーを押すと，2.00002という数値が表示されます。つまり，全体を１とした場合，左側確率が0.97725に相当する部分（人）が必要量を満たすことができるような値は，平均値から標準偏差の２倍離れたところに存在することが示されますので，あとは上の式を計算すればよいということになります。

逆の計算には，NORM.S.DIST関数を使うことができます。NORM.S.DIST関数の（ ）の中に引数として２を入れて，関数形式にTRUEまたは１（累積分布関数）を入力します。つまり， =NORM.S.DIST（2,1） と入力してEnterキーを押すと，セルに0.97725という数字が表示されます。これは，平均値から標準偏差の２倍大きいほうに離れたところまでの左側確率を計算すると，0.97725になることを意味しています。横軸ｚの値から左側確率を求める関数です。実はNORM.S.INV関数のINVのほうがINVERSION，つまり逆を意味しているのです。

後半の設問は，91.7mgという値が平均値から標準偏差の何倍離れたところにあるかを計算して，NORM.S.DIST関数を使います。

すなわち，91.7mg－85mg＝6.7mg で 6.7mg÷8.5mg＝0.7882352 となりますので，=NORM.S.DIST（0.7882352,1）と入力すると 0.78472 という数値が得られます。これは全体を 1 としたときの値です。例題では全部で 65 人ですので，65×0.78472＝51.00683 となり，およそ 51 人が必要量を充足しているであろうと見積もられます。

3-6 個人に対する正規分布の適用

ここまでは，全体の中でどれだけの割合の人が栄養素の必要量を満たすことができるか，という観点から食事摂取基準と正規分布の関係を説明してきました。

『日本人の食事摂取基準（2010 年版）』活用の基礎理論では，推定平均必要量と推奨量を個人に用いる場合と，集団に用いる場合の注意事項が述べられています。これまでの説明はいうまでもなく集団を対象とした場合になります。

個人を対象に，正規分布の性質を利用して食事摂取基準を適用する場合は，次のように考えます。

個人の不足のリスクは，その人の習慣的摂取量 x_i における不足の確率と考えます。具体的には，もしある人の習慣的摂取量が推定平均必要量に等しければ，不足する確率は 50％（0.5）となります。当然，必要量を満たす確率も 50％（0.5）ということになります。すなわち，コインを投げたときに表が出るか裏が出るかの確率と同じ，ということになります。同様に習慣的摂取量が必要量の平均値から標準偏差の 2 倍だけ多いほうに離れた値であるときには，その人が必要量を満たしている確率は 0.97725 ということになりますし，反対に少ないほうに 2 倍離れた値では必要量を満たしている確率は 0.02275 ということになります。

ここで前述のように習慣的摂取量が推定平均必要量に等しい人が 100 人いた場合にはその中で必要量を満たしている人は 50％，50 人と考えることができます。また，推定平均必要量から標準偏差の 2 倍離れた習慣的摂取量の人が 100 人いた場合にはその中で必要量を満たしている人は 97.7 人と考えられます。このことは要するに，1 人ひとりが必要量を満たしている確率を合計した値がその集団の中で必要量を満たしているものの人数と考えることができるということです。1 人ひとりの不足のリスクを足したものは不足者の数になります。ですから，習慣的摂取量が推定平均必要量に等しい人が 1 人，標準偏差の 2 倍だけ多いほうに離れた値の人が 1 人，少ないほうに 2 倍離れた値の人が 2 人の計 4 人の場合を考えると，0.5 ＋ 0.97725 ＋ 0.02275 ＋ 0.02275 ＝ 1.52275 となり，4 人のうち 1.52275 人が必要量を満たしているものと考えます。一方，不足のリスクはそれぞれ 0.5，0.02275 および 0.97725 となりますので，0.5 ＋ 0.02275 ＋ 0.97725 ＋ 0.97725 ＝ 2.47725 となり，4 人のうち 2.47725 人が不足しているものと考えることになります。

ちなみに当然のことですが，1.52275 ＋ 2.47725 ＝ 4 であり 4 － 1.52275 ＝ 2.47725 となります。

例題 3-6-1

ある成人のビタミン C の習慣的摂取量が 1 日当たり 92mg だったとすると，この人のビタミン C の不足のリスクはどのくらいになるでしょうか。

Excel を用いた解答

▶ STEP 1　この問には NORM.S.DIST 関数を用います。まず，92mg が平均値から標準偏差の何倍離れたところにあるかを計算します。

　　　　　92mg − 85mg = 7mg
　　　　　7mg ÷ 8.5mg = 0.8235294

としてこの値を関数の引数とします。

▶ STEP 2　$=$NORM.S.DIST (0.8235294, 1) と入力して 0.794896 となります。

この値は，全体を 1 としたときに必要量を充足している人の割合を意味しますので，不足のリスクといった場合，1 からこの値を引いて 0.205104 と表します。

なお関数の引数には計算式も使えますので $=$NORM.S.DIST ((92−85)/8.5, 1) と入力してもかまいません。

3-7　2つの正規分布曲線

一般にはこれまでみてきた図3-1，2のような山型の曲線が正規分布曲線といわれていますが，これは式3.1をグラフにした確率密度曲線といわれるものです。それに対して図3-5のように，x_i に対応した左側確率を y 軸にとったものは累積正規分布曲線といわれています。この確率密度曲線の左側確率を示す部分の面積が x_i の増加に伴って増えていく様子は，まさに"累積"という言葉がよくあてはまっています。

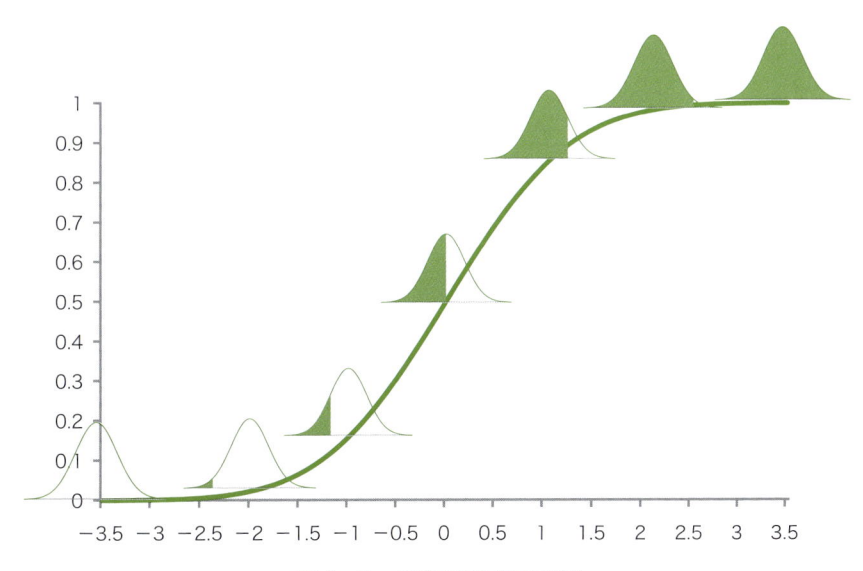

図 3-5　累積正規分布曲線

食事摂取基準を説明するグラフのうち不足のリスクを表す曲線は前述のように x_i の変化に伴う右側確率の変化を表したものですから，負の累積曲線とでもいえるものです。1から累積分布曲線の値を引くことによって求めることができます。

それぞれ Excel の関数で描くことができますが，2010 と 2007 まででは，若干異なります。2010 では NORM.S.DIST で，関数の形式を指定することにより確率密度関数の値と累積分布関数の両方を描き分けることができますが，2007 までの NORMSDIST 関数は標準正規分布の下側確率を求めますので，累積分布関数を描くことができます。

3-8 2つの正規分布の混在

成人の身長の分布は正規近似することができるといいますが，男性と女性では平均値と標準偏差がそれぞれ異なります。日本人では17歳男性の身長の平均値がおよそ171cmで標準偏差が5.8cm程度，女性では同様に158cmと5.4cm程度であることが知られています〔文部科学省：学校保健統計調査（平成22年度）〕。17歳の男性と女性のそれぞれ100万人ずつの分布とそれぞれが混在したときの分布を**図3-6**，**7**に示します。

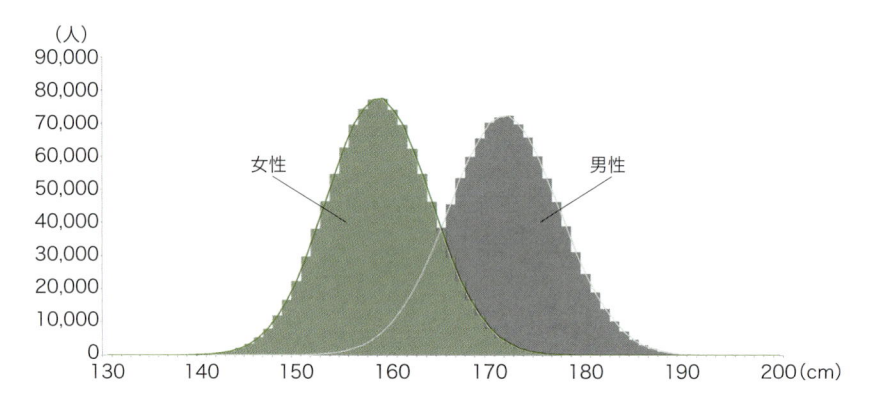

図3-6　17歳男性と女性の身長の分布

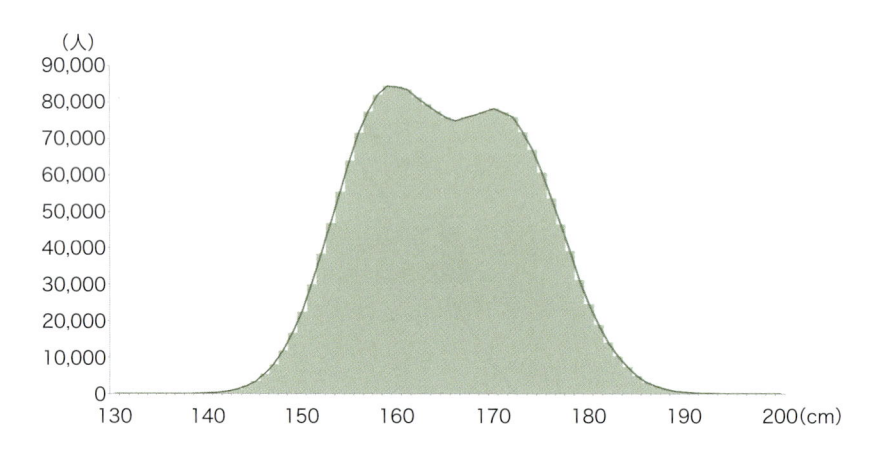

図3-7　17歳男性と女性が混在している集団の身長の分布

このように異なった平均値あるいは標準偏差をもっている複数の集団を1つのものとして処

理してしまわないように，常に細心の注意が要求されます．生理学的なデータでいろいろな遺伝子が関係するような場合，このようなことはよくみられます．これはまた，後述の相関分析でしばしば問題とされるところでもあります．複数の集団の混在を判別する方法はいくつかありますが，グラフを描いて検討する方法は優れた方法の1つで，しかも容易な方法ですので，データをグラフ化して視覚的に検討することをデータ処理作業に加える必要があります．

3-9 正規分布の和と差

次に，正規分布する集団の和と差の分布について考えます．前述のように男性と女性の身長はそれぞれ異なる平均値と標準偏差をもつ正規分布とみなすことができます．それでは男性と女性それぞれの集団から1人ずつ連れてきてペアをつくったときに，そのペアの身長の差はどのような分布になるか考えてみましょう．

さて男性と女性それぞれから無作為に選ばれたペアの身長差ですが，**図3-6**をみてわかるように，全体としては男性のほうが背が高いのですが，2つの正規分布の裾野が重なっているところでは男性よりも女性のほうが背の高い組み合わせができることになります．このとき，標本の無作為抽出ということの重要性が出てきます．

もしも組み合わされる男女が意識的に相手を選ぶことができるとしたら，男性のほうが背の高い組み合わせが多くなってしまうというようなことがあるかもしれません．

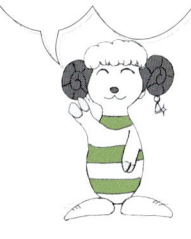

> 第4章でこの問題の詳細に触れますので，とりあえずは偏りのないように，でたらめに選ぶ必要があるとしておきます．このことはバイアスという用語とも関連した，統計の実務における重要な問題となります

> 「男性の身長－女性の身長」と「女性の身長－男性の身長」の2通りの差ができますが，とりあえず「男性の身長－女性の身長」について考えます

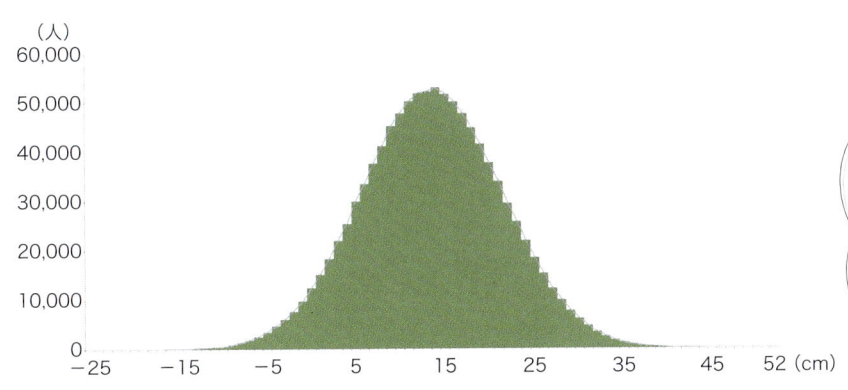

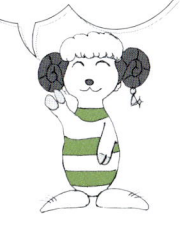

図3-8 17歳男性と女性の組み合わせによる身長差の分布

上述の17歳の男性と女性の身長の集団について実際に100万組のペアの身長差をグラフにしたのが**図3-8**です．平均値はほぼ男性の平均値171cmから女性の平均値158cmを引いた値13cmになりました．ここで特に注目したいのは標準偏差です．この正規分布の山を見ると−15〜+40cmくらいまでおよそ55cmほどの裾野の広がりを見てとることができます．

図3-6の女性では140〜175cm程度の広がりで男性もそれほど変わりませんから，およそ

35cm 程度の広がりで，計算によって得られた標準偏差は 7.9cm でした。男性の標準偏差が 5.8cm で女子が 5.4cm でしたから，やはりそれらよりもばらつきは大きくなっています。これは，かなり背の高いほうの男性と，かなり低いほうの女性の組み合わせができたことによるものです。

理論的には，平均値 μ_1 で標準偏差 σ_1 の正規分布する集団と平均値 μ_2 で標準偏差 σ_2 の正規分布する集団の要素を 1 つずつ無作為に抽出したものを組み合わせてその差をつくったときに，その差の集団の平均値 μ_{1-2} と標準偏差 σ_{1-2} は次のようになります。

平均値　　$\mu_{1-2} = \mu_1 - \mu_2$　　　2 つの平均値の差そのまま

標準偏差　$\sigma_{1-2} = \sqrt{\sigma_1^2 + \sigma_2^2}$　　それぞれの標準偏差を 2 乗したものを加えたものの平方根

上記の例で実際に計算してみると，身長の平均値の差は 171cm から 158cm を引いて 13cm となり，標準偏差は $\sqrt{5.8^2 + 5.4^2} = 7.9$cm ですから，理論と実際がよく一致しているといえます。
このことは後で統計的検定を考えるときの基礎としてたいへん重要な事項となります。

例題 3-9-1

上述の 17 歳男性と女性の集団で無作為に組み合わせた場合，身長の和の集団の平均値と標準偏差はどのようになるでしょうか。

例題の計算

▶ STEP 1　　μ 男性が 171cm，μ 女性が 158cm ですので，
　　　　　　和の平均値は 171cm + 158cm = 329cm です。

▶ STEP 2　　標準偏差は σ 男性は 5.8cm，σ 女性が 5.4cm なので，
　　　　　　$\sqrt{5.8^2 + 5.4^2} = 7.9$cm となります。

第4章 推測統計学への橋わたし（母集団と標本）

4-1 標本の無作為抽出

　この章では，正規分布する母集団に属する多量のデータから少ない数の標本を取り出して，その値から母集団の平均値を推定する方法について考えます。

　第3章では2つの正規分布する身長の集団から1つずつのデータを取り出してペアをつくり，その差の平均値の集団の分布について考えたときに，データをでたらめに取り出すことについて無作為抽出という用語を使いました。そして，平均値を推定するような目的のために母集団から標本を取り出す方法として，無作為抽出あるいはランダムサンプリング（random sampling）と呼ばれる手法が不可欠であることを説明しました。

　無作為という用語を親しみやすく表現するときに，「でたらめ」という言葉がよく用いられます。この場合の「でたらめ」というのは「いい加減に」とか「手当たり次第に」というような意味ではなく，むしろ「確率論的に偏りのない」という意味をもった用語になっています。

　無作為抽出の道具の例としてサイコロがよく使われます。サイコロを振って1～6のうちの特定の数の目が出たものを標本とするやり方で，母集団の1/6の数の標本を選ぶことができます。さらにこれを2回繰り返すことによって1/36に絞ることができます。もちろん使われるサイコロの1～6までの目はまんべんなく，同じ確率で出ることが必要です。また，この目的のために特別につくられた乱数サイと呼ばれる正20面体のサイコロが使われることもあります。普通のサイコロでも偶数か奇数かで1/2に，あるいは1と6のような組み合わせで1/3に絞ることもできます。コインの裏表を使って1/2，1/4，1/8……と絞っていくこともできます。

> Excel2010では乱数を発生させる関数としてRAND関数とRANDBETWEEN関数が用意されています。完璧な乱数ではありませんが，実用上はほぼ問題なく使えます

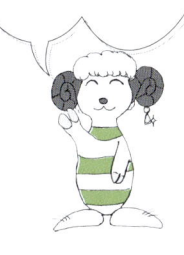

　いずれにしても，このように確率論的に統制のとれた，「でたらめ」な無作為抽出が行われることが，これから取り上げていく統計的推測や，それに基づく統計的検定には必須の要件となります。言い換えれば，無作為抽出されたことが保証されていない標本に対して統計的推測や統計的検定を適用することは無意味，というよりも問題の本質を見失わせるような間違った結論を導いてしまう，絶対に避けなければならない行為なのです。

> たとえ標本が無作為抽出されていたとしても，無効なデータが多く，それを除いた有効なデータだけの集団はもはや無作為抽出標本とはいえませんので，注意が必要です

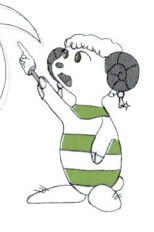

4-2 大数の法則

　1回に2枚のコインを投げた場合を考えると，表表・表裏・裏表・裏裏の4通りの出方があるので，2回に1回は表表か裏裏になります。たとえ裏裏のような出方をしたとしても，1回しか投げていないときにはそれらのコインは裏しか出ないイカサマのコインだ，といい切ることはできません。しかし，実際にどうするかは別にして，1回に1万枚のコインをきちんと投げたときには，もしそれらすべてのコインの表と裏の出る確率が同じ，すなわち1/2だとしたら，表を見せるコインの数はほぼ5,000枚になるはずです。サイコロにしても，1の目〜6の目まで同じ確率で出るサイコロを6つ投げたとしても，1〜6までのすべての目が出ることはむしろまれなことです。しかし，6万個のサイコロを投げたとしたら1〜6までの目はほぼ1万個ずつ出ていることになるでしょう。

　第3章で取り上げた正規分布する身長の集団を例にあげると，この集団の中から2人の標本を無作為に抽出するときにも同じようなことが起こります。前述のように確率論的にきちんとしたでたらめの方法である無作為抽出法で2人しか選ばないのですから，比較的身長の低い2人が選び出されることもあるでしょうし，逆に比較的身長の高いほうの2人が選ばれることもあるでしょう。たまたま極端に背の高い2人が取り出されることがあっても不思議ではありません。ですから，それら2人の標本の平均値が元の集団の平均値と大きく異なることは十分にありうることです（図4-1）。

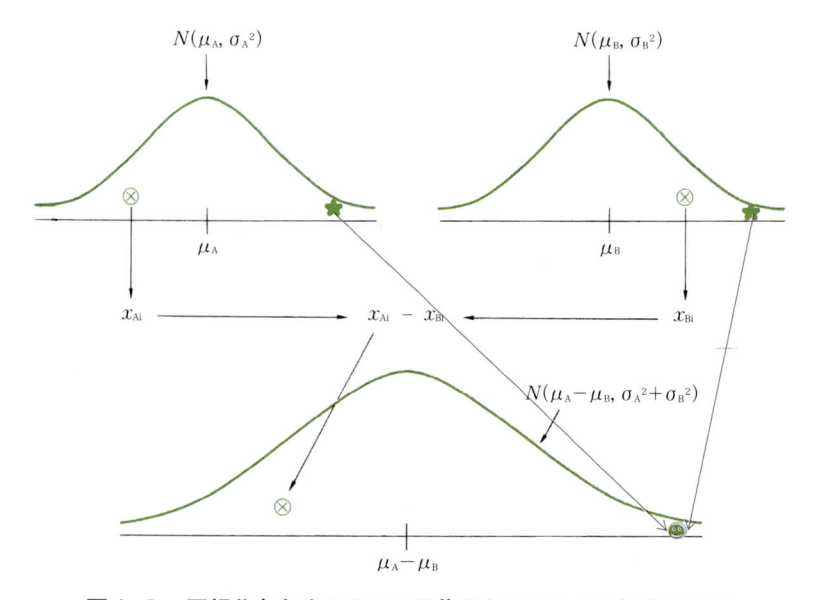

図4-1　正規分布をする2つの母集団からの2人の標本の抽出

　ここで，無作為に抽出する人数を増やしていくことを考えてみましょう。標本を3人に増やしても2人のときとたいした違いはありませんが，10人，50人，100人，1,000人，10,000人，100,000……とどんどん増やしてみましょう。第3章の例では母集団は100万人でしたから，100万人に達したらもうそれは母集団そのものですので，その平均値も母集団の平均値そのものになります。では1人少なくして999,999人のときはどうでしょうか。その平均値は，

母集団の平均値と比べて"たいして"，ともいえないほど変わらないでしょう。少なくする人数を10人，100人，1,000人として，選び出す人数を減らしていくと，少しずつ母集団との違いがはっきりしてきます。やがて999,998人になって，2人から増やしていった数につながってしまいます。つまり，無作為抽出標本の数を増やしていくと，その平均値はだんだん母集団の平均値に近づいていくことになります。このような現象を数学では**大数の法則**（law of large numbers）といって，確率論に基づいた統計学の領域では重要な法則となっています。

> 厳密には大数の弱法則と大数の強法則の2つの法則に分けられます

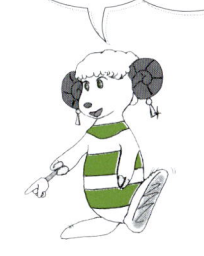

4-3 中心極限定理

　母集団から無作為抽出された標本の平均値は，標本の数が大きくなると母集団の平均値に近づいていくことが大数の法則で示されました。**中心極限定理**（central limit theorem）はこの近づきかたに関する法則を述べたもので（図4-2），確率論に基づく統計的推計や検定において重要な意味をもっています。中心極限定理は次のように要約することができます。

　母集団の平均値をμ，標準偏差をσとしてその2乗σ^2を分散とします。この母集団から無作為にn個抽出された標本の平均値$\bar{x}$を求めます。

　この作業を何回も繰り返して得られた数多くの平均値の集団の平均値は母集団の平均値と同じ値μになり，その分散はσ^2/nになる，というのが中心極限定理です。

　平均値の平均値などと回りくどい表現になっていますが，要するにこの母集団から無作為にn個抽出された

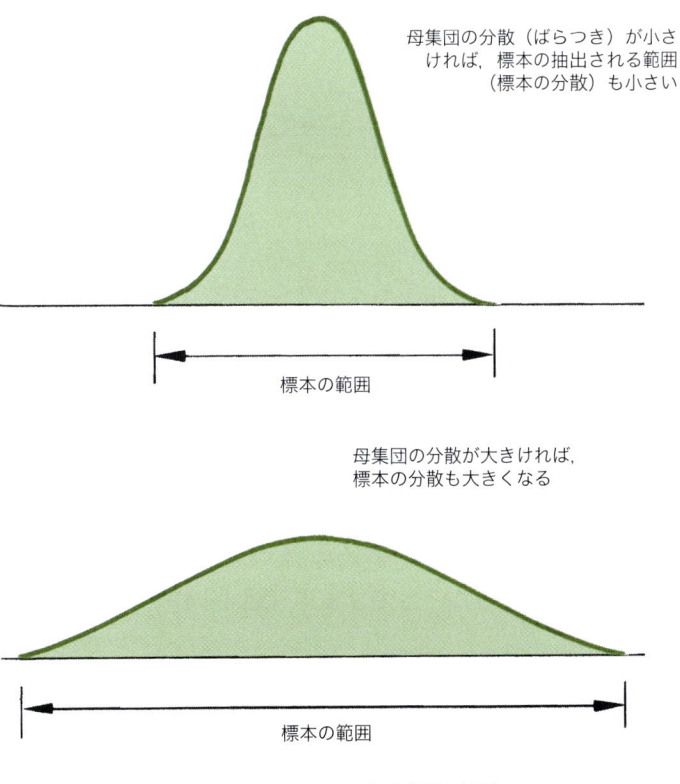

母集団の分散（ばらつき）が小さければ，標本の抽出される範囲（標本の分散）も小さい

標本の範囲

母集団の分散が大きければ，標本の分散も大きくなる

標本の範囲

図4-2　中心極限定理

標本の平均値を求めると，この値は大数の法則を適用すれば，nが大きくなるほど母集団の平均値μに近づきます。ですから，逆にnが小さいときには母集団の平均値μから離れた数が

多くなります。別の言い方をするとばらつきが大きくなります。分散は，標準偏差とともにばらつきを表す指標です。そのばらつきを表す分散が母集団の分散を σ^2 とすると，平均値の集団の分散は σ^2/n になるということです。このことは，標本として抽出する数 n が小さいほどばらつきが大きくなることを意味しています。これは前述の大数の法則の説明の冒頭部分を参考にすると，直感的に理解できます。

この定理で大切なことが2つあります。1つは，母集団の平均値 μ と標準偏差 σ はもしそれが未知だとしても特定の値であることです。ですから標本平均値の集合の平均値 μ と標準偏差 $\sqrt{\sigma^2/n}$ も一定の値になります。

もう1つは，これが中心極限定理の最も重要なポイントになりますが，平均値を μ とする母集団の分布は特別の例外を除いて，どんな形でもよいということです。ただし，母集団の分布型によって平均値の分布が正規分布になるために必要な n の値はそれぞれ異なります。

母集団の分布が**図4-3**のように正規分布である場合には，そこから無作為に抽出された標本の平均値がやはり正規分布するということは，この図を見ていると直感的に容易に理解することができます。具体的な例として，抽出する標本の数 n が2である場合は，平均値 μ と標準偏差 σ の等しい2つの母集団からそれぞれ1つずつ取り出した標本の和を2で割った値の分布として考えることができます。この場合，2つの標本の和の分布は平均値が $\mu + \mu = 2\mu$ で，その分散は $\sigma^2 + \sigma^2 = 2\sigma^2$ となり，標準偏差は $\sqrt{\sigma^2 + \sigma^2} = \sqrt{2\sigma^2} = \sqrt{2}\sigma$ になります。2つの標本の平均値は2つの標本の和を2で割った値になりますので，$2\mu/2 = \mu$ で，このときの標準偏差は $\sqrt{2}\sigma/2 = \sigma/\sqrt{2}$ となり，したがって分散は $(\sqrt{2}\sigma/2)^2 = \sigma^2/2$ となります。このことを実験的に確かめることもできます（**図4-4**）。

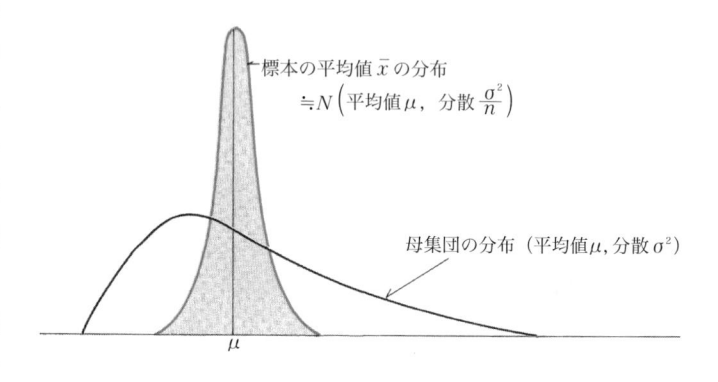

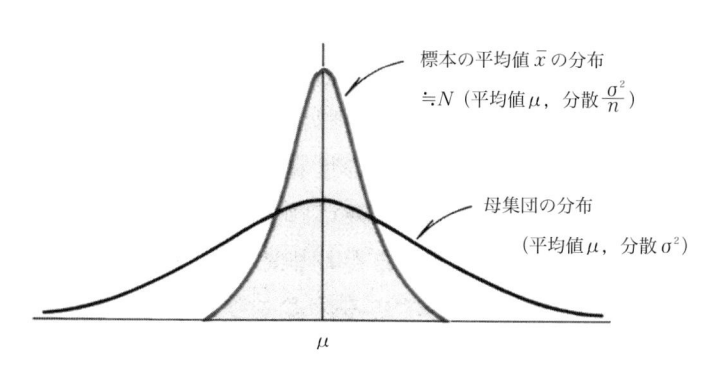

図4-3 母集団の分布と標本の平均値の分布

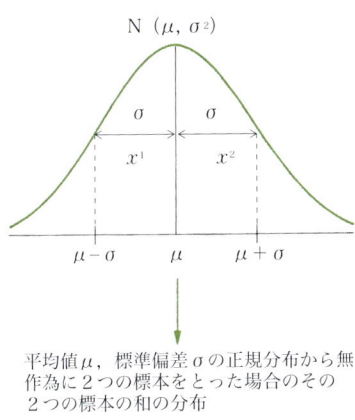

平均値 μ，標準偏差 σ の正規分布を $N(\mu, \sigma^2)$ と表す（σ^2 は分散）．すると，これから無作為に取り出された 2 つの標本の和の分布は $N(2\mu, 2\sigma^2)$ になる．すなわち，このときの標準偏差は $\sqrt{2\sigma^2}=\sqrt{2}\sigma$ となる．2 つの標本の平均値は，この 2 つの標本の和を 2 で割ればよいので，

その分布は $N\left(\dfrac{2\mu}{2},\left(\dfrac{\sqrt{2}\sigma}{2}\right)^2\right)=N\left(\mu,\dfrac{\sigma^2}{2}\right)$ となる．

このときの標準偏差は $\sqrt{\dfrac{\sigma^2}{2}}=\dfrac{\sigma}{\sqrt{2}}$ である．

これが $n=2$ の場合で，一般に標本の数を n とすると，$N\left(\mu,\dfrac{\sigma^2}{n}\right)$ という正規分布になり，

このときの標準偏差は分散 $\dfrac{\sigma^2}{n}$ を平方して $\sqrt{\dfrac{\sigma^2}{n}}=\dfrac{\sigma}{\sqrt{n}}$ となる．

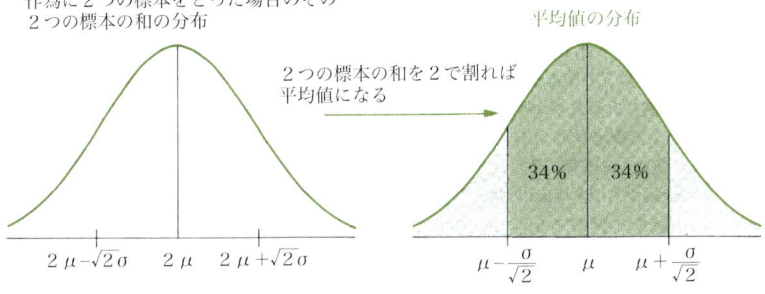

図 4-4　2 つの標本の和の分布と平均値

このように，中心極限定理は母集団の平均値と分散を見出すための理論的根拠として統計学の中で重要な位置を占めています．

> この中心極限定理のおかげで，われわれは誤差を含む実験データでも何回か実験を繰り返すことによって真の値に近い値を知ることができるばかりでなく，後述のように確率を用いることである一定の幅の中に真の値を見出すことができるのです．ちなみに，中心極限定理（central limit theorem）は，分子生物学でいうセントラルドグマ（the central dogma of molecular biology）と同じ内容の語句で，要するにすべての中心に置くべき重要な教義というような意味です．

4-4　標本分散の分布

中心極限定理は次のように表現することができます．
n 個の大きさの標本の平均，標本平均 $\bar{x}$ の分布について，$\bar{x}$ の期待値は，母平均 μ に等しく，その分散は母分散 σ^2 の $1/n$ に等しい性質をもちます．

$E(\bar{x}) = \mu$

$V(\bar{x}) = \sigma^2/n$

このことから，$\bar{x}$ の標準偏差，$D(\bar{x})$ は $\sqrt{V(\bar{x})}$ となり，これは $\sigma/\sqrt{n}$ に等しいものとなります．

$D(\bar{x}) = \sqrt{V(\bar{x})} = \sigma/\sqrt{n}$

ここで標本分散 s^2 の期待値 $E(s^2)$ は母集団の分布がどのようなものであろうと，母分散 σ^2 に

等しくなります。

$$E(s^2) = \sigma^2$$

このとき標本分散 s^2 は，個々の標本の値と標本平均値の差を2乗してその総和，すなわち偏差平方和 S を求め，この偏差平方和を標本の数 n から1を引いたもので割り算をして求めます。

$$s^2 = S/(n-1) = \Sigma(x_i - \bar{x})^2/(n-1)$$

この式は分子，分母ともに正の数ですので，結果が負になることはありません。すなわち必ず0以上の値になります。一方この値は標本のばらつきを表す値ですので，ばらつきが大きければそれにつれて大きくなり，その分布は**図4-5**のように右に裾を引いた左右非対称な形となります。したがって標本標準偏差 s の分布もまた左右対称にはなりません。また，s^2 の期待値が σ^2 であっても，s の期待値は σ にはならないことにも注目する必要があります。s の期待値 $E(s)$ は σ に n の大きさによって決められる定数をかけた値になります。

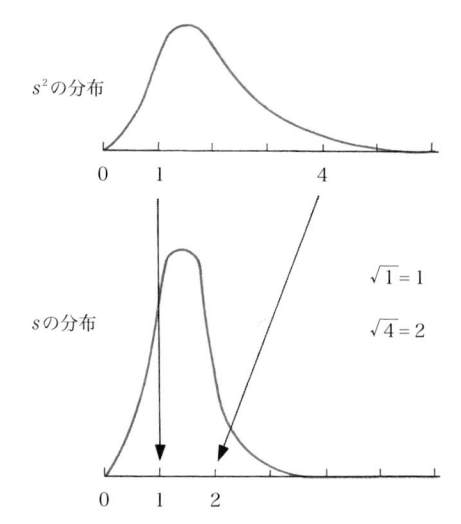

s^2 の分布が左右対称ではなく，さらに開平することにより形が変わるので，s^2 の補正だけでは不足する

図4-5 標本分散の分布と標本標準偏差の分布

標本の分散の分布は χ^2 分布として知られています。後述のようにこの χ^2 分布は離散量にかかわる分布の近似として χ^2 検定に用いられることが多いのですが，本来は連続量の分布であり，あくまでも近似として離散量に用いられていることを常に意識していなければなりません。つまり安易に χ^2 検定を用いるのではなく，それぞれの分布に適合したより精度の高い方法が適用可能であればそちらを用いるべきです。

標本分散の期待値 $E(s^2)$ は母集団の分布にかかわらず母分散 σ^2 に等しくなることがわかりました。そこで，標本分散 s^2 を求めるときにこのように標本の数 n から1をひいた値 $n-1$ で標本の偏差平方和を割り算して求めることの根拠については，偏差平方和を求める式を次のように変換することで証明することができます。

$$\begin{aligned}\Sigma(x_i-\mu)^2 &= \Sigma\{(x_i-\bar{x})+(\bar{x}-\mu)\}^2 \\ &= \Sigma(x_i-\bar{x})^2 + 2\Sigma(x_i-\bar{x})(\bar{x}-\mu) + \Sigma(\bar{x}-\mu)^2\end{aligned}$$

ここで，$\Sigma(x_i-\bar{x})=0$ なので，

$$= S + n(\bar{x}-\mu)^2$$

両辺の期待値は，

$$E[\Sigma(x_i-\mu)^2] = E(S) + nE[(\overline{x}-\mu)^2]$$

ここで，

$$V(\overline{x}) = \Sigma(1/n)^2 \sigma_k^2 = 1/n^2 \Sigma \sigma^2 = (n/n^2)\sigma^2 = \sigma^2/n \quad \text{なので,}$$

$$\Sigma V(x_i) = E(S) + nV(\overline{x})$$

$$E(S) = n\sigma^2 - n\cdot\sigma^2/n = (n-1)\sigma^2$$

ここで $s^2 = S/(n-1)$ とすることによって,

$$E(s^2) = \sigma^2 \quad \text{が得られます．}$$

標本の数 n から 1 をひいた値 $n-1$ を自由度といいます．偏差の総和は必ず 0 になりますが，このことは $n-1$ 個の偏差が決まると残りの 1 つは総和が 0 になるような数をとらざるをえなくなりますので，自由になる偏差の数は $n-1$ であるというような意味で自由度 (degree of freedom) という言葉が使われ，f または df で表されます．

後述のように自由度は常に標本の数 n から 1 を引いた値と決まっているものではなく，場合によって $n-2$ となったり，さらに $(m-1)\times(n-1)$ のように表されることもあります．

4-5 標本平均の確率論的取り扱い

中心極限定理によって，平均値 μ，分散 σ^2 の母集団から無作為抽出された n 個の標本の平均値の集合は平均値 μ，分散 σ^2/n の正規分布をすることが示されました．正規分布する変量は，変数 x_i から平均値までの距離が標準偏差の何倍に相当するかを計算することによって，$-\infty$ から x_i までの部分が全体の中で占める割合を知ることができます (p.38, **3-4**)．例えば推奨量に関する説明で明らかにしたように，$-\infty$ から平均値 $+2\times$ 標準偏差までの間には全体の 97.725% が入ることになります．残りの部分は 2.275% になりますので，**図 4-6** に示すように，$100-2\times 2.275 = 95.45$ より，平均値 $-2\times$ 標準偏差から平均値 $+2\times$ 標準偏差の間に全体の 95.45% が含まれることを意味しています．

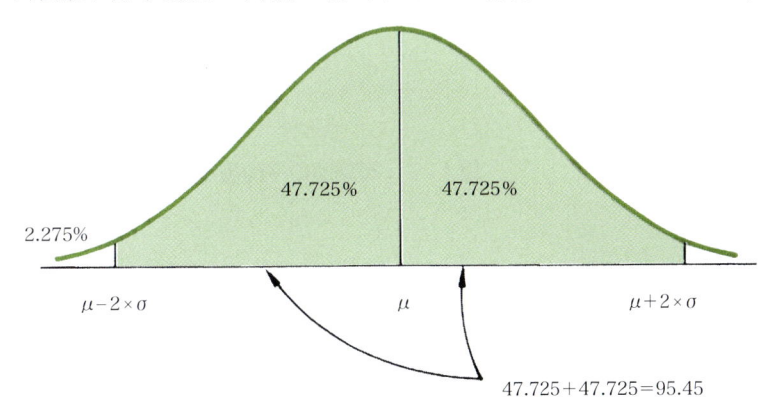

図 4-6 正規分布の確率

このことを n 個の標本により得られた標本平均値 $\overline{x}$ 側からみると次のようになります．

平均値 μ と標準偏差 σ によって正規分布をしている母集団から n 個の標本が無作為抽出されて，その平均値が $\bar{x}$ で標準偏差が s であったとします。

　前述のように，この標本平均 $\bar{x}$ は平均値 μ で分散が σ^2/n，あるいは標準偏差が $\sigma/\sqrt{n}$ であるような正規分布をします。

　この1つの標本平均値 $\bar{x}$ の大きさは母集団が正規分布していますので，母集団の平均値 μ よりも小さい確率が50%で μ よりも大きい確率が50%ということになります。要するに1つだけの標本平均値では母集団の平均値 μ がどこにあるかを知ることはできません。しかし，標本平均 $\bar{x}$ が母平均 μ よりも小さく，しかもぎりぎりで母平均 $-2\times \sigma/\sqrt{n}$ の範囲に入っているものとすると，$\bar{x}$ と μ との位置関係は**図4-7**の右側の正規分布曲線に示したようになります。同様に，標本平均 $\bar{x}$ が母平均 μ よりも大きくしかもぎりぎりで母平均 $+2\times \sigma/\sqrt{n}$ の範囲に入っているものとすると，$\bar{x}$ と μ との位置関係は**図4-7**の左側の正規分布曲線に示したようになります。この図を $\bar{x}$ を中心にしてみると，**図4-8**に示すように，母集団の平均値である μ が $\bar{x}-2\times \sigma/\sqrt{n}$ から $\bar{x}+2\times \sigma/\sqrt{n}$ の間に入る確率は95.45%で，この範囲から外れる確率は大きいほうに外れる確率が2.275%で，小さいほうに外れる確率も2.275%ですので，両側を合わせて $2.275\times 2 = 4.55$%ということになります。

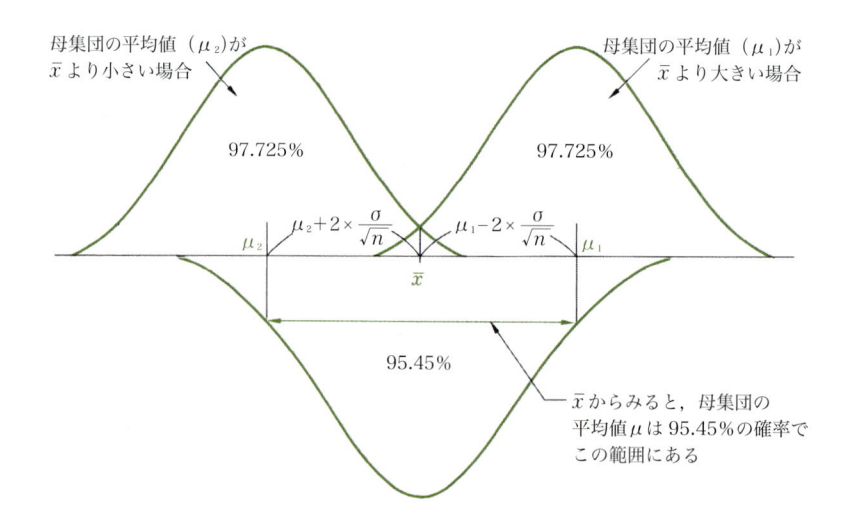

図4-7　母集団の平均値が特定の範囲に入る確率

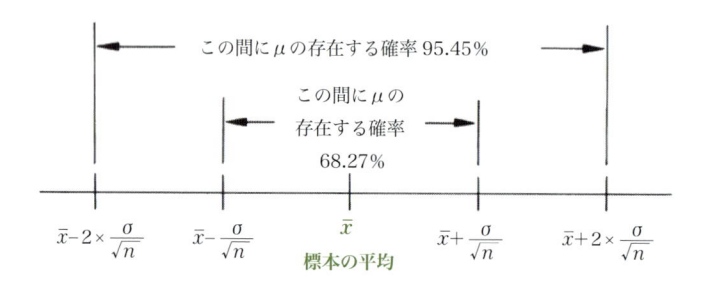

図4-8　母集団の平均値 μ の存在する確率

このことを数式で表すと次のようになります。
$z=(\bar{x}-\mu)/(\sigma/\sqrt{n})$ は標準正規分布に従いますので，z が -2 以下になる確率は 2.275%，また $+2$ 以上になる確率も 2.275% ですので，-2 以下または $+2$ 以上になる確率は両側を足して 4.55% になります。

> 母集団の平均値 μ は未知ではあるけれど決まった一定の値で，標本の平均 $\bar{x}$ の方が，1回ごとの標本抽出のたびに変化する値であることに留意しておく必要があります

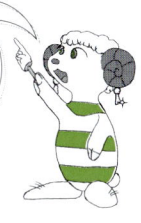

このことは z が，$-2 \leq \bar{x}-\mu/(\sigma/\sqrt{n}) \leq +2$ の間の値をとる確率が 95.45% だということです。

この数式は，
$$-2\times(\sigma/\sqrt{n}) \leq \bar{x}-\mu \leq +2\times(\sigma/\sqrt{n})$$
となりさらに，
$$-\bar{x}-2\times(\sigma/\sqrt{n}) \leq -\mu \leq -\bar{x}+2\times(\sigma/\sqrt{n})$$
となります。

この式の各辺の符号を変えて左右入れかえると，
$$\bar{x}-2\times(\sigma/\sqrt{n}) \leq \mu \leq \bar{x}+2\times(\sigma/\sqrt{n})$$
となり，これが母平均 μ を 95.45% の確率でとらえることのできる信頼区間と呼ばれる範囲になります。

母集団の平均値である μ が $\bar{x}-2\times\sigma/\sqrt{n}$ から $\bar{x}+2\times\sigma/\sqrt{n}$ の間に入る確率が 95.45% ということは，このような標本の抽出を $100{,}000$ 回行うと，この範囲に μ が入ることが $95{,}450$ 回あり，μ が $\bar{x}+2\times\sigma/\sqrt{n}$ よりも大きくなる場合が $2{,}275$ 回で，同様に μ が $\bar{x}-2\times\sigma/\sqrt{n}$ よりも小さくなることが $2{,}275$ 回あり，大きいほうに外れる場合と小さいほうに外れる場合を合わせてこの範囲に母平均 μ が入らないことが $4{,}550$ 回あるだろうということです。

母集団の平均値である μ が $\bar{x}-2\times\sigma/\sqrt{n}$ から $\bar{x}+2\times\sigma/\sqrt{n}$ の間にとらえられる確率という表現を用いましたが，これを短縮する目的で，$\bar{x}\pm2\times\sigma/\sqrt{n}$ の範囲という表記を用います。

さて，母平均 μ が $\bar{x}\pm2\times\sigma/\sqrt{n}$ の範囲にとらえられている確率は 95.45% であるということになりましたが，切りのよい数字にして，95% あるいは 99% の確率で母平均 μ がとらえられる範囲を求めることが一般的によく行われます。それぞれ正規分布の性質を利用して，$\sigma/\sqrt{n}$ にかける数字を 95% の場合は 1.959964，99% では 2.575829 とすればよいのです。ところで $\bar{x}$ は変わりませんので，これらの数字をかけるということは，95% に比べて 99% の場合は推定の幅を 1.3 倍強だけ広げていることになります。

> 天気予報で降水確率というのを見かけますが，降水確率 80% というのは，そのような予報が $1{,}000$ 回出された場合，800 回は雨が降り，200 回は雨は降らないだろうというような気象条件にあることを意味しています。この場合降る雨の量は意味していません

ここで，95% の確率で母平均がこの間に入る，ということは，このような推定を 100 回すると 95 回はその範囲の中に母平均をとらえているだろうということです。

一方，特定の範囲の中に母平均 μ が入らない確率を α で表して，仮説検定などでは有意水準あるいは危険率という言葉で表しています。

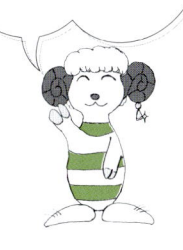

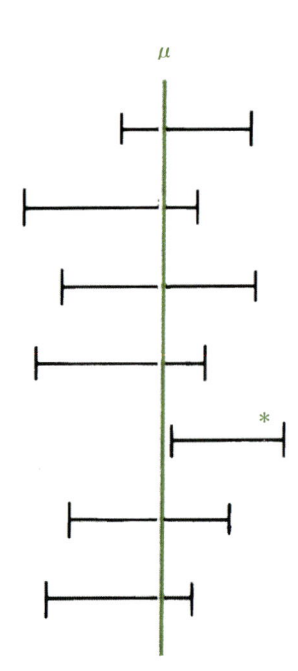

＊のように，標本から得られた信頼区間の幅の中に母平均μが入らないこともあり，その確率がP{|t|≧t_0}＝αとして表されます。このαを一般に**有意水準**といい，これに100をかけて％で表されることもよくあります。また，仮説検定などでは**危険率**ともいわれます。例えば，95％信頼区間というのは，そのような信頼区間を100回求めたとすると，5回くらいはその幅の中に母平均μが入っていないことがあるということを示しています（μは変数ではないことに注意する必要があります）。

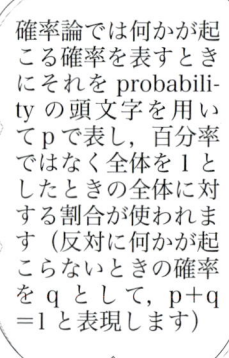

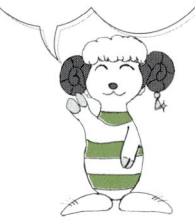

確率論では何かが起こる確率を表すときにそれを probability の頭文字を用いてpで表し，百分率ではなく全体を1としたときの全体に対する割合が使われます（反対に何かが起こらないときの確率をqとして，p+q＝1と表現します）

図4-9　信頼区間

　さて，σは母集団の値ですので母平均μと同様に未知の値です。しかし，**4-3**（p.49）に示したように標本の分散s^2は母集団の分散$σ^2$と1回に無作為抽出される標本の数nによって規定される値ですので，標本の分散s^2と標本数nから母集団の分散$σ^2$を推定することができます。このことを利用して，標本の平均値$\bar{x}$と分散s^2および標本数nから次に述べるような方法で母集団の平均値μを確率論的に推定することができます。

4-6　小標本による母平均値μの推定（スチューデントのt分布）

　標本の分散s^2から母分散$σ^2$を最もよく推定するためには，標本分散を計算するときに標本の偏差平方和Sを$n-1$で割って求めるとよいことがわかりました（p.51，**4-4**）。また，標本平均$\bar{x}$は平均値μ，標準偏差$σ/\sqrt{n}$の正規分布をしますので第3章で述べたように，$z=(\bar{x}-μ)/(σ/\sqrt{n})$とすると標準正規分布に従う分布として正規確率を計算することができます。

　標本の数nが十分に大きいときには$s^2 ≒ σ^2$とみなして計算しても実用上問題になるほどの誤差にはならないでしょうが，nが小さい数であるときにはこれを補正しないと誤差が問題になります。

　そこで，$z=(\bar{x}-μ)/(σ/\sqrt{n})$のσを，それを推定する値であるsに入れ替えて，それをtとします。

　そして　$s=\sqrt{s^2}$　とすると，$\sqrt{s^2}/\sqrt{n}=s/\sqrt{n}$　となりますので，$t=(\bar{x}-μ)/(s/\sqrt{n})$ となります。

s^2 は σ^2 に対して大きくも小さくもばらつく値ですので，t の分布は**図 4-10** のように，標本の数 n ごとに描かれる標準正規分布よりも頂が少し低く両側の裾を長く引いた分布になります。もう少し詳細にこの分布を観察すると，標本の数 n が大きくなるにつれて正規分布に近づいていき，やがて正規分布と区別がつかなくなってしまいます。この理由についてはすでに述べたとおりです。逆にいうと，n が小さくなるにつれて両側に引く裾の幅が広くなっています。直感的には標本の数 n が少ない標本はそれだけ曖昧さが大きいので，標本の標準偏差に対してその曖昧さの分だけより範囲を広げないと同じ確率で母平均 μ をその中にとらえることができないことを意味しています。しかしまた，このことは標本の数 n がたった 2 であっても，確率論的に母平均 μ をとらえられることを意味していると同時に，標本の数が 1 では母平均に関する情報は得られないことも明らかにしてくれています。

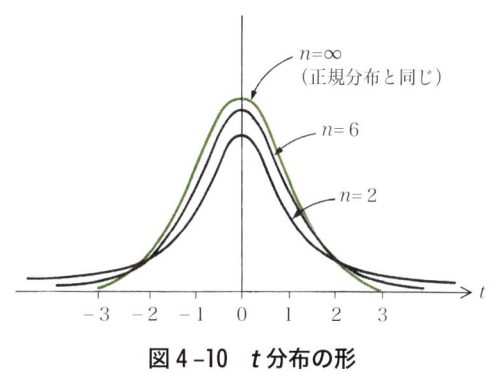

図 4-10　t 分布の形

Excel2010 では，この t 分布に従う確率を求めるために，T.DIST，T.DIST.2T，T.DIST.RT あるいは T.INV，T.INV.2T などの関数が用意され，さらに t 分布による仮説検定のために T.TEST 関数が備えられています（Excel2007 では，TDIST，TINV，TTEST 関数があります）。

また，正規分布表と同様に，t 分布についても，標本平均 $\bar{x}$ と標本標準偏差 s および標本の数 n と自由度から t 分布にかかわる確率を読み取ることができる表が t 分布表として用意されています。

> この t 分布に関する理論は，世界の記録集でも知られているイギリスのギネス醸造所の技師であったゴセット（W. S. Gosset）によって 20 世紀の初頭に確立されました。ビールの品質検査のために考え出されたこの分布は，彼がスチューデントというペンネームを用いて発表したので，しばしばスチューデントの t 分布と呼ばれ，この分布を用いて行われる仮説検定もスチューデントの t 検定と呼ばれています（第 7 章）。母集団のすべてを残らず調べる悉皆調査に基づく正規分布至上主義の 19 世紀統計学では，わずか数個の標本から母集団の平均値に関する情報を引き出すことなど思いもよらなかったことであり，彼のこの業績により現代の推測統計学が始められたといって過言ではありません。

4-7　離散量の分布の正規近似

これまで述べてきたように，身長の分布は正規分布をあてはめてその分布を検討することができます。身長のような変量は実質的な上限と下限はあるものの，その間では切れ目のない連続量とみなすことができます。

これに対して、この章の冒頭で例にあげたような、コインを何回か投げたときに表または裏が出る枚数は必然的に1，2，3……（枚）と自然数になります。このような量を連続量に対して離散量といい、コインの例のように、1回ごとの確率が固定されている場合には2項分布と呼ばれる分布になります。

2項分布の確率は次のような式で求めることができます。

n 個から x 個を選ぶ組み合わせの数 $n!/(x!(n-x)!)$ を ${}_nC_x$ で表すと、

$$P = {}_nC_x \times p^x(1-p)^{n-x} \qquad \text{※}x\text{は} 0, 1, 2, \cdots, n$$

コインの例をあてはめてみると、20枚のコインを投げたときに3枚が表になる確率は次のようになります。

${}_{20}C_3 \times (1/2)^3 \times (1-1/2)^{20-3}$

$= {}_{20}C_3 \times (1/2)^{20} = (20 \times 19 \times 18)/(3 \times 2 \times 1) \times (1/2)^{20}$

$= (6,840/6) \times (1/1,048,576)$

$= 0.0010871887207031$

> $n!$ は n の階乗と読みます。1から n までの自然数を掛け合わせたものです $4! = 1 \times 2 \times 3 \times 4 = 24$ となります

実はこの2項分布は正規分布の研究の過程で、$p = 0.5$ のときの2項分布の極限が正規分布になることから、正規分布で近似できることが明らかにされました。正規分布で近似することはとても便利な方法として現在でもよく行われています。

2項分布を正規分布で近似することの具体例を上述のコインの例を用いると、この2項分布は平均値 $n \times p$ で分散が $n \times p \times (1-p)$ の正規分布で近似できるということです（標準偏差は $\sqrt{n \times p \times (1-p)}$ となります）。

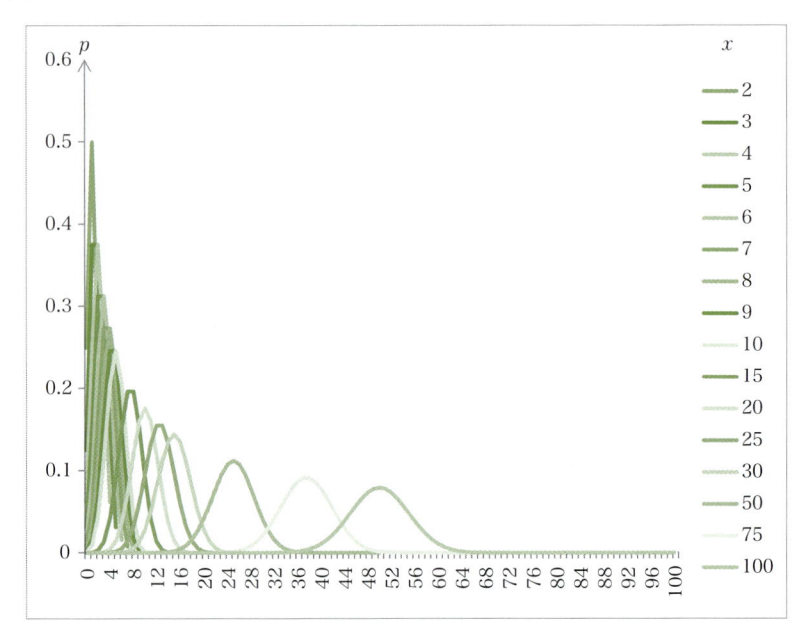

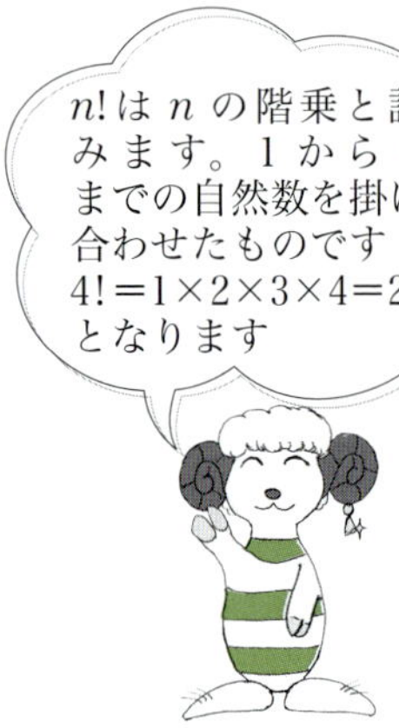

コインの例で実際の数値をあてはめると、$n = 20, p = 1/2$ ですから、
平均値 μ は $20 \times 1/2 = 10$ となり、分散 σ^2 は $20 \times 1/2 \times (1-1/2) = 20 \times 1/4 = 5$ となります。

また、標準偏差 σ は $\sqrt{20 \times (1/2)^2} = \sqrt{20/4} = \sqrt{5} \fallingdotseq 2.236068$ となります。ただし、正規分布は連続量の分布を対象としていますので、ここで3枚が表になる確

図4-11　2項分布

率を求めるときは次のように考えます。まず，1枚表になる確率と2枚表になる確率を，表が2.5枚以下になる確率として求めます。

> 離散分布である2項分布を連続分布である正規分布で近似するための連続性の補正といいます

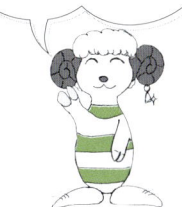

平均値が10，標準偏差が$\sqrt{5}$ですから，$z_{2.5} = (2.5-10)/\sqrt{5} = -3.354102$となり，この$z_{2.5}$に対応する左側確率はExcelで求めると0.0003981となります。

同様に3.5枚以下が表になる確率は，$z_{3.5} = (3.5-10)/\sqrt{5} = -2.906888$から0.0018252となります。

3枚表になる確率を2.5枚以上3.5枚以下が表になる確率として求めると，$0.0018252 - 0.0003981 = 0.0014271$となり，上述の2項分布の確率で求めた値0.0010872と比べて若干多くなっています。この多い分が正規近似による誤差，ということになります。この結果は0.1〜0.2%というくくりでみれば，比較的よく一致しています。

ここで，20枚のコインを投げたときに12枚表になる確率を計算すると，まず2項分布の確率として，

$_{20}C_{12} \times (1/2)^{12} \times (1-1/2)^{20-12}$
$= {}_{20}C_{12} \times (1/2)^{20}$
$= 0.1201344$ が得られます。次に，正規分布により近似すると，$z_{11.5} = (11.5-10)/\sqrt{5} = 0.670820393$より左側確率0.748832523が得られ，同様に$z_{12.5} = (12.5-10)/\sqrt{5} = 1.118033989$より左側確率0.868223761が得られ，この差は 0.119391238となり，2項分布として計算した値とかなりよく一致しています。

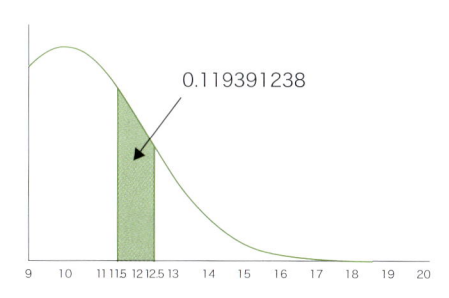

図4-12　2項分布の正規近似

このように，近似による誤差が現実に確率を求めようとしている事象にとって，実用上問題にならない範囲であれば，正規近似は十分に実用的であるといえます。このことは，標本の数nをどのくらいにすればよいかということを考えるときにも参考になります。すなわち，解析を目的としている事柄が，どの程度の正確さで解析されることを要求されているのか，別の言い方をすればどの程度大ざっぱでもよいのか，ということによって必要な標本の数nが決まるということです。同じ内容の事柄でも，科学的な研究としての厳密さを求められる場合と，予備調査のための予算づけなどの行政的な目的で行われる場合とでは必要なnの数は違います。また，調査や実験にかけられる費用のために標本の数nが決められてしまうような場合には，その結果の精密さや正確さあるいは妥当性をよく吟味したうえで結論を出すことができます。

4-8 正規近似の妥当性

対象としている事象について正規分布あるいは正規近似を適用できるか否かということは，結果についてどの程度の精密さが要求されているかということに依存します。それが明らかである場合には，標本となるデータについて平均値と標準偏差から一定の z 値の範囲に実際に入っている標本の割合と正規確率から計算される値との比較をする方法や，度数分布からヒストグラムを作成して視覚的に判断することなどがあげられます。さらに，尖度と歪度を求める方法やコルモゴロフ-スミルノフ検定（Kolmogorov-Smirnov test）を行う方法などいくつかあげられます。Excelでは尖度のために KURT 関数そして歪度のために SKEW 関数が用意されています。また，正規確率との比較には NORM.S.INV 関数を利用することができます。

データをグラフ化してその分布などを確認することは，実際の統計処理の過程で必ずしなければならないことといえます。このことによって，データの誤入力や適用した関数の間違いなどを発見できるばかりでなく，データに潜んでいる思いがけない情報が得られることがまれではありません。

理化学実験では実験で得られる値に対して"精密さ"と"正確さ"という言葉が区別して使われます。

"精密さ"というのは，測定値の標準偏差が測定値の平均値に対して十分に小さいことを意味しています。一方"正確さ"は測定値の平均値が真の値に十分に近いことを意味しています。"精密さ"の高い実験方法はデータのばらつきが少ないので，少ない数の標本による数回の繰り返しで十分な結果が得られますが，"正確さ"が保証されていなければ，真の値を知ることはできません。ただし，経験的に真の値からの偏りが知られている場合には適切な補正を行うことにより真の値を知ることができます。一方"正確さ"が高くても"精密さ"の低い実験方法は真の値を知るためには標本の数を多くして何回も実験を繰り返さなければなりません。しかし，必要な回数だけ繰り返すことができれば，真の値に近い実験値を得ることができます。"精密さ"と"正確さ"の両方を備えている実験方法が理想的なわけですが，経済的な理由などで目的に応じた妥協が必要になります。自分が採用している実験方法の"精密さ"と"正確さ"を知っておくことは実験科学者の最低の条件といえます。日常的に使っているピペット類の"精密さ"と"正確さ"なども重要な要件として把握しておく必要があります。また，いわゆる電子天秤は適切な条件で測定すれば精密なデータを得ることができますが，経時的に正確さが失われやすいので適当な間隔で基準分銅による校正が必要とされます（できれば毎日始業前）。

一方，食事調査の分野では調査の妥当性と再現性という言葉が，まったく同じ意味ではありませんが，同様の内容を表現する用語として使われています。

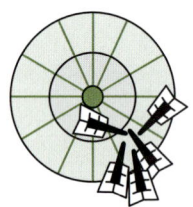

精密さは高いけれど
正確さの小さい実験

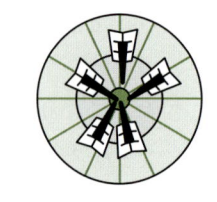

精密さも高く
正確さも大きい実験

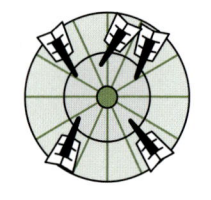

精密さは低いけれど
正確さの大きい実験

第5章 | おいしさの判定（2項分布による識別法，判別法）

5-1 2項分布

2種類の結果が出現する（アタリ⇔ハズレ，Yes⇔Noなど）可能性がある事象に対して，1回の試行である事象が起こる確率がわかっているとき，この試行をn回繰り返し行い，n回中にx回その事象が起こる確率変数$f(x)$は，2項分布に従います。つまり，**2項分布**（binomial distribution）によって，n回中に一方の結果が出現する回数の確率をそれぞれ求めることができます。この分布を利用して，官能検査や能力の判定などを行うことができます。

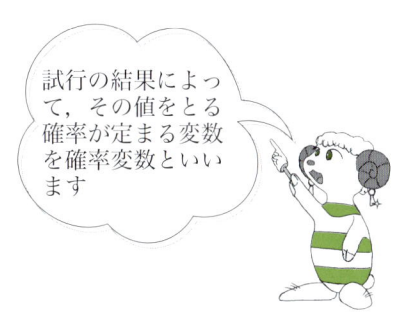

> 試行の結果によって，その値をとる確率が定まる変数を確率変数といいます

2項分布の確率密度関数（確率を求める式）は以下のようになります。

$$f(x) = {}_nC_x \, p^x (1-p)^{n-x}$$

${}_nC_x$：n回の試行中，x回ある事象が出現する組み合わせ数

$${}_nC_x = \frac{n!}{x!(n-x)!}$$

n：試行の回数

p：ある事象が起こる確率…これがわかっていることが必要

x：ある事象がn回のうち起こる回数

2項分布は一般に図5-1に示すような縦棒グラフで表し，以下のような特徴があります。

① $n=0$が存在するから，棒の数は$n+1$本
② $p=1/2$のとき，グラフは左右対称
③ $p<1/2$のとき，山の頂上が左寄りにできる「右に歪んだグラフ」
④ $p>1/2$のとき，山の頂上が右寄りにできる「左に歪んだグラフ」

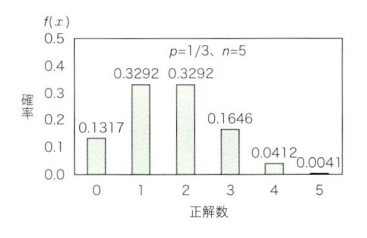

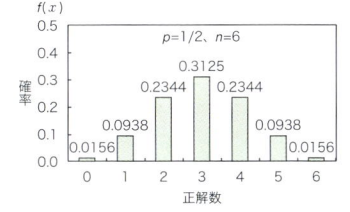

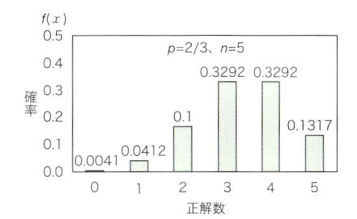

図5-1　2項分布のグラフ

5-2 2項分布の平均値と標準偏差

2項分布の平均値と標準偏差は，次のようになります。

$$\mu = np$$

$$\sigma = \sqrt{np(1-p)}$$

「ある人がコインの表を出せる能力を有しているかどうか」という問題を例に考えると，マグレで連続してコインの表が出る確率はコインを投げる回数を増やしていくと小さくなっていくことがわかります。$n=5$回コインを投げるとコインの表の出る確率は，表が出る回数それぞれの条件で次のようになります。

n：試行の回数は5回
p：コインの表が出る（マグレで表が出る）確率は1/2
x：コインの表がn回のうちに出る回数

このときの2項分布の平均値と標準偏差は，次のようになります。

$\mu = np = 5 \times 0.5 = 2.5$回

（5回コインを投げたとき，平均2.5回表が出る）

$\sigma = \sqrt{np(1-p)} = \sqrt{5 \times 0.5 \times 0.5} = 1.12$回

（5回コインを投げたとき，標準偏差1.12回）

$x=0$回（1通り）：㊦㊦㊦㊦㊦

$$f(0) = {}_5C_0 \left(\frac{1}{2}\right)^0 \left(1-\frac{1}{2}\right)^{5-0} = 1 \times \left(\frac{1}{2}\right)^0 \times \left(\frac{1}{2}\right)^5 = 0.0313$$

$x=1$回（5通り）：㊤㊦㊦㊦㊦　㊦㊤㊦㊦㊦　㊦㊦㊤㊦㊦　㊦㊦㊦㊤㊦　㊦㊦㊦㊦㊤

$$f(1) = {}_5C_1 \left(\frac{1}{2}\right)^1 \left(1-\frac{1}{2}\right)^{5-1} = 5 \times \left(\frac{1}{2}\right)^1 \times \left(\frac{1}{2}\right)^4 = 0.1563$$

$x=2$回（10通り）：㊤㊤㊦㊦㊦　㊤㊦㊤㊦㊦　㊤㊦㊦㊤㊦　㊤㊦㊦㊦㊤　㊦㊤㊤㊦㊦
　　　　　　　　　　㊦㊦㊦㊤㊤　㊦㊦㊤㊦㊤　㊦㊤㊦㊦㊤　㊦㊤㊦㊤㊦　㊦㊦㊤㊤㊦

$$f(2) = {}_5C_2 \left(\frac{1}{2}\right)^2 \left(1-\frac{1}{2}\right)^{5-2} = 10 \times \left(\frac{1}{2}\right)^2 \times \left(\frac{1}{2}\right)^3 = 0.3125$$

$x=3$回（10通り）：㊤㊤㊤㊦㊦　㊤㊤㊦㊤㊦　㊤㊤㊦㊦㊤　㊤㊦㊤㊤㊦　㊤㊦㊤㊦㊤
　　　　　　　　　　㊦㊦㊤㊤㊤　㊦㊤㊦㊤㊤　㊦㊤㊤㊦㊤　㊦㊤㊤㊤㊦　㊤㊦㊦㊤㊤

$$f(3) = {}_5C_3 \left(\frac{1}{2}\right)^3 \left(1-\frac{1}{2}\right)^{5-3} = 10 \times \left(\frac{1}{2}\right)^3 \times \left(\frac{1}{2}\right)^2 = 0.3125$$

$x=4$回（5通り）：㊤㊤㊤㊤㊦　㊤㊤㊤㊦㊤　㊤㊤㊦㊤㊤　㊤㊦㊤㊤㊤　㊦㊤㊤㊤㊤

$$f(4) = {}_5C_4 \left(\frac{1}{2}\right)^4 \left(1-\frac{1}{2}\right)^{5-4} = 5 \times \left(\frac{1}{2}\right)^4 \times \left(\frac{1}{2}\right)^1 = 0.1563$$

$x = 5$ 回（1 通り）：表表表表表

$$f(5) = {}_5C_5 \left(\frac{1}{2}\right)^5 \left(1-\frac{1}{2}\right)^{5-5} = 1 \times \left(\frac{1}{2}\right)^5 \times \left(\frac{1}{2}\right)^0 = 0.0313$$

この結果をグラフに示すと，**図 5－2** のようになります。後述する 2 点識別試験法による能力判定では，確率 0.05 以下（5％以下：100 回中 5 回出現するかしないかという条件）が出現する場合，めったに起きないことが起きたということは「何かしら能力があるかもしれない」と判断します。つまり，上記の例では 5 回中 5 回コインの表が出せた場合は「コインの表を出せる能力があるかもしれない」と判定することになります。

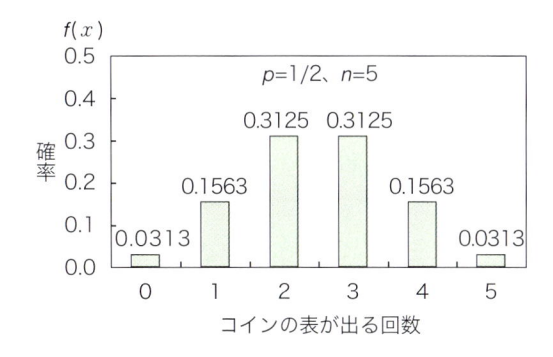

図 5－2　5 回コインを投げて表が出る場合の 2 項分布

5-3　官能検査（sensory test）

　人間の五感（味覚，触覚，聴覚，視覚，嗅覚）を用いて，物や人間のさまざまな特性を一定の手法を用いて評価，測定あるいは検査する方法を**官能検査**といいます。栄養学の分野では，喫食者への嗜好調査や味の識別判定に用いられています。

　近年，機械（味覚センサー）による味の識別判定ができるようになり，将来的には人間の感覚を統計手法を用いて評価することが少なくなるかもしれません。しかし，人間の食品に対する嗜好は，味だけでなく見た目，匂い，気分などさまざまな要因も影響するので，人間の感覚に頼る部分が大きいことも事実です。

　官能検査は，その目的から大きく分けて次の 2 つの手法があります。

識別型：味，見た目，心地など五感から試料の性質を調べる。
嗜好型：おいしさ，好ましさなど人間の感覚，感情を調べる。

　検査手法にはさまざまなものがあり，代表的なものを以下に示します。

（1）**2 点比較法**（pair test）　2 種の試料を示し，刺激の強いほう，または好ましいほうを n 人（または 1 人に対して n 回繰り返す）に選択させる方法です。解析には 2 項分布を用います。
・2 点識別試験法（pair difference test）：試験対象者に 2 種の試料間の差を識別する能力があるかを調べます。
・2 点嗜好試験法（pair preference test）：2 種の試料間を選択する人数（または回数）に差があるかを調べます。

（2）**3 点比較法**（triangle test）：2 種の試料 A，B を識別する場合，AAB，ABB など 3 個の試料を 1 組にして，異なる 1 つを選択させ

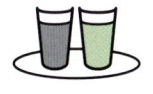

〈2 点識別法〉
どっちが濃い味？

〈2 点嗜好法〉
どっちがおいしい？

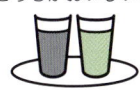

〈3 点識別法〉
試飲してみて違うのはどれか？

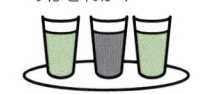

る方法です．解析に2項分布を用います．
　　・3点識別試験法 (triangle difference test)：試験対象者に2種の試料間の差を識別する能力があるかを調べます．
　　・3点嗜好試験法 (triangle preference test)：3点識別試験法の後，2種の試料間を比較して好ましいほうを選択させる方法です．
（3）**1：2点比較法** (duo-trio test)：2種の試料の一方を基準として試験対象者に認識させた後，さらに2種の試料を提示して基準と同じものを選択させる方法です．解析には2点比較法と同様に，2項分布を用います．
（4）**順位法** (ranking test)：t種類の試料を刺激の強い順，または好ましい順に順位をつける方法です．解析手法にはスピアマンの順位相関係数による検定，ケンドールの一致性係数による検定などがあります．
（5）**評点法** (scoring test)：試料の刺激の強さや好ましさについて，−3〜+3，1〜5などの数値尺度を設定し評点する方法です．採点法ともいいます．解析には一元配置の分散分析（第9章）や二元配置の分散分析（第10章）を用います．
（6）**配偶法** (matching test)：t種類の試料1個ずつからなる組を2組準備し，各組から1個ずつ同じ試料の対を選び出す方法です．各々の組の中での記号や順序はランダムにしておく必要があります．

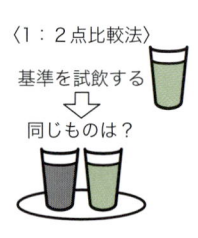

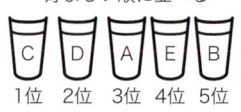

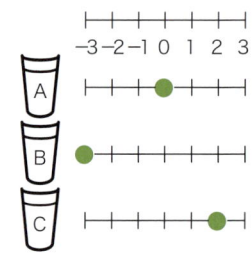

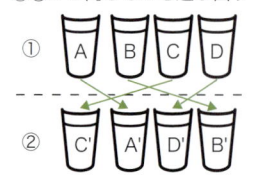

5-4 味覚能力判定，おいしさの判定

● 3点識別試験法による味覚能力の判定

例題 5-4-1

ある人の塩味識別能力を判別するために，塩分濃度1.0％のすまし汁Aと塩分濃度0.8％のすまし汁Bの入ったお椀を同時に3つ（すまし汁Aが1つ，すまし汁Bが2つ）を提示し，どのすまし汁の塩味が強いかを答えさせるテストを7回実施しました。なお，すまし汁AとBは，色，香りなどの違いはないものとし，3つのお椀の置き方は毎回ランダムに配置しているものとします。

塩味の識別能力がある人は何回以上正解する必要があるか検定してみましょう。

Excel を用いた解答

3つの試料の中から1つだけ正しいもの（塩分濃度の高いすまし汁A）を選択することになるので，試料間に差がなければそれぞれの試料が選ばれる確率は $p=1/3$ となります。つまり，識別能力がない場合は，マグレ当たりでAを選択する確率は $p=1/3$ となります。

▶ STEP 1　帰無仮説　$H_0 : p=1/3$（AとBとを識別する能力はない。）

　　　　　対立仮説　$H_1 : p>1/3$（AとBとを識別する能力はある。）

> 「帰無仮説」「対立仮説」については，第6章で解説します。

▶ STEP 2　試行回数 $n=7$ 回，$p=1/3$ として2項検定を行います。識別試験法の場合，正解が決められているので，正解数が多い場合のみを考えることから，仮説の判定では片側検定として考えます。

▶ STEP 3　次のように Excel の表を作成します。

正解する確率:p	正解数:x	n回のうちx回正解する確率	x回より大きい正解数の累積確率	x回以上正解する累積確率
0.333	0			
0.333	1			
0.333	2			
0.333	3			
0.333	4			
0.333	5			
0.333	6			
0.333	7			

A列には p 値 =1/3 を入力，B列には x 値を入力する。

▶ **STEP 4**　C列には「BINOMDIST」関数（Excel2010ではBINOM.DIST）により，以下のように計算します。

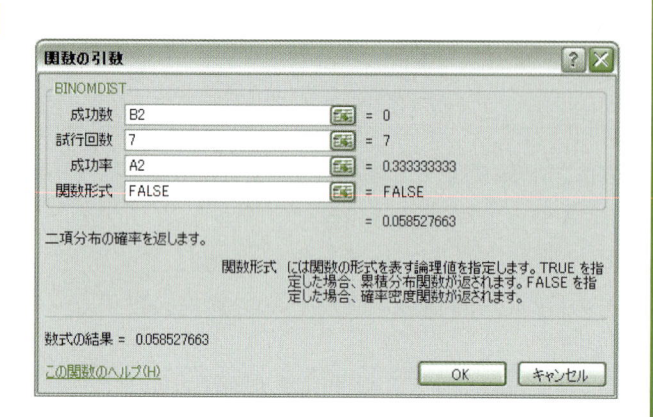

> **成　功　数**　試行回数に含まれる成功の回数を指定する。ここでは，B列 x 値
>
> **試 行 回 数**　試行の回数を指定する。ここでは，試行回数 $n=7$ 回
>
> **成　功　率**　1回の試行が成功する確率を指定する。ここでは，A列 p 値
>
> **関 数 形 式**　関数の形式を，論理値で指定する。関数形式には，TRUE，FALSEがある。
> 　「TRUE」を指定した場合，累積確率となり，成功数回以下の範囲で成功が得られる確率が計算される。
> 　「FALSE」の場合は，確率密度関数となり，成功数回の成功が得られる確率が計算される。

▶ **STEP 5**　D列の「x 回より大きい正解数の累積確率」は，全確率1から「BINOMDIST」関数で求めた x 回以下正解する累積確率を減じて求めます。

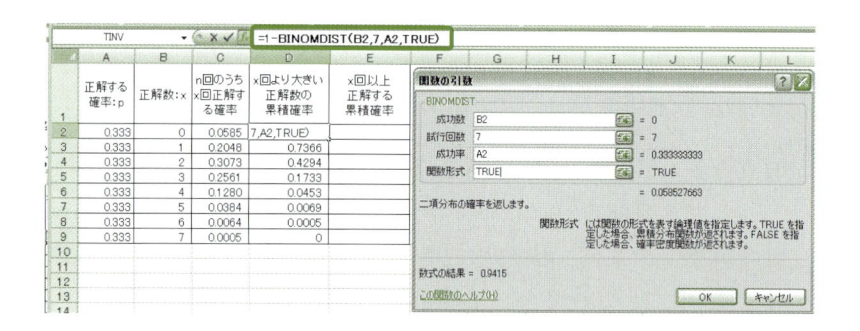

▶ **STEP 6**　E列の「x 回以上正解する累積確率」は，C列とD列で求めた結果の和を求めます。

正解する確率:p	正解数:x	n回のうちx回正解する確率	x回より大きい正解数の累積確率	x回以上正解する累積確率 $\Sigma f(x)$
0.333	0	0.0585	0.9415	1
0.333	1	0.2048	0.7366	0.9415
0.333	2	0.3073	0.4294	0.7366
0.333	3	0.2561	0.1733	0.4294
0.333	4	0.1280	0.0453	0.1733
0.333	5	0.0384	0.0069	0.0453
0.333	6	0.0064	0.0005	0.0069
0.333	7	0.0005	0	0.0005

> 「x 回以上正解する累積確率」の意味
> 　正解数0回の場合，0回以上正解することはすべての正解条件に相当するので累積確率が1となります。
> 　正解数5回の場合，5回以上正解することは，正解数5回，6回，7回の正解確率の和になります。

▶ STEP 7　　識別能力があるかを判定します。識別試験法の場合，客観的順位がつけられる（正解が決まっている）ので，片側検定により判定を下します。

有意水準：① 0.05（5％）② 0.01（1％）③ 0.001（0.1％）
により以下のように判定します。

		x 回以上正解する累積確率 $\Sigma f(x)$
識別能力なし		$0.05 < \Sigma f(x)$
識別能力あり	5％有意水準*	$0.01 < \Sigma f(x) \leq 0.05$
	1％有意水準**	$0.001 < \Sigma f(x) \leq 0.01$
	0.1％有意水準***	$\Sigma f(x) \leq 0.001$

この例では，7回中5回正解したならば，$\Sigma f(5) = 0.0453 < 0.05$ だから有意水準5％で塩味識別能力があり，7回中6回正解したならば，$\Sigma f(6) = 0.0069 < 0.01$ だから有意水準1％で塩味識別能力があり，7回中7回正解したならば，$\Sigma f(7) = 0.0005 < 0.001$ だから有意水準0.1％で塩味識別能力がありと判定されます。

ここで，理解を深めるためにExcelでグラフ作成する例を示します。

▶ STEP 8　　B列とC列のデータから，2項分布図を描くと次のようになります。

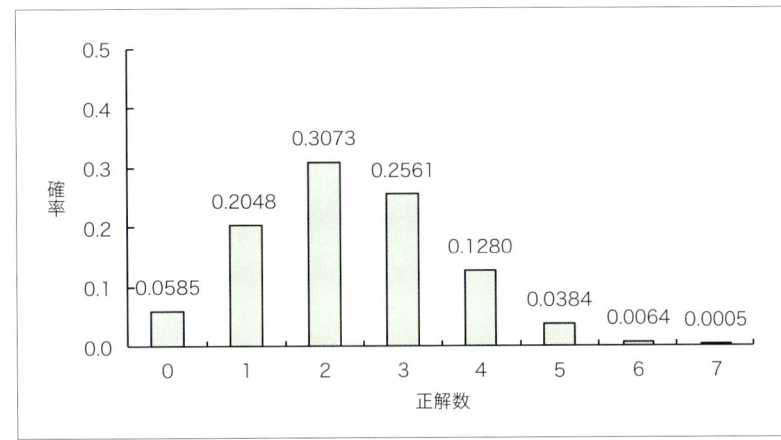

1. 「n 回のうち x 回正解する確率」（C列）を選択します。
2. 「挿入」縦棒をクリックし，一覧から「集合縦棒」を選択します。
3. 「グラフツール」メニューの「デザイン」→「データの選択」を選択します。
4. 「データソースの選択」設定画面が表示されるので，グラフの横軸数値を選択す

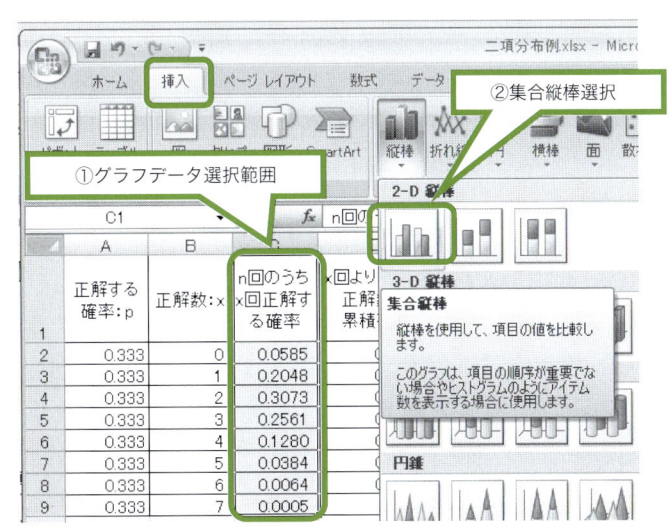

るために,「横(項目)軸ラベル」 編集(T) をクリックします。
5. 「軸ラベル」画面が表示されるので,横軸である「正解数 x」(B列)の 0～7 までの値範囲を囲みます。

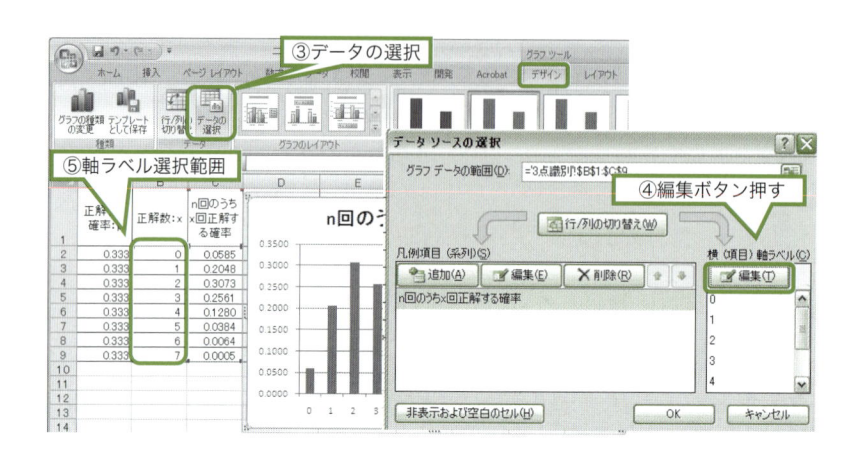

● 2 点嗜好試験法によるおいしさの判定

例題 5-4-2

2種類のコーヒー A と B を同時に提示し,「味の好ましいほう」「香りの好ましいほう」「総合的に好ましいほう」の3項目について 20 名のパネルに質問しました。パネル 20 名の結果は以下のとおりです。

2種のコーヒー A と B のそれぞれの嗜好に差があるといえるか検定してみましょう。

ヒント:この問の場合,2つのコーヒー A と B の中から好ましいほうを選択することになるので,A か B を選択する確率は 1/2 である。パネル 20 人の調査を行ったので,試行の回数は 20 回である。

質問項目	A を選んだ人数	B を選んだ人数
味の好ましいほう	14	6
香りの好ましいほう	15	5
総合的に好ましいほう	17	3

Excel を用いた解答

2つの試料の中から1つだけ好ましいほうを選択することになるので,試料間に差がなければそれぞれの試料が選ばれる確率は $p=1/2$ となります。つまり,おいしさに差がない場合は,コーヒー A も B も選択される確率は $p=1/2$ となります。

▶ STEP 1 　　帰無仮説　$H_0 : p=1/2$ (A と B の嗜好に差がない。)
　　　　　　　対立仮説　$H_1 : p \neq 1/2$ (A と B の嗜好に差がある。)
　　　　　　　嗜好についての場合,ある事象が起こる確率 p は,2つのうちどちらかが選

ばれる確率から，$p=1/2$ と設定します。

▶ STEP 2　　試行人数 $n=20$ 人，$p=1/2$ として 2 項検定を行います。嗜好試験法の場合，正解が決められていないため，A，B 双方を考慮しなければならないので，仮説の判定では両側検定として考えます。

▶ STEP 3　　次のような Excel の表を作成します。

A列にはp値 $=1/2$ を入力，B列にはx値を入力する。

▶ STEP 4　　C 列には「BINOMDIST」関数により，以下のように計算します。

成 功 数	試行回数に含まれる成功の回数を指定する。ここでは，B列 x 値
試行回数	試行の回数を指定する。ここでは，試行人数 $n=20$ 人
成 功 率	1 回の試行が成功する確率を指定する。ここでは，A列 p 値
関数形式	関数の形式を，論理値で指定する。関数形式には，TRUE，FALSE がある。

「TRUE」を指定した場合，累積確率となり，成功数回以下の範囲で成功が得られる確率が計算される。
「FALSE」の場合は，確率密度関数となり，成功数回の成功が得られる確率が計算される。

▶ STEP 5　　D 列の「A が x 人より多く選択される累積確率」は，全確率 1 から「BINOMDIST」関数で求めた A が x 人以下選択される累積確率を減じて求めます。

▶ STEP 6　　E列の「Aが x 人以上選択される累積確率」は，C列とD列で求めた結果の和を求めます。

「Aが x 人以上選択される累積確率」の意味

Aが0人以上選択される場合の累積確率は，Aを選択する人数がすべての選択条件に相当するので累積確率が1となります。

Aが18人以上選択される場合の累積確率は，Aを選択する人数18人，19人，20人の選択確率の和になります。

▶ STEP 7　　嗜好に差があるかを判定します。嗜好試験法の場合，客観的順位がつけられないので，両側検定により判定を下します。

有意水準：① 0.025（5％），② 0.005（1％），③ 0.0005（0.1％）
により以下のように判定します。

		Aが x 人以上選択される累積確率 Σ f(x)
嗜好に差がない		$0.025 < \Sigma f(x)$
嗜好に差がある	5%有意水準*	$0.005 < \Sigma f(x) \leq 0.025$
	1%有意水準**	$0.0005 < \Sigma f(x) \leq 0.005$
	0.1%有意水準***	$\Sigma f(x) \leq 0.0005$

　この例では，20人中15人または16人選択されたならば，$\Sigma f(15)=0.0207 < 0.025$，$\Sigma f(16)=0.0059 < 0.025$ だから有意水準5％で嗜好に差があり，20人中17人選択されたならば，$\Sigma f(17)=0.0013 < 0.005$ だから有意水準1％で嗜好に差があり，20人中18人以上選択されたならば，$\Sigma f(18)=0.0002 < 0.0005$ だから有意水準0.1％で嗜好に差がありと判定されます。

質問項目	Aを選んだ人数	Bを選んだ人数	判定
味の好ましい方	14	6	AとBに有意な差はない
香りの好ましい方	15	5	有意水準5％でAが有意に好ましい
総合的に好ましい方	17	3	有意水準1％でAが有意に好ましい

ここで，理解を深めるために**例題5-4-1**の**STEP 8**と同様の手順でグラフを作成します。

▶ **STEP 8**　　B列とC列のデータから，2項分布図を描くと次のようになります。

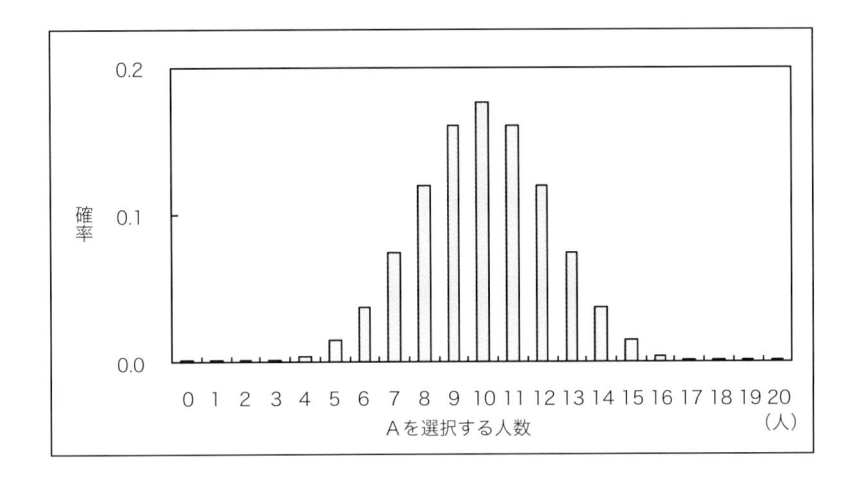

第6章 食事摂取基準を用いて評価する（1標本の推定と検定）

6-1 推定と検定の使い分け

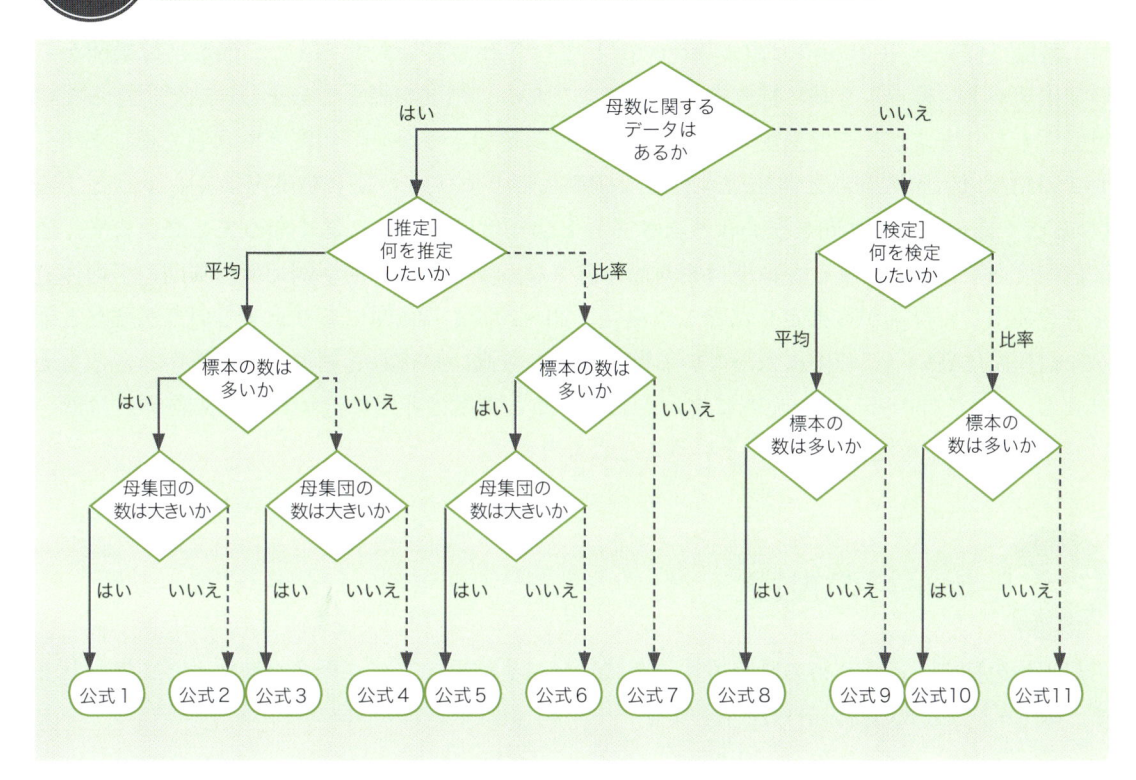

```
                        母数に関する
                    はい  データは    いいえ
                 ┌────── あるか ──────┐
                 │                      │
              [推定]                  [検定]
              何を推定              何を検定
              したいか              したいか
        平均  │    比率          平均  │  比率
         ┌───┴───┐              ┌───┴───┐
      標本の数は  標本の数は    標本の数は  標本の数は
       多いか     多いか        多いか     多いか
    はい│ いいえ はい│ いいえ  はい│いいえ はい│いいえ
     母集団の  母集団の  母集団の
     数は大きいか 数は大きいか 数は大きいか
    はい│いいえ はい│いいえ はい│いいえ
     公式1 公式2 公式3 公式4 公式5 公式6 公式7 公式8 公式9 公式10 公式11
```

　推定と検定の使い分けの前に，**母集団**と**標本**について説明します．国民健康・栄養調査などは日本の国民の栄養状況を示すものですが，国民全員に対して調査を行うわけではありません．全国民を母集団とした場合，そこから抽出した対象者の集団を標本として調査を行い，その結果をもって全国民の栄養状況とするわけです．ここで問題になるのがその抽出された対象者の集団（標本）が本当に母集団と同じ，すなわち縮小版となっているかどうかです．ここで用いられるのが**推定**と**検定**です．推定とは標本の結果から推測することによって全体を把握すること，つまり標本の特性から母集団の特性を推定することで，これを**統計的推定**（statistical estimation）といいます．これに対して**統計的仮説検定**（test of statistical hypothesis）とは母集団と標本の特性に差があるかどうかを検証するもので，差がないという仮説〔**帰無仮説**（null hypothesis）〕を立て，その仮説が正しいか正しくないかで判断しようというものです（統計学的には仮説が棄却される，採択されるという言い方をします）．推定にせよ検定にせよ完全な検証は難しいため，どの程度間違う可能性があるのかが問題になります．ここで，帰無仮説が正しいときに，棄却してしまう誤りを**第1種の過誤**（Type I error）といい，立証の際にはこの間違う確率を考慮し，特に**有意水準**（level of significance）と呼びます．なお，帰無仮説が誤っているときに，棄却しない誤りを**第2種の過誤**（Type II error）といいます．

6-2 推定の考え方

　標本の特性から母集団の特性を推定するのには大きく分けて2つ方法があります。1つは**母平均**を推定する方法，もう1つは**母比率**を推定する方法です。つまり，標本のデータから母集団の平均値もしくは比率を推定することになります。平均，比率ともにどのくらい正しいかは，**精度**〔信頼区間（confidence interval）〕という形で表します。また，推定は母集団からの抽出データ（標本）を基に推測をするので，どんなに精度が高くても正しい結果にならない可能性もあります。そこで推定の結果がどの程度信頼できるかを信頼度という形で表します。

　この精度（信頼区間）と信頼度は裏腹な関係にあります。つまり精度をよくしようとする（なるべく推定結果の範囲を狭めようとする）と信頼度は相対的に低くなってしまいます。逆に信頼度を上げようとすると精度は相対的に悪くなってしまいます。例えば母集団の平均体重を有意抽出した標本から推定したとした場合，30〜100kgの範囲にありますという精度だと確かに信頼度は高い（この中に入っている確率はかなり高い）けれど精度は悪いといわざるをえません。しかし50〜55kgの範囲に推定したとすると精度は非常に高いけれども信頼度は低い（当たっていない可能性もある）ということになります。

6-3 母平均の推定

　母平均の推定を行うための計算方法（公式）は母集団のサイズ，標本の数によって異なります。表6-1に公式の使い分けを示します。

表6-1　母平均の推定を行うための公式の使い分け

		母集団のサイズ	
		規模が大きい $N \geq 100,000$	規模が小さい $N < 100,000$
標本の数	数が多い $n \geq 100$	公式1	公式2
	数が少ない $n < 100$	公式3	公式4

　また公式の説明の前に公式で使われる要素（記号）をまとめて表6-2に示します。

表6-2 公式で使われる要素(記号)

	母集団	標本	説　　明
サイズ	N	n	集団の大きさ
平均	μ	$\bar{x}$	集団の平均値
標準偏差	σ	s	集団の標準偏差
有意水準	α	—	どのくらいの危険率があるかを示す指標。つまり何%まで間違う可能性があるかを示すもの。通常 0.05(5%)もしくは 0.01(1%)のどちらかを使用する
信頼度	$100(1-\alpha)$%	—	100%から上記の有意水準を引いたもの。すなわちどのくらい結果が正しいかを示す指標。通常は95%($\alpha=0.05$)もしくは99%($\alpha=0.01$)のどちらかを使用する
分布	Z	Z	標本の数が多い場合(通常 n が100以上)に用いられる標準正規分布
	Z	t	標本の数が少ない場合(通常 n が100未満)に用いられる t 分布

●母集団の規模が大きく，抽出した標本の数が多い場合（公式1）

この場合の信頼区間（精度）は以下の式によって導き出すことができます。

信頼区間　上限値　$\bar{x}+Z(\alpha/2)\dfrac{s}{\sqrt{n}}$

　　　　　下限値　$\bar{x}-Z(\alpha/2)\dfrac{s}{\sqrt{n}}$

ここで$Z(\alpha/2)$のことを**標準正規分布の信頼係数**と呼び，その値は標準正規分布表を見ればわかるのですが，αが 0.05 と 0.01 のときの値を覚えておくと大変便利ですので以下に示します。

$\alpha=0.05$ の場合　$Z(0.025)$の値は 1.96

$\alpha=0.01$ の場合　$Z(0.005)$の値は 2.58　となります。

すなわち信頼度95%における母集団の信頼区間（精度）を出したい場合は信頼係数を 1.96 として計算すればよく，もっと厳しい信頼度99%での母集団の信頼区間（精度）を出したい場合は信頼係数を 2.58 にして計算すればよいということになります。

●母集団の規模が小さく，抽出した標本の数が多い場合（公式2）

この場合の信頼区間（精度）は以下の式によって導き出すことができます。
信頼係数の値は公式1の場合と同じです。

信頼区間　上限値　$\bar{x}+Z(\alpha/2)\dfrac{s}{\sqrt{n}}\times\sqrt{\dfrac{N-n}{N-1}}$

　　　　　下限値　$\bar{x}-Z(\alpha/2)\dfrac{s}{\sqrt{n}}\times\sqrt{\dfrac{N-n}{N-1}}$

●母集団の規模が大きく，抽出した標本の数が少ない場合（公式3）

この場合の信頼区間（精度）は以下の式によって導き出すことができます。

信頼区間　上限値　$\bar{x}+t(n-1, \alpha/2)\dfrac{s}{\sqrt{n}}$

　　　　　下限値　$\bar{x}-t(n-1, \alpha/2)\dfrac{s}{\sqrt{n}}$

ここで$t(n-1, \alpha/2)$はt分布における信頼係数となり，公式1，2での標準正規分布のものとは異なります。この値は有意水準（α）のみで決まるものではないので，標準正規分布のようにαが0.05と0.01のときの値だけ覚えておけばよいというわけにはいきません。標本の数($n-1$)との組み合わせでみる必要があるので，t分布表から見つけ出すのが一般的なやり方となります。ここで便利なツールの1つとして，Excelにこのt分布における信頼係数を算出してくれる関数があります。TINV関数（Excel2010では，T.INV.2T）と呼ばれるもので，使い方はTINV（確率,自由度）のように入力します。ここで確率とは有意水準（α）のことになり，自由度は標本の数($n-1$)のことになります。Excel上での例を以下に示します。

	A	B	C
1	有意水準(α)	0.05	
2	標本の数(n-1)	20	
3	t分布の係数	=TINV(B1,B2)	
4			

B1のセルに有意水準（α）の値，この例では 0.05 を入力し，B2のセルに標本の数（$n-1$），この例では 20 を入力します。そしてB3のセルにTINV関数の引数としてB1，B2を指定する，つまり =TINV(B1,B2) を入力してenterキーを実行すると以下のとおり，t分布の信頼係数が出力されます。

	A	B	C
1	有意水準(α)	0.05	
2	標本の数(n-1)	20	
3	t分布の係数	2.086	
4			

●母集団の規模が小さく，抽出した標本の数が少ない場合（公式4）

この場合の信頼区間（精度）は以下の式によって導き出すことができます。

信頼区間　上限値　$\bar{x}+t(n-1, \alpha/2)\dfrac{s}{\sqrt{n}}\times\sqrt{\dfrac{N-n}{N-1}}$

　　　　　下限値　$\bar{x}-t(n-1, \alpha/2)\dfrac{s}{\sqrt{n}}\times\sqrt{\dfrac{N-n}{N-1}}$

t分布の信頼係数の求め方は公式3の場合と同じです。

6-4 母比率の推定

母比率の推定を行うための計算方法（公式）も母集団のサイズ，標本の数によって異なりますが，母平均と違う点は標本の数が少ない場合には母集団のサイズにかかわらず計算方法（公式）は1つであるという点です。**表6-3**に公式の使い分けを示します。

表6-3 母比率の推定を行うための公式の使い分け

		母集団のサイズ	
		規模が大きい $N \geq 100,000$	規模が小さい $N < 100,000$
標本の数	数が多い $n \geq 100$	公式5	公式6
	数が少ない $n < 100$	公式7	

表6-4 公式で使われる要素（記号）

	母集団	標本	説明
比率	P	p	集団の比率
分布	Z	Z	標本の数が多い場合(通常 n が30以上)に用いられる標準正規分布
	Z	F	標本の数が少ない場合(通常 n が30未満)に用いられるF分布

表6-3以外のサイズ，平均標準偏差，有意水準，信頼度に関しては母平均の推定の場合と同じものです（**表6-2**参照）。

●母集団の規模が大きく，抽出した標本の数が多い場合（公式5）

この場合の信頼区間（精度）は以下の式によって導き出すことができます。

信頼区間　上限値　$p + Z(\alpha/2) \dfrac{\sqrt{p(1-p)}}{\sqrt{n}}$

　　　　　下限値　$p - Z(\alpha/2) \dfrac{\sqrt{p(1-p)}}{\sqrt{n}}$

標準正規分布の信頼係数 $Z(\alpha/2)$ は母平均の推定の場合と同じく，

有意水準5％（$\alpha = 0.05$ の場合）　$Z(0.025)$ の値は 1.96

有意水準1％（$\alpha = 0.01$ の場合）　$Z(0.005)$ の値は 2.58

となります。

●母集団の規模が小さく，抽出した標本の数が多い場合（公式6）

この場合の信頼区間（精度）は以下の式によって導き出すことができます。

信頼区間　上限値　$p + Z(\alpha/2) \dfrac{\sqrt{p(1-p)}}{\sqrt{n}} \times \sqrt{\dfrac{N-n}{N-1}}$

下限値 $p - Z(\alpha/2) \dfrac{\sqrt{p(1-p)}}{\sqrt{n}} \times \sqrt{\dfrac{N-n}{N-1}}$

標準正規分布の信頼係数$Z(\alpha/2)$の値は公式5の場合と同じです。

●母集団の規模にかかわらず，抽出した標本の数が少ない場合（公式7）

この場合の信頼区間（精度）は以下の式によって導き出すことができます。

信頼区間　上限値　$\dfrac{(2np+2)F(2np+2, 2n(1-p), \alpha/2)}{(2np+2)F(2np+2, 2n(1-p), \alpha/2)+2n(1-p)}$

　　　　　下限値　$\dfrac{2np}{(2n(1-p)+2)F(2n(1-p)+2, 2np, \alpha/2))+2np}$

> 標本の数が少ない場合の母比率の推定には**F分布**という分布を使用することになるため数式が非常に複雑になります

F値は分布表を参照してもわかるのですが，ここではExcelの関数を用います。例えばnが10，pが0.3そしてαが0.05であったとすると上限値で求めるときに必要となるF値は$F(8, 14, 0.025)$となります。これをExcelで求めるためにはFINV関数を用います。

=FINV(0.025, 8, 14) と入力しenterキーを押します（FINV関数の引数の順番に注意してください）。

結果が表示されます。

（A1 = 3.285288）

栄養学分野での利用

栄養学の分野でも肥満が大きな問題になっています。例えば，小学校の児童がどのくらい太っているのかをBMIの数値から推定するやり方を演習してみましょう。

例題 6-4-1

児童の数が900人の小学校で10名の児童を無作為に選び出し，体重と身長を調べました。この小学校全児童の肥満の目安としてBMIの上限値，下限値を信頼度95％で推定してみましょう。

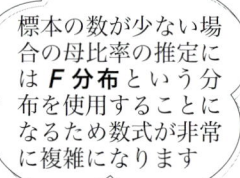

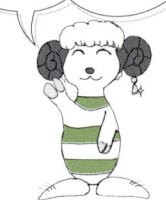

No	1	2	3	4	5	6	7	8	9	10
体重(kg)	28.5	29.9	31.8	50.1	33.3	34.0	40.2	35.4	40.3	33.1
身長(cm)	130.8	120.2	129.0	155.8	138.2	141.2	150.4	142.8	139.2	129.1

※ BMI は体重（kg）を身長（m）の2乗で割ったもので，単位はkg/m²です。

Excel を用いた解答

▶ **STEP 1**　全児童の BMI を計算します。

例えば No 1 の児童の BMI は $28.5/(130.8/100)^2$ で求めることができます。

これを Excel で計算すると以下のようになります。

> 130.8 を 100 で割っているのは cm を m に直しているためです

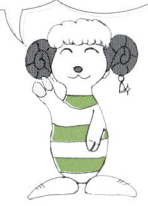

	B	C	D	E	F	G	H	I	J	K	L
1	児童のID	1	2	3	4	5	6	7	8	9	10
2	体重(kg)	28.5	29.9	31.8	50.1	33.3	34.0	40.2	35.4	40.3	33.1
3	身長(cm)	130.8	120.2	129.0	155.8	138.2	141.2	150.4	142.8	139.2	129.1
4	BMI(kg/m²)	=C2/(C3/100)^2									

同じように全児童に対して計算した結果が以下となります。BMIは小数点1位まで計算しています。

	B	C	D	E	F	G	H	I	J	K	L
1	児童のID	1	2	3	4	5	6	7	8	9	10
2	体重(kg)	28.5	29.9	31.8	50.1	33.3	34.0	40.2	35.4	40.3	33.1
3	身長(cm)	130.8	120.2	129.0	155.8	138.2	141.2	150.4	142.8	139.2	129.1
4	BMI(kg/m²)	16.7	20.7	19.1	20.6	17.4	17.1	17.8	17.4	20.8	19.9

▶ **STEP 2**　次に上限値，下限値を推定するために公式4を用いて計算します。

> 母集団も標本も規模が小さいので，公式4を用います

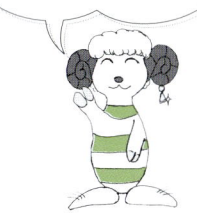

① まず $\bar{x}$ を同じように Excel で計算します。

$\bar{x}$ は標本の平均値のことですから全児童の BMI の平均値ということになります。

ここでは AVERAGE 関数を用いて算出してみます。結果は C6 セルに示してあるとおり 18.7 となります。

C6　fx =AVERAGE(C4:L4)

	B	C	D	E	F	G	H	I	J	K	L
1	児童のID	1	2	3	4	5	6	7	8	9	10
2	体重(kg)	28.5	29.9	31.8	50.1	33.3	34.0	40.2	35.4	40.3	33.1
3	身長(cm)	130.8	120.2	129.0	155.8	138.2	141.2	150.4	142.8	139.2	129.1
4	BMI(kg/m²)	16.7	20.7	19.1	20.6	17.4	17.1	17.8	17.4	20.8	19.9
5											
6	$\bar{x}$	18.7									

② 次に t 分布における信頼係数 $t(n-1, \alpha/2)$ を計算します。

今回 n は全児童数ですから 10 となります。

信頼度を95%で推定するのですからαは0.05となります。

よって$t(9, 0.025)$が計算できればよいことになります。

これを，ExcelのTINV関数で計算すると以下のようになります。TINV関数には両側確率$0.025 \times 2 = 0.05$を入れます。

結果はC7のセルに示してあるとおり2.262となります。

	B	C	D	E	F	G	H	I	J	K	L
1	児童のID	1	2	3	4	5	6	7	8	9	10
2	体重(kg)	28.5	29.9	31.8	50.1	33.3	34.0	40.2	35.4	40.3	33.1
3	身長(cm)	130.8	120.2	129.0	155.8	138.2	141.2	150.4	142.8	139.2	129.1
4	BMI(kg/m²)	16.7	20.7	19.1	20.6	17.4	17.1	17.8	17.4	20.8	19.9
5											
6	$\bar{x}$	18.7									
7	$t(9, 0.025)$	2.262157									

❸ 次に全児童の標本標準偏差sを計算します。

この計算方法は第3章で説明していますので，計算式のみ示します。

標本標準偏差 $s = \sqrt{\dfrac{\sum_{i=1}^{10}(x_i - \bar{x})^2}{n-1}}$

これをExcelで計算するときにとても便利なのがSTDEV関数です。この関数を用いると簡単に標準偏差を計算することができます。

以下にその結果を示します（計算式は上部に示してありますが，STDEV関数の引数として全児童のBMIの数値，すなわちC4からL4までのセルを入力しています）。

結果はC8セルに示してあるとおり，1.659となります。

	B	C	D	E	F	G	H	I	J	K	L
1	児童のID	1	2	3	4	5	6	7	8	9	10
2	体重(kg)	28.5	29.9	31.8	50.1	33.3	34.0	40.2	35.4	40.3	33.1
3	身長(cm)	130.8	120.2	129.0	155.8	138.2	141.2	150.4	142.8	139.2	129.1
4	BMI(kg/m²)	16.7	20.7	19.1	20.6	17.4	17.1	17.8	17.4	20.8	19.9
5											
6	$\bar{x}$	18.7									
7	$t(9, 0.025)$	2.262157									
8	s	1.65932									

❹ 後は$\sqrt{n}$と$\sqrt{\dfrac{N-n}{N-1}}$が求められればすべての計算が可能になります。

ここでnは標本数ですから10となり，Nは母数の数ですから900となります。

よって$\sqrt{10}$と$\sqrt{\dfrac{890}{899}}$を求めればよいことになります。

電卓でももちろん可能ですが，ここではExcelでSQRT関数を用います。使い方は簡単で，関数の引数に平方根したい数字を入力するだけです。

結果はC9，C10セルに示していますが，$\sqrt{10}$が3.162，$\sqrt{\dfrac{890}{899}}$が0.995となります。

	B	C	D	E	F	G	H	I	J	K	L
1	児童のID	1	2	3	4	5	6	7	8	9	10
2	体重(kg)	28.5	29.9	31.8	50.1	33.3	34.0	40.2	35.4	40.3	33.1
3	身長(cm)	130.8	120.2	129.0	155.8	138.2	141.2	150.4	142.8	139.2	129.1
4	BMI(kg/m²)	16.7	20.7	19.1	20.6	17.4	17.1	17.8	17.4	20.8	19.9
5											
6	$\bar{c}$	18.7									
7	$t(9, 0.025)$	2.262									
8	s	1.659									
9	$\sqrt{10}$	3.162									
10	$\sqrt{\dfrac{890}{899}}$	0.995									

5 信頼区間の上限値と下限値を計算してみます。

$$上限値 = 18.7 + 2.262 \times \frac{1.659}{3.162} \times 0.995 = 19.9$$

$$下限値 = 18.7 - 2.262 \times \frac{1.659}{3.162} \times 0.995 = 17.5$$

よってこの小学校全児童の BMI は信頼度 95％で 17.5〜19.9 の間にあるという結果となり，肥満というより少しやせ気味という傾向にあることがわかります。同じく信頼度が 99％ならどうなるか，試してみましょう。

BMI（body mass index）

　BMI は，ベルギーの数学者，天文学者，統計学者で社会学者であるアドルフ・ケトレーによって 1835 年に開発されました。BMI は体脂肪率とよく相関することが明らかにされたことによって，身体組成研究分野における重要な指数として位置づけられ，BMI と呼称されるようになりました。BMI は以下の式で求めます。

　　BMI ＝体重(kg) / (身長(m))²

　日本肥満学会が決めた判定基準では，統計的に最も病気にかかりにくい値を標準（18.5 以上 25 未満）とし，低体重（18.5 未満），肥満（25 以上）としています。

6-5 検定の考え方

　標本の特性を用いて母集団の特性を推測するもう 1 つの方法が**検定**です。検定の考え方はまず母集団と標本との間には違いがないという仮説を立てます。その仮説を**帰無仮説**と呼びます。つまり，違いがあるかどうかを直接検証するのではなく，違いがないということがどの程度の確率で起こるかを検証するのです。これによって仮説が棄却されるか採択されるかを判断します。ある基準（**有意水準**）より低い確率である場合は，めったに起きないことであると判断し仮説を棄却するというわけです。検定が推定と大きく異なる点は，あらかじめ母集団の特性を仮定しておくという点です。推定は母集団の特性を見つけ出そうとするものですが，検定は母集団の特性を仮定してそれが正しいかどうかを判断するという違いがあります。

検定手順

検定にも推定と同じく母平均と母比率について検定するやり方があります。共通する流れを以下に示します。

1. 母集団の特性（平均，比率）を仮定し，仮定した母集団の特性と標本の特性とに差が生じる確率を検証するための検定統計量という値を算出します。
2. ある基準（有意水準）における棄却域の値を算出します。
3. 検定統計量と棄却域の値とを比較し，帰無仮説を棄却するか採択するかを判断します。

また，検定には両側検定と片側検定があります。「差がある」というのは比較するものに対して大きい場合と小さい場合があるので，その両方を考慮するのが両側検定です。差があるとしても大きいかもしくは小さいかしかありえないような（差に方向性がある）場合には，片側検定になります。通常は片側検定は少なく，多くの場合は両側検定（差の有無についての検定）が用いられます。

6-6 母平均の検定

母平均の検定を行うための計算方法（公式）は母集団のサイズとは関係なく，標本の数によってのみ決まります。**表6-5**に公式の使い分けを示します。

表6-5 母平均の検定を行うための公式の使い分け

		母集団のサイズ	
		規模が大きい $N \geq 100{,}000$	規模が小さい $N < 100{,}000$
標本の数	数が多い $n \geq 100$	公式8	
	数が少ない $n < 100$	公式9	

公式で使われる要素（記号）は母平均の推定（**表6-2**）と同じものを使用します。ただしμ_0は仮定した母集団の平均値とし，Tは検定統計量の値とします。

●標本の数が多い場合（公式8）

1. 母集団の平均値をμ_0と仮定した場合，検定統計量Tの値は次の式で導くことができます。

$$T = \frac{|\bar{x} - \mu_0|\sqrt{n}}{s}$$

2. 棄却域の値は標準正規分布の信頼係数$Z(\alpha/2)$なので
   有意水準5％（$\alpha=0.05$の場合）　$Z(0.025)$の値は1.96
   有意水準1％（$\alpha=0.01$の場合）　$Z(0.005)$の値は2.58
   となります。

3. 検定統計量Tの値と棄却域の値とを比較します。

例えば有意水準5％での検定の場合，もし$T>1.96$となればこれは5％以下の確率でしか起こりえないことを示すため，帰無仮説は棄却されます。つまり，仮定した平均値μ_0は真の平均値とはみなせないことを意味します。

●標本の数が少ない場合（公式9）

1. 母集団の平均値をμ_0と仮定した場合，検定統計量Tの値は次の式で導くことができます。

$$T=\frac{|\overline{x}-\mu_0|\sqrt{n-1}}{s}$$

2. 棄却域の値はt分布における信頼係数$t(n-1, \alpha/2)$となります。
   これはExcelのTINV関数で簡単に求めることができます。

3. 検定統計量Tの値と棄却域の値とを比較します。
   例えば有意水準5％での検定の場合，もし$T>t(n-1, 0.025)$となればこれは5％以下の確率でしか起こりえないことを示すため，帰無仮説は棄却されます。仮定した平均値μ_0は真の平均値とはみなせないことを意味します。

6-7 母比率の検定

母比率の検定を行うための計算方法（公式）は，母平均の検定のときと同じく母集団のサイズとは関係なく標本の数によってのみ決まります。**表6-6**に公式の使い分けを示します。

表6-6　母比率の検定を行うための公式の使い分け

		母集団のサイズ	
		規模が大きい $N\geqq100{,}000$	規模が小さい $N<100{,}000$
標本の数	数が多い $n\geqq100$	公式10	公式10
	数が少ない $n<100$	公式11	公式11

公式で使われる要素（記号）は母平均の推定（**表6-2**）と母比率の推定（**表6-4**）で用いられたものと同じものです。ただしP_0は仮定した母集団の比率とし，Tは検定統計量の値とします。

●標本の数が多い場合（公式10）

1. 母集団の比率をP_0と仮定した場合，検定統計量Tの値は次の式で導くことができます。

$$T=\frac{|p-P_0|\sqrt{n}}{\sqrt{P_0(1-P_0)}}$$

2. 棄却域の値は標準正規分布の信頼係数$Z(\alpha/2)$なので，
   有意水準5％（$\alpha=0.05$の場合）　$Z(0.025)$の値は1.96

有意水準1％（$\alpha=0.01$ の場合）　$Z(0.005)$の値は 2.58

となります。

3. 検定統計量Tの値と棄却域の値とを比較します。

例えば有意水準5％での検定の場合，もし$T>1.96$となればこれは5％以下の確率でしか起こりえないことを示すため，帰無仮説は棄却されます。仮定した比率P_0は真の比率とはみなせないことを意味します。

●標本の数が少ない場合（公式11）

1. 母集団の比率をP_0と仮定した場合，検定統計量Tの値は次の式で導くことができます。

$$T=\frac{np(1-P_0)}{P_0(n-np_0+1)}$$

2. 棄却域の値はF分布における信頼係数は$F(2(n-np+1), 2np, \alpha/2)$となります。

これはExcelのFINV関数を使って求めることができます。

3. 検定統計量Tの値と棄却域の値とを比較します。

例えば有意水準5％での検定の場合，もし$T>F(2(n-np+1), 2np, 0.025)$となればこれは5％以下の確率でしか起こりえないことを示すため，帰無仮説は棄却されます。すなわち仮定した比率P_0は真の比率とはみなせないことを意味します。

栄養学分野での利用

『日本人の食事摂取基準（2015年版）』が厚生労働省より発表されています。国内外の最新の学術論文や学術資料などを検討した結果，いくつかの理論や策定値が見直されています。例えば，ナトリウム（食塩相当量）の目標量は，高血圧予防の観点によりさらに低めに変更されました。これらを題材にした例題演習をしてみましょう。

例題6-7-1

ある自治体では，減塩の取り組みとして，以下のような食塩摂取量の目標を立てました。
男性：8.0g未満，女性：7.0g未満
ここで男性121名，女性82名に食塩摂取量を調査したところ，男性では平均して8.5g（標準偏差3g），女性では平均して8.1g（標準偏差2g）を摂取していることがわかりました。食塩摂取量の目標とに差があるかどうかを有意水準5％で検定してみましょう。

Excelを用いた解答

まず男性の平均食塩摂取量を検定します。

母集団の食塩摂取目標量をμ_0とし，標本集団（男性）の平均食塩摂取量を$\bar{x}$とすると，帰無仮説は$\mu_0=\bar{x}$となります。つまり，帰無仮説が採択されれば母集団の食塩摂取目標量と標本集団の平均食塩摂取量とに差はないということになります。逆に帰無仮説が棄却されれば，目標

値とは差があることになります。

▶ STEP 1　検定統計量Tを計算します。

計算式は標本集団の数が100以上なので公式8を用います。

ここで$\mu_0=8.0$，$\bar{x}=8.5$，$n=121$，$s=3$となりますので

$$T=\frac{|8.5-8|\sqrt{121}}{3}=1.83$$

[公式8]
$$T=\frac{|\bar{x}-\mu_0|\sqrt{n}}{s}$$

▶ STEP 2　棄却域の値を求めます。

棄却域の値は標準正規分布の信頼係数$Z(\alpha/2)$ですので，有意水準5％（$\alpha=0.05$の場合）の場合，$Z(0.025)$値は1.96となります。

▶ STEP 3　検定統計量の値と棄却域の値を比較します。

検定統計量　$T=1.83$
棄却域の値　$Z(0.025)=1.96$
よって　$1.83 < 1.96$

となり，帰無仮説を棄却できません。食塩摂取目標と差がないということになります。

同じく女性の平均食塩摂取量を検定します。

男性の場合と同じく母集団の食塩摂取目標量をμ_0とし，標本集団（女性）の平均食塩摂取量を$\bar{x}$，帰無仮説を$\mu_0=\bar{x}$とします。

▶ STEP 1　検定統計量Tを計算します。

計算式は標本集団の数が100以下なので公式9を用います。

ここで$\mu_0=7.0$，$\bar{x}=7.6$，$n=82$，$s=2$となりますので，

$$T=\frac{|7.6-7.0|\sqrt{82-1}}{2}=2.7$$

[公式9]
$$T=\frac{|\bar{x}-\mu_0|\sqrt{n-1}}{s}$$

▶ STEP 2　棄却域の値を求めます。

棄却域の値はt分布における信頼係数$t(n-1, \alpha/2)$となります。

これはExcelのTINV関数で求めることができます。ExcelのTINV関数で$t(81, 0.025)$を計算すると下記のようになります。結果はA1のセルに示してあるとおり2.28となります。

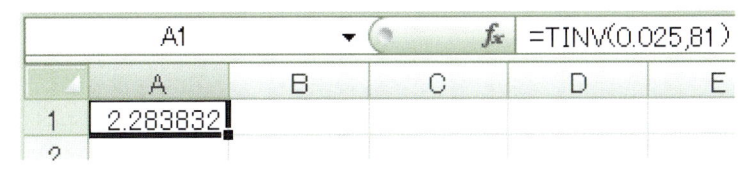

A1		f_x	=TINV(0.025,81)
A	B	C	D	E
2.283832				

▶ STEP 3　検定統計量の値と棄却域の値を比較します。

検定統計量　$T=2.7$

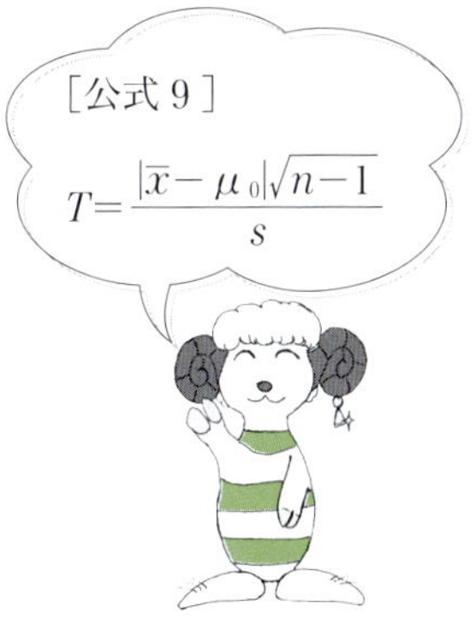

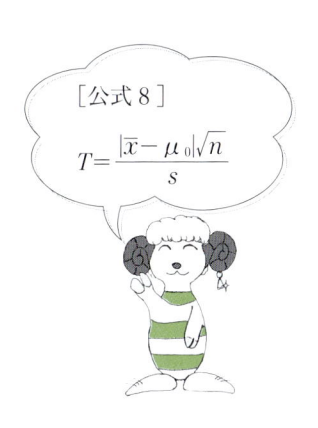

棄却域の値　$t(81, 0.025) = 2.28$

よって　$2.7 > 2.28$

帰無仮説を棄却します。つまり，この標本集団（女性）の平均食塩摂取量は食塩摂取量の目標と差があることになります。

ところで，これはあくまで目標についての判定であり，『日本人の食事摂取基準』の活用方法としては，摂取量が目標量の範囲内に入る者または近づく者の割合を増やすことを目的とした計画を立案し，対処します。

---

t 分布は，標準正規分布とよく似ています。自由度が小さい時は，中央が低く，裾野が広い釣鐘型をしていますが，自由度が大きくなるにつれて，中央が高く，裾野が狭くなっていき，標準正規分布に近づいて行きます。自由度が 5,000,000 の時には，標準正規分布の上限確率 0.025 に相当する z の値 1.959964 と小数点以下 6 桁まで一致することになります。昔は大きな自由度を計算するのは大変でしたが，今では EXCEL でも簡単に計算することが出来るようになりました。但し有効桁数をやたらに大きくすることに意味があるとも言えません。測定値の有効桁数や，p 値の両側検定で小数点以下 3 桁まで，5 ％の危険率なら 100 回のうち 5 回と 100 の試行を念頭において，判断を下す必要があると思います。

第7章 男女差の有無を判定する（対応のない独立2標本の検定）

7-1 1変量独立2標本の検定の使い分け

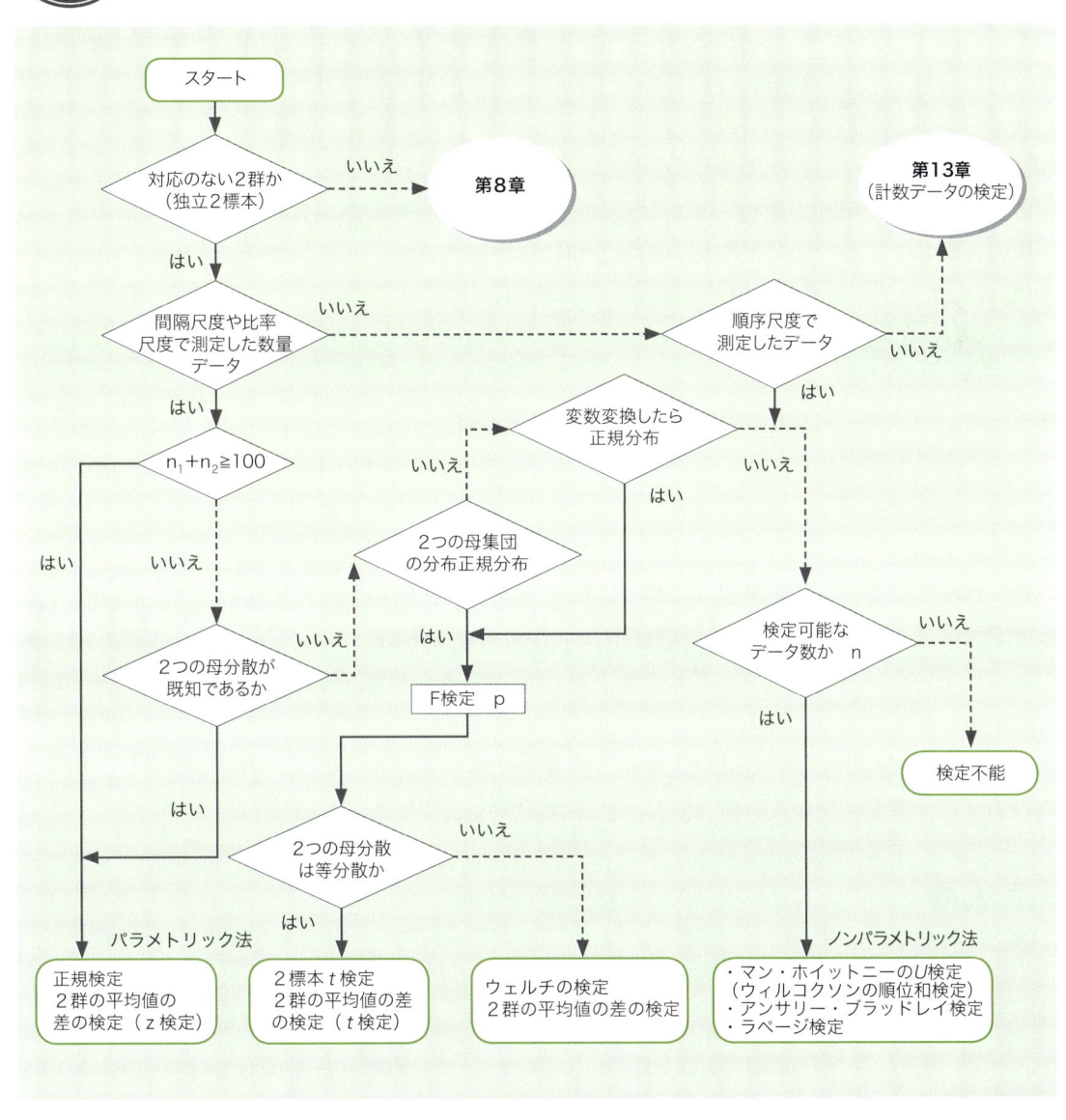

```
スタート
  ↓
対応のない2群か（独立2標本） ──いいえ→ 第8章
  ↓はい
間隔尺度や比率尺度で測定した数量データ ──いいえ→ 順序尺度で測定したデータ ──いいえ→ 第13章（計数データの検定）
  ↓はい                                      ↓はい
$n_1+n_2 \geq 100$                        検定可能なデータ数か n ──いいえ→ 検定不能
  ↓いいえ                                    ↓はい
2つの母分散が既知であるか                  ノンパラメトリック法
  ↓はい／いいえ                             ・マン・ホイットニーのU検定
  変数変換したら正規分布                    （ウィルコクソンの順位和検定）
  ↓はい／いいえ                             ・アンサリー・ブラッドレイ検定
  2つの母集団の分布正規分布                 ・ラページ検定
  ↓はい
  F検定 p
  ↓
  2つの母分散は等分散か
  ↓はい／いいえ
```

パラメトリック法

- 正規検定 2群の平均値の差の検定（z検定）
- 2標本 t 検定 2群の平均値の差の検定（t 検定）
- ウェルチの検定 2群の平均値の差の検定

7-2 正規分布による母平均の差の検定

使い分けの解説

例えば「男性のエネルギー摂取量」と「女性のエネルギー摂取量」のように異なる2つの数量データの母集団から無作為に抽出した標本（サンプル）がある場合，2つの標本のサンプルサイズ n_1 と n_2 の合計が十分大きい場合（おおむねサンプルサイズの合計が100以上の場合）は，正規分布を用いた検定を行います。これは，もとの母集団の分布がどんな分布でもサンプルサイズが大きければ，標本平均 $\bar{x}$ の分布は正規分布をすることが証明されているからです（第4章）。そして，この正規分布の標準偏差は $\sigma/\sqrt{n}$ となります。

また，2つの母集団の平均に差がなければ，平均値の差 $\bar{x}_1 - \bar{x}_2$ の分布も $\bar{x}_1 - \bar{x}_2$ を平均とする正規分布をします。そして平均値の差の分布の標準偏差は，

① 2つのサンプルの母集団の分散が等しい場合は，

$$\sigma\sqrt{\frac{1}{n_1}+\frac{1}{n_2}}$$ となり，

② 2つのサンプルの母集団の分散が等しくない場合は，

$$\sqrt{\frac{\sigma_1^2}{n_1}+\frac{\sigma_2^2}{n_2}}$$

となります。

$\bar{x}_1 - \bar{x}_2$ の分布は平均を標準偏差で割って標準化すると標準正規分布に従います。標準化した値を Z で表すことが多いので，正規分布による検定を **Z 検定** ということもあります。母分散がわかっていない場合でもサンプルサイズが十分に大きければ，サンプルの値から σ_1，σ_2 をほぼ正確に推定できると考えます。

一方，サンプルサイズの合計が大きくない場合でも，2つの母集団が正規分布をし，かつ2つの集団の分散がわかっているときは，標準正規分布を用いた Z 検定を行います。

検定手順

1. 仮説を立てます。

   帰無仮説　H_0：2つの母集団の平均値に差がない（平均値は等しい。$\mu_1 = \mu_2$）。

   対立仮説　① H_1：2つの母集団の平均値はずれている。　　…両側検定

   　　　　　　　　（平均値は等しくない。$\mu_1 \neq \mu_2$，どちらが大きくてもずれている）

   　　　　　② 平均値 μ_1 は μ_2 より大きい。$\mu_1 > \mu_2$　　…片側検定

   　　　　　③ 平均値 μ_1 は μ_2 より小さい。$\mu_1 < \mu_2$　　…片側検定

2. 検定統計量を求めます。

   平均値の差を「差の分布の標準偏差」で割って標準化し，標準正規分布の横軸の値 Z，すなわち平均から「いくつ標準偏差」離れているかを計算します。

$$Z = \frac{\bar{x}_1 - \bar{x}_2}{\sqrt{\dfrac{\sigma_1^2}{n_1}+\dfrac{\sigma_2^2}{n_2}}}$$

3 有意水準αに対するZの値をZ_0とします（αとは，第一種の過誤ともいわれ，真実は差がないのに検定では有意差があると判断される誤りをさします）。

標準正規分布は自由度が関係ないため，αに対するZ_0の値は一定です。

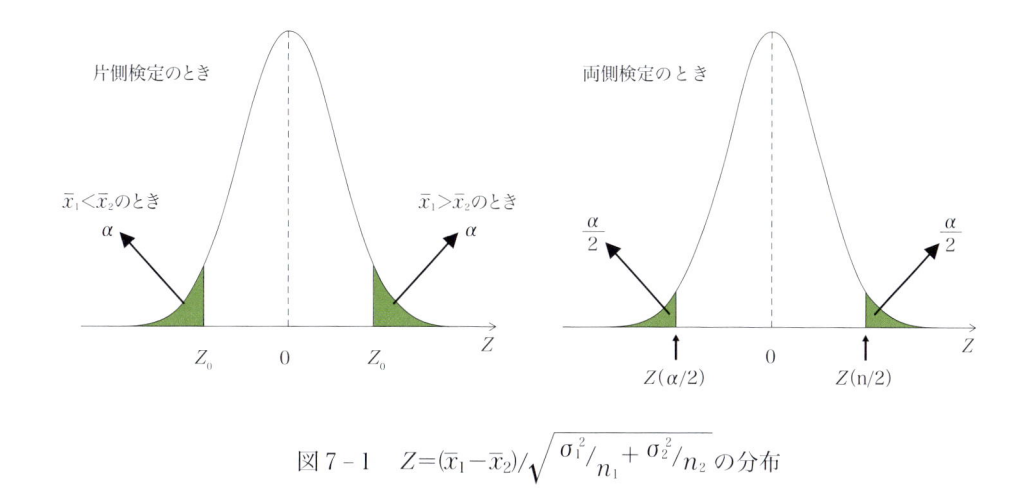

片側検定のとき
$\bar{x}_1<\bar{x}_2$のとき α
$\bar{x}_1>\bar{x}_2$のとき α

両側検定のとき
α/2　α/2
$Z(α/2)$　$Z(n/2)$

図7-1　$Z=(\bar{x}_1-\bar{x}_2)/\sqrt{\sigma_1^2/n_1+\sigma_2^2/n_2}$ の分布

4 判定　検定統計量Zと有意水準に対応するZ_0を比較します。

　　$|Z|\leq|Z_0|$のとき，帰無仮説を棄却できません。
　　（差があるとはいえません。判定保留）
　　$|Z|>|Z_0|$のとき，帰無仮説を棄却し，対立仮説を採用します。

α=0.0025　α/2=0.000125
　　　　　　のとき　Z_0=3.29
α=0.005　α/2=0.0025
　　　　　　のとき　Z_0=2.81
α=0.01　α/2=0.005
　　　　　　のとき　Z_0=2.58
α=0.025　α/2=0.0125
　　　　　　のとき　Z_0=2.32
α=0.05　α/2=0.025
　　　　　　のとき　Z_0=1.96
α=0.10　α/2=0.05
　　　　　　のとき　Z_0=1.64

栄養学分野での利用

多くの対象者についての栄養摂取量の差の検定などに用いられます。

例題7-2-1

小学校6年生のエネルギー摂取量（kcal）を調べたところ，下表のとおりでした。男子と女子のエネルギー摂取量に性差があるかどうか検定してみましょう。

	n	$\bar{x}$	s
A：男子	449	2,287	901
B：女子	382	1,985	644

例題の計算

▶ STEP 1　　帰無仮説　H_0：男子と女子の母平均は等しい。
$$\mu_A = \mu_B$$
　　　　　　対立仮説　H_1：男子の母平均は女子の母平均より多い。
$$\mu_A > \mu_B \quad \cdots 片側検定$$

▶ STEP 2　　n 数の合計が $n_A + n_B = 831$ と 100 以上なので，Z 検定の検定統計量を計算する。n 数が大きいので標本分散は母分散のよい推定値とみなせます。

$$Z = (\bar{x}_A - \bar{x}_B) / \sqrt{\sigma_A^2/n_A + \sigma_B^2/n_B} = (2{,}287 - 1{,}985)/\sqrt{901^2/449 + 644^2/382}$$
$$= 302/\sqrt{1{,}808 + 1{,}086} = 302/53.8 = 5.61$$

▶ STEP 3　　片側検定なので，$Z_0(\alpha = 0.05) = 1.64$

▶ STEP 4　　$Z > Z_0$ であるから帰無仮説を捨て，対立仮説を採択します。
　　　　　　男子のエネルギー摂取量の母平均は女子の母平均より多く，性差があるといえます。

7-3　等分散の検定

使い分けの解説

　間隔尺度あるいは比例尺度で測定されたデータで，2つの母集団はともに独立に正規分布に従うとき，2つの母分散 σ_1^2，σ_2^2 に有意な差があるか否かを検討する場合，2つの標本分散 s_1^2 と s_2^2 を標本（サンプル）から計算します。2つの母分散は等しいという帰無仮説のもとでは，s_1^2 と s_2^2 の比は1に近いはずです。なぜなら，等しいということは，差が0になるか比が1になるかだからです。そこで，分散の大きいほうを分子にとって比をとるとその値は F 分布に従うことがわかっています。$s_1^2 \geq s_2^2$ とすると，統計量 $F = s_1^2/s_2^2$ は，2つの自由度（ϕ_1, ϕ_2）すなわち $(n_1 - 1, n_2 - 1)$ によって異なる F 分布に従います。F 分布という名前は，統計学者フィッシャー（R. A. Fisher）に由来があるといわれています。F 分布は左右対称ではありません。また，自由度によって分布型が変わります。

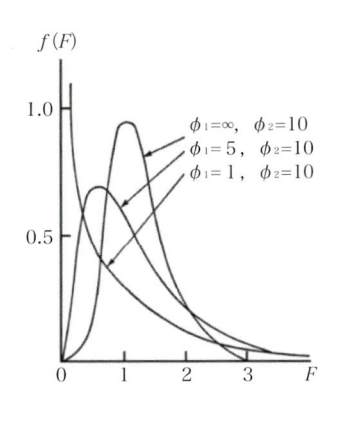

検定手順

① 仮説を立てます。
　帰無仮説　H_0：2つの母集団の母分散は等しい。$\sigma_1^2 = \sigma_2^2$
　対立仮説　① H_1：2つの母集団の母分散は等しくない。$\sigma_1^2 \neq \sigma_2^2$　…両側検定
　　　　　　② 母分散 σ_1^2 は σ_2^2 より大きい。$\sigma_1^2 > \sigma_2^2$　…片側検定
　　　　　　③ 母分散 σ_1^2 は σ_2^2 より小さい。$\sigma_1^2 < \sigma_2^2$　…片側検定

2 検定統計量を求めます。

　2つの標本分散s_1^2とs_2^2を標本から計算し，$F=s_1^2/s_2^2$を求めます。

3 有意水準αに対する自由度$\phi_1=n_1-1$，$\phi_2=n_2-1$を求め，両側検定の場合，Fの値（ϕ_1，ϕ_2；$\alpha/2$）を調べ，F_0とします。

　片側検定の場合，Fの値（ϕ_1，ϕ_2；α）を調べ，F_0とします。

4 判定　検定統計量Fと有意水準に対応するF_0を比較します。

　　　　$F \leq F_0$のとき，帰無仮説を棄却できません。
　　　（等しくないとは断定できません。判定保留）
　　　　$F > F_0$のとき，帰無仮説を棄却し，対立仮説を採用します。

> Fの値はまたは F.INV.RT 関数（Excel2010）Excel の FINV 関数を利用して求めます

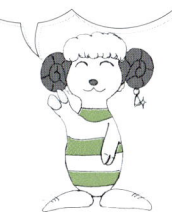

栄養学分野での利用

　2標本の平均値の検定をする場合に母集団の2つの分散が「等分散」か「分散が等しくない」かによって使い分けをします。そのための前提条件を把握するために，等分散の検定を行います。

例題7-3-1

AとBのスナック菓子の重さ（g）を測定した結果は次のとおりでした。

| A | 38.6 | 40.4 | 30.8 | 42.2 | 34.2 | 36.8 | 38.4 | 31.8 | 39.4 | 37.4 |
| B | 29.0 | 30.6 | 32.8 | 32.2 | 37.2 | 32.8 | | | | |

AとBの母分散は等しいといえるかどうか有意水準5%で検定してみましょう。

例題の計算

▶STEP 1　帰無仮説　H_0：AとBの母分散は等しい。$\sigma_A^2 = \sigma_B^2$
　　　　　対立仮説　H_1：AとBの母分散は等しくない。$\sigma_A^2 \neq \sigma_B^2$　　　…両側検定

▶STEP 2　スナックAの標本に基づいた母分散の推定値（不偏分散）
　　　　　　$s_A^2 = 13.6$
　　　　　スナックBの標本に基づいた母分散の推定値（不偏分散）
　　　　　　$s_B^2 = 7.6$
　　　　　検定統計量は，$F = s_A^2/s_B^2 = 13.6/7.6 = 1.79$

▶STEP 3　有意水準 $\alpha = 0.05$
　　　　　　$\phi_A = 10-1 = 9$, $\phi_B = 6-1 = 5$
　　　　　　$F_0 = F(\phi_A, \phi_B; \frac{\alpha}{2}) = (9, 5; 0.025) = 6.68$

▶STEP 4　$F < F_0$であるから，帰無仮説を棄却できず，等しくないとは断定できません。

例題 7-3-2

92名の尿酸値（mg/dL）を測定したところ，男女別に下表のような測定値を得ました。男女の母分散は等しいといえるかどうか検定してみましょう。

	n	$\bar{x}$	s^2
A：男性	31	5.8	2.65
B：女性	61	4.9	1.41

例題の計算

▶ **STEP 1** 　帰無仮説　H_0：男女の母分散は等しい。$\sigma_A^2 = \sigma_B^2$
　　　　　　　対立仮説　H_1：男女の母分散は等しくなく，男性の母分散のほうが大きい。
　　　　　　　　　　　　$\sigma_A^2 > \sigma_B^2$　　…片側検定

▶ **STEP 2** 　検定統計量は，$F = s_A^2 / s_B^2 = 2.65/1.41 = 1.88$

▶ **STEP 3** 　有意水準 $\alpha = 0.05$
　　　　　　　$\phi_A = 31-1 = 30$，$\phi_B = 61-1 = 60$
　　　　　　　$F_0 = F(\phi_A, \phi_B ; \alpha) = (30, 60 ; 0.05) = 1.65$

▶ **STEP 4** 　$F > F_0$ であるから，帰無仮説を棄却し，男女の母分散は等しくなく，男性の母分散のほうが大きいといえます。

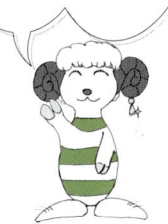

> 尿酸は，細胞中にある「核酸」を構成する成分の1つである「プリン体」が分解してできる老廃物です。尿酸値は，血液1dL中に何mgの尿酸が含まれているかを示します

7-4　2標本 t 検定

使い分けの解説

間隔尺度あるいは比例尺度で測定されたサンプルサイズの合計が100未満のデータで，2つの母集団はともに正規分布をするとみなせ，母分散 σ_1^2，σ_2^2 は未知とします。このときは母分散の代わりにサンプルから計算した2つの標本分散 s_1^2 と s_2^2 を用いますが，等分散の検定（p.90，**7-3**）によって母分散に差があるとはいえない場合には，**2標本 t 検定**を行います。

$\sqrt{\sigma^2} = \sigma$ の代わりに標本標準偏差 $\sqrt{s^2} = s$ を用いた統計量 t は，t 分布に従うことがわかっています。

$$t = (\bar{x}_1 - \bar{x}_2) / S\sqrt{1/n_1 + 1/n_2}$$

ここで，S は，2つの母集団の母標準偏差に差があるとはいえないので，2つの母集団の標本分散を合成して，その平方根を母標準偏差の推定値とします。

$$S = \sqrt{\{s_1^2(n_1-1) + s_2^2(n_2-1)\} / (n_1 + n_2 - 2)}$$

Z と t の違いは，標準化した式の σ と s の違いです．しかし，この違いが分布型に大きな差を生じます．なぜならば，母標準偏差 σ は，母集団によって決まっている定数ですが，標本標準偏差 s は，標本サイズ（標本のデータ数 n）によって値がばらつくからです．n が少ないとたまたま無作為に抽出されたデータによって s の値は大きくばらつきます．したがって上記の t の値も変動します．標本サイズ n が多ければ，s の値のばらつきは少なくなり，母標準偏差 σ に近づきます．つまり Z と t の値は近い値になり，正規分布に近づきます（p.56，**4-6**）．

t 分布も左右対称です．標本サイズ n によって決まる自由度（degree of freedom：df）により，t 分布の両裾の広がりが異なります．自由度が少ないと t 分布の裾が広がり，例えば有意水準 $\alpha = 0.05$，$\alpha/2 = 0.025$ に対応する t の値も大きくなります．自由度が増えるにつれ，t 分布の裾広がりが減り，正規分布の場合の Z の値 1.96 に近づきます．

表 7-1　$\alpha = 0.05$（$\alpha/2 = 0.025$）に対応する t 値

自由度	t の値
3	3.182
5	2.571
10	2.226
60	2.000
120	1.98
∞	1.96

なお，2 標本 t 検定の自由度は，$df = (n_1 - 1) + (n_2 - 1) = n_1 + n_2 - 2$ です．

正規分布や 2 項分布のように，実際に t 分布に従う事象があるのでなく，標本の性質である統計量から母集団の性質（例えば母平均）を推定するための正規分布の補正表というべきものです．

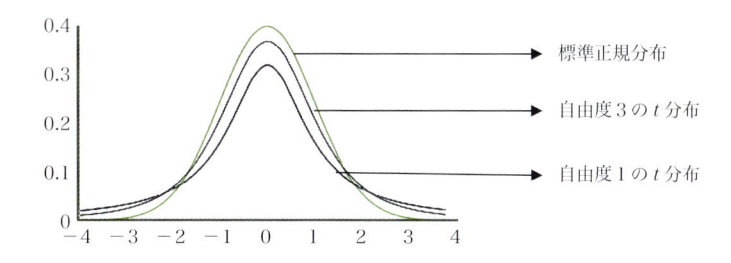

検定手順

1. 仮説を立てます．
    帰無仮説　H_0：2 つの母集団の平均値は等しい．$\mu_1 = \mu_2$
    対立仮説　① H_1：2 つの母集団の平均値は等しくない．$\mu_1 \neq \mu_2$　…両側検定
    　　　　　② 平均値 μ_1 は μ_2 より大きい．$\mu_1 > \mu_2$　…片側検定
    　　　　　③ 平均値 μ_1 は μ_2 より小さい．$\mu_1 < \mu_2$　…片側検定
2. 検定統計量を求めます．
    標本平均値の差 $\bar{x}_1 - \bar{x}_2$ を平均値の差の分布の標準偏差

$S\sqrt{1/n_1 + 1/n_2}$ で割って標準化した t 値を求めます。

3. 有意水準 α に対する自由度 $df=n_1+n_2-2$ を求め,両側検定の場合 t の値 $t(df, \alpha/2)$ を調べ,t_0 とします。片側検定の場合 $t(df, \alpha)$ を調べ,t_0 とします。

4. 判定　検定統計量 t と有意水準に対応する t_0 を比較します。
   $|t| \leqq |t_0|$ のとき,帰無仮説を棄却できません。
   　　　(差があるとはいえません。：判定保留)
   $|t| > |t_0|$ のとき,帰無仮説を棄却し,対立仮説を採用します。

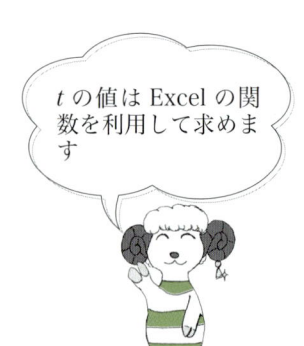

> t の値は Excel の関数を利用して求めます

栄養学分野での利用

例題 7-4-1

A と B のスナック菓子の重さ (g) を測定した結果は次のとおりでした。

A	38.6	40.4	30.8	42.2	34.2	36.8	38.4	31.8	39.4	37.4
B	29.0	30.6	32.8	32.2	37.2	32.8				

A と B の母平均は等しいといえるかどうか検定してみましょう。

例題 7-3-1 で A と B の母分散が等しくないとは断定できなかったので,「等分散の 2 標本 t 検定」を行います。

例題の計算

▶ STEP 1　帰無仮説　H_0：A と B の母平均は等しい。$\mu_A = \mu_B$
　　　　　対立仮説　H_1：A と B の母平均は等しくない。$\mu_A \neq \mu_B$　　…両側検定

▶ STEP 2　スナック A の標本に基づいた母平均の推定値
　　　　　$\bar{x}_A = 37.0$
　　　　　スナック B の標本に基づいた母平均の推定値
　　　　　$\bar{x}_B = 32.4$

$$S = \sqrt{\frac{S_A^2(n_A-1) + S_B^2(n_B-1)}{n_A+n_B-2}} = \sqrt{\frac{13.6 \times 9 + 7.6 \times 5}{14}} = 3.38$$

検定統計量は, $t = \dfrac{\bar{x}_A - \bar{x}_B}{S\sqrt{1/n_A + 1/n_B}} = \dfrac{37.0 - 32.4}{3.38\sqrt{1/10 + 1/6}} = \dfrac{4.6}{3.38 \times 0.516} = 2.637$

▶ STEP 3　有意水準 $\alpha=0.05$ で,両側検定なので,
　　　　　$\alpha/2=0.025$　$df=10+6-2=14$
　　　　　$t_0 = t(df, \alpha/2) = t(14, 0.025) = 2.145$

▶ STEP 4　$t > t_0$ であるから,帰無仮説を棄却し,対立仮説をとり,スナック菓子 A と B の重さの母平均は等しくありません。

7-5 ウェルチの検定

使い分けの解説

2つの母分散 σ_1^2, σ_2^2 が未知で，かつ等しくないときには，**ウェルチの検定**（Welch法）を用います。等分散性の仮定が求められる理由は，一方の標本の分散が大きく，あるいは小さくなればその平均値も大きくなったり，小さくなったりするからです。母分散が未知なので，代わりにサンプルから計算した標本分散 s^2 を用い，Z 検定のときの式の σ^2 を s^2 に置き換えた統計量を計算します。このときこの値は標準正規分布ではなく，t 分布を示します。なお，2つの母集団の母標準偏差が等しくないので合成はせず，それぞれの分散を使います。

$$t = \frac{\bar{x}_1 - \bar{x}_2}{\sqrt{\dfrac{s_1^2}{n_1} + \dfrac{s_2^2}{n_2}}}$$

検定手順

1. 仮説を立てます。

    帰無仮説　H_0：2つの母集団の平均値は等しい。$\mu_1 = \mu_2$

    対立仮説　① H_1：2つの母集団の平均値は等しくない。$\mu_1 \neq \mu_2$　　…両側検定
    　　　　　② 平均値 μ_1 は μ_2 より大きい。$\mu_1 > \mu_2$　　…片側検定
    　　　　　③ 平均値 μ_1 は μ_2 より小さい。$\mu_1 < \mu_2$　　…片側検定

2. 検定統計量を求めます。

    平均値の差 $\bar{x}_1 - \bar{x}_2$ を平均値の差の分布の標準偏差 $\sqrt{s_1^2/n_1 + s_2^2/n_2}$ で割って標準化した t 値を求めます。

3. 有意水準 α に対する自由度 df を求め，両側検定の場合 t の値 $t(df, \alpha/2)$ を調べ，t_0 とします。片側検定の場合 $t(df, \alpha)$ を調べ，t_0 とします。ここで統計量 t の自由度は，次の式で与えられます。

    $$df = \left(s_1^2/n_1 + s_2^2/n_2\right)^2 \Big/ \left(\frac{(s_1^2/n_1)^2}{n_1 - 1} + \frac{(s_2^2/n_2)^2}{n_2 - 1}\right)$$

    > 自由度 df が整数にならない場合，df より小さい整数値を使って t 値を調べます

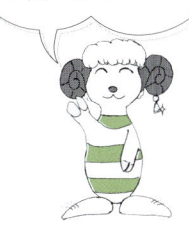

4. 判定　統計量 t と有意水準に対応する t_0 を比較します。

    $|t| \leq |t_0|$ のとき，帰無仮説を棄却できません。
    　　（差があるとはいえません。判定保留）

    $|t| > |t_0|$ のとき，帰無仮説を棄却し，対立仮説を採用します。

栄養学分野での利用

例題7-5-1

92名の尿酸値（mg/dL）を測定したところ，男女別に下表のような測定値を得ました。男女の母平均は等しいといえるかどうか検定してみましょう。

	n	$\bar{x}$	s^2
A：男性	31	5.8	2.65
B：女性	61	4.9	1.41

例題の計算

例題7-3-2で男性と女性の母分散が等しくなかったので，ウェルチの検定を行います。

▶ STEP 1　帰無仮説　H_0：男性と女性の尿酸値の母平均は等しい。$\mu_A = \mu_B$
　　　　　対立仮説　H_1：男性と女性の尿酸値の母平均は等しくない。
　　　　　$\mu_A \neq \mu_B$　　…両側検定

▶ STEP 2　検定統計量は，$t = \dfrac{\bar{x}_A - \bar{x}_B}{\sqrt{S_A^2/n_A + S^2/n_B}} = \dfrac{(5.8 - 4.9)}{\sqrt{2.65/31 + 1.41/61}} = 2.73$

▶ STEP 3　自由度は，

$$df = \left(s_A^2/n_A + s_B^2/n_B\right)^2 \Big/ \left(\dfrac{(s_A^2/n_A)^2}{n_A - 1} + \dfrac{(s_B^2/n_B)^2}{n_B - 1}\right)$$

$$= (2.65/31 + 1.41/61)^2 \Big/ \left(\dfrac{(2.65/31)^2}{30} + \dfrac{(1.41/61)^2}{60}\right)$$

$$= 0.012/(0.000244 + 0.0000089) \fallingdotseq 46 \text{（切り捨て）}$$

有意水準 $\alpha = 0.05$ で，両側検定なので，$\alpha/2 = 0.025$

$t_0 = t(df, \alpha/2) = (46, 0.025) = 2.0129$

▶ STEP 4　$t > t_0$ であるから，帰無仮説を棄却し，対立仮説をとります。男性と女性の尿酸値の母平均は等しくありません。

7-6 ノンパラメトリック検定

使い分けの解説

対応のない2群（独立2標本）の検定の使い分けは1変量独立2標本の検定の使い分け（p.87，**7-1**）を参照してください。

サンプルサイズ（数量データの母集団から無作為に抽出した標本の大きさ）が100未満で，
① 母集団の分布が正規分布をしないとき，とくに裾長に分布するときやとび離れた値がある場合

② 順序尺度や分類尺度で測られたデータであるとき（そもそも母集団の分布型を区別するという概念がない）
③ 分布の端で測定値が途切れているとき

上記の場合は**ノンパラメトリック法**による検定を行います。

対応のない2群のノンパラメトリック検定には**表7-1**のような種類があります。

表7-1　対応のない2群のノンパラメトリック検定

対応のない2群のノンパラメトリック検定	意味
マン・ホイットニー（Mann Whitney）の U 検定〔ウィルコクソン（Wilcoxon）の順位和検定ともいう〕	2つの母集団の分布の中央値に差があるか否かを検定
アンサリー・ブラッドレイ（Ansari-Bradley）検定	2つの母集団の分布の広がりに差があるか否かを検定
ラページ（Lepage）検定	2つの母集団の分布の中央値と広がりの差を同時に検定

●マン・ホイットニーの U 検定

検定手順

マン・ホイットニーの U 検定は，「両標本が同じ母集団から抽出された」との帰無仮説に基づいて，2つの観察された分布の間の重なりの度合（ズレ）が偶然で期待されるよりも小さいかどうか（重なりが小さいほどズレが大きく両集団の差が大きい）を，検定する方法です。

小標本（2つの標本サイズ n_1, n_2 とも20以下，$n_1 \leq 20 \cap n_2 \leq 20$）の場合と大標本の場合（いずれか，あるいは両方の標本サイズが20を超える）で計算方法が異なります。

⑴ **小標本の場合**
① 標本サイズが小さいほうの標本を標本1，もう一方を標本2とします。
② 標本1の各観察について，標本2の中でそれよりも大きい値が得られた観察の度数を数えます。標本1と標本2の値が同値の場合は0.5個とします。
③ 上記の度数の総和を U とします。
④ マン・ホイットニーの検定表（両側確率 $p < \alpha$）より，n_1, n_2 の U 値の有意点 U_0（n_1, n_2, α）を調べ，$U_0 < U$ であるならば，重なりの度合が偶然で期待されるよりも小さいとはいえず，帰無仮説は棄却できません。

⑵ **大標本の場合**
① 2群を一括して順位をつけます。
② 標本サイズが小さいほうの群（サイズが同数ならばどちらの群でもよい）の順位の和 R_1 を求めます。
③ 公式により統計量 U を求めます。

$$U = n_1 n_2 + \frac{n_1(n_1+1)}{2} - R_1$$

④ n_1, n_2 の一方が20以上のとき，U の理論分布は近似的に，
平均値　$\mu_U = n_1 n_2 / 2$
標準偏差　$\sigma_U = \sqrt{n_1 n_2 (n_1 + n_2 + 1)/12}$
の正規分布をします。

したがって標本の U 値を標準化して z 値

$z=(U-\mu_U)/\sigma_U$ を求め，
標準正規分布表をみて判定します。

⑤ 有意水準を α とすると，$|z|<z_0(\alpha)$ ならば，帰無仮説を棄却できません。

⑥ 同順位（タイ）がある場合，標準偏差を以下のように補正します。

$$\sigma_U=\sqrt{\{n_1n_2/(n_1+n_2)(n_1+n_2-1)\}[\{(n_1+n_2)(n_1+n_2+1)(n_1+n_2-1)/12\}-\Sigma L]}$$

ここで，$L=(k^3-k)/12$　　※ k はタイがいくつ続くかの長さ

ただし，同順位がそれほど多くなければ，補正の必要は少ないです。

栄養学分野での利用

栄養学の分野では嗜好調査がよく行われますが，その際，3段階や5段階の順序尺度が用いられることが多いようです。

例題7-6-1

A病院で入院患者に対して病院給食の嗜好調査を実施しました。

みそ汁の味つけについて5段階での評価結果は下表のとおりです。みそ汁の濃さの嗜好に性差があるといえるでしょうか。有意水準 $\alpha=0.05$ で検定してみましょう。

1．濃い　2．少し濃い　3．ちょうどよい　4．少し薄い　5．薄い

性別	n	評価結果						
男性	6	4	5	3	4	2	4	
女性	8	2	3	3	4	1	4	2	3

例題の計算

マン・ホイットニーの U 検定の，小標本の場合の方法を用いて両群の中央値の差の検定を行います。

▶ STEP 1　　帰無仮説　H_0：両群の中央値は同じ。
　　　　　　対立仮説　H_1：両群の中央値は異なる。
　　　　　　　　　　　　　　　　　…両側検定

▶ STEP 2　　両群の n 数は，男性 $n_1=6$，女性 $n_2=8$ です。右図のように数えると，男性群より大なる値を示す女性群の度数は，
　　　　　　$U=0+1+1+1+3.5+6=12.5$
　　　　　　なお，同順位は0.5としています。

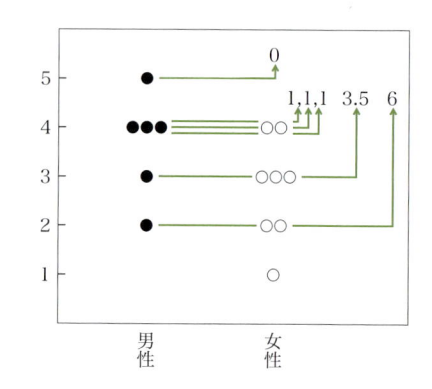

▶ STEP 3　マン・ホイットニーの検定表（両側確率p＜0.05）
　　　　　　より U 値の有意点
　　　　　　$U_0 = U(n_A, n_B, \alpha) = U(6, 8, 0.05) = 8$
　　　　　　したがって，$U_0 < U$ より帰無仮説を棄却できず，男女両群の中央値は異なるとはいえないことになります。

> マン・ホイットニーの検定表はダウンロードしたExcelファイルに収載されています

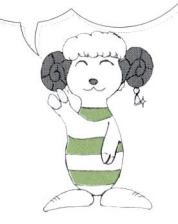

例題 7-6-2

2つの中学校 A，B の 1 年生それぞれ 30 名，36 名を対象に手洗いの状況 5 項目〔外から帰ったとき，食事をする前（自宅），食事をする前（外食），トイレ後（尿のみ），トイレ後（便のとき）〕について調査しました。各項目 3〜1 の 3 段階の回答（3.いつも洗う，2.時々洗う，1.洗わない）を得て，個人別に合計得点を求めると，表のようになりました。A，B の 2 校の手洗い得点に差があるといえるでしょうか。

中学校	調査結果																
A	15	11	10	13	11	11	11	11	14	14	14	13	11	15	12	14	12	10	11
B	15	13	12	13	12	9	12	13	11	15	7	10	10	5	12	13	14	11	10

| A | 15 | 13 | 13 | 14 | 11 | 12 | 12 | 12 | 14 | 13 | 10 | | | | | |
| B | 7 | 13 | 12 | 15 | 15 | 13 | 12 | 15 | 13 | 15 | 14 | 14 | 8 | 13 | 12 | 14 | 12 |

例題の計算

▶ STEP 1　帰無仮説　H_0：2 つの母集団の得点の平均値に差がない。
　　　　　　対立仮説　H_1：両群の平均値は異なる。　　…両側検定

▶ STEP 2　　n 数の少ない A 校に注目して，それより大きい B 校のデータの数を順に調べると，表の左側に示す値となります。

その合計が 2 群の差を示す U 値です。

$U=479$

▶ STEP 3　　データ数がともに 20 以上なので，帰無仮説が正しいとすると U は，

$\mu_U = n_1 n_2 / 2 = 30 \times 36 / 2 = 540$

同順位の数は，

得点	15	14	13	12	11	10	7	計
タイの数 k	10	10	12	13	10	6	2	
k^3-k	990	990	1,716	2,184	990	210	6	7,086

$\Sigma \mathrm{L} = 7,086/12 = 590.5$ となり，補正をします。

	$n_1=30$	$n_2=36$
	A	B
		15
		15
		15
	7	14	15
	7	14	15
	7	14	15
	7	14	15
	7	14	14
	7	14	14
	11	13	14
	11	13	14
	11	13	13
	11	13	13
	11	13	13
	11	13	13
	18	12	13
	18	12	13
	18	12	13
	18	12	13
	18	12	12
	26	11	12
	26	11	12
	26	11	12
	26	11	12
	26	11	12
	26	11	12
	26	11	12
	26	11	11
	28	10	11
	28	10	10
U=	28	10	10
479			10
			9
			8
			7
			7
			5

$\sigma_U =$

$\sqrt{\{n_1 n_2/(n_1+n_2)(n_1+n_2-1)\}\{(n_1+n_2)(n_1+n_2+1)(n_1+n_2-1)/12\}-\Sigma \mathrm{L}}$

$= \sqrt{(30 \times 36)/(66 \times 65) \times (66 \times 67 \times 65/12) - 590.5}$

$= 76.69$

▶ STEP 4　　$Z = (479-540)/73.75 = -0.827$

有意水準 $\alpha = 0.05$ で，両側検定なので，$\alpha/2 = 0.025$ のときの $Z_0 = 1.96$

$|Z| < Z_0$

帰無仮説を捨てられず，2 つの母集団の得点の平均値に差があるとはいえません。

第8章 栄養指導前後の変化（対応のある関連2標本の検定）

8-1 1変量関連2標本の検定の使い分け

```
スタート
  ↓
対応のある2群 ──いいえ──→ 第7章
（関連2標本）か
  ↓はい
間隔尺度や比例尺度で ──いいえ──→ 検定可能な ──いいえ──→ 検定不可能
測定した数量データ                  データ数か
  ↓はい                              ↓はい
正規分布 ──いいえ──→ データの差の ──いいえ──→ ノンパラメトリック法
                      順位がわかる                符号検定
  ↓はい                ↓はい
パラメトリック法       ノンパラメトリック法
対応のあるt検定        ウィルコクソンの
                      符号付順位和検定
```

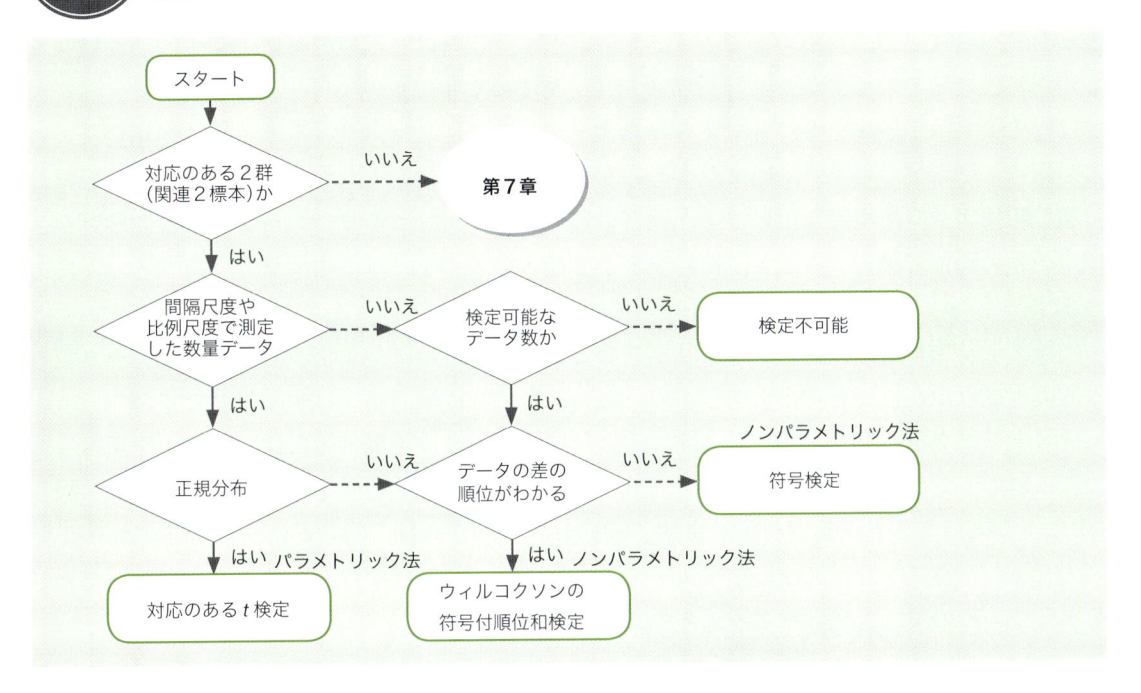

第7章に引き続き2種類のデータ（2標本）について差があるか否かを調べる検定です。ただし本章では，栄養指導の前後など同じ対象の前後のデータを比較する対応がある場合の検定となります。

表8-1　1変量関連2標本の検定の使い分け例（標本は1例のみで示す）

①栄養指導前と栄養指導後の体重に変化はあるか？
　　Aさん：栄養指導前60.5kg，栄養指導後56.7kg
②栄養指導をした人としていない人で半年後の体重変化は異なるか？
　　栄養指導をしたBさん：62.3kg → 60.4kg
　　栄養指導をしていないCさん：57.4kg → 58.2kg
③今年と5年前の健康診断時のLDLコレステロール値は変化したか？
　　Dさん：今年216mg/dL，5年前196mg/dL
④塩分濃度の異なるみそ汁2種類でどちらがおいしいか？（5段階評価）
　　Eさん：Fみそ汁（5．とてもおいしい），Gみそ汁（3．普通）
⑤調理前と調理後のレチノール当量に変化はあるか？
　　ほうれんそう：生350μg，ゆで450μg

表8-1に示した具体的な事例を基にフローチャートを見ながら検定の使い分けを考えていきましょう。まず、2標本に対応があるか否かを考えます。②の「栄養指導をした人としていない人」は、2つの独立した集団ですので、第7章（p.87）に戻ってください。①③④⑤は、同じ対象の変化ですので関連2標本となります。

次にパラメトリック法とノンパラメトリック法とに分ける必要があります。パラメトリック法は、分布が正規分布に従う場合に利用でき、対応のある2標本について平均値に差があるか否かを調べる検定で、対応のあるt検定を用います。これは、正規分布に近く平均値が意味をもつためにできるのですが、ノンパラメトリック法のように正規分布と異なる場合は、平均値ではなく中央値が意味をもつと考えられます。そのため、ノンパラメトリック法の場合は、対応のある2標本について中央値に差があるか否かを調べる検定として、**ウィルコクソンの符号付順位和検定**や**符号検定**を用います。両者の違いは、ウィルコクソンの符号付順位和検定が2標本の差の順位で検定すること、符号検定が2標本の大小または優劣関係で検定することにあります。

パラメトリック法とノンパラメトリック法とに分けるために、まず、数値が連続データである間隔尺度以上か否かを考えます。④の「おいしさの5段階評価」は順序尺度ですので、ノンパラメトリック法になります。①③⑤は比例尺度です。次に正規分布に従うか否かを調べるために、対応するデータの差をヒストグラムで把握したり正規性の検定を行ったりします。図8-1に①③⑤のヒストグラムを示します。⑤のヒストグラムは、明らかに正規分布とはいえないのでノンパラメトリック法になります。①③はほぼ左右対象で釣り鐘のような形をした分布を示しているので、正規分布と考えられます。

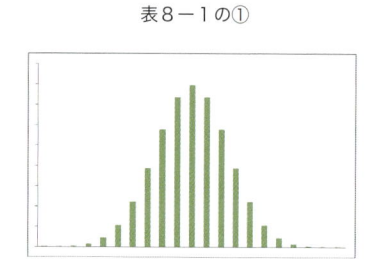

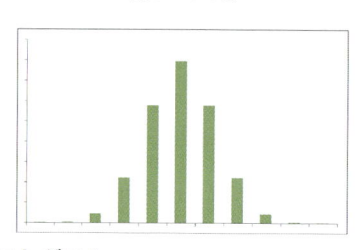

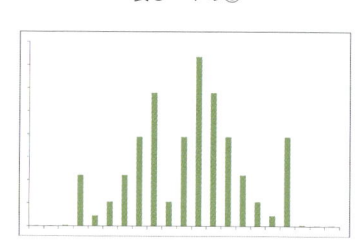

図8-1　対応するデータの差のヒストグラム

パラメトリック法であることがわかった「①栄養指導前と栄養指導後の体重の変化」と「③今年と5年前の健康診断時のLDLコレステロール値の変化」は、「対応のあるt検定」を用います（p.103）。ノンパラメトリック法である④と⑤はさらに検証を続けます。ノンパラメトリック法は、以下のように、分布が特定の型ではないときに用います。
（1）正規分布ではない場合
（2）おいしさなどデータが間隔尺度でない場合
（3）データが少なくて正規分布が仮定できない場合

パラメトリック法が使えるときでもノンパラメトリック法は使用可能ですが、検出力がやや低くなるため、パラメトリック法を使える条件がそろっているときはパラメトリック法の使用が有効です。

表 8-2 対応するデータの差（標本は数例のみ）

表 8-1 の④

	みそ汁 A	みそ汁 B	差
1	4	5	−1
2	5	4	1
3	4	5	−1
4	4	4	0
5	5	3	2
…	…	…	…

表 8-1 の⑤

	生	ゆで	差
1	350	450	−100
2	220	150	70
3	150	130	20
4	67	64	3
5	330	370	−40
…	…	…	…

さて，ノンパラメトリック法でも，データ数があまりにも少ない場合は検定不可能となります。

次に，データの差の順位がわかるか否かを考えます。表 8-2 に④と⑤のデータの差について示しました。⑤は，データの差の順位が明らかですので，ウィルコクソンの符号付順位和検定（p.107）を用います。④は，順位があまり明確でないので，プラスかマイナスかで判断する符号検定（p.110）を用います。以上の結果をまとめると表 8-3 のようになります。

表 8-3　1 変量関連 2 標本の検定の使い分け結果

①栄養指導前と栄養指導後の体重に変化はあるか？
　　→**対応のある t 検定**（p.103）
②栄養指導をした人としていない人で半年後の体重変化は異なるか？
　　→**第 7 章　対応のない独立 2 標本の検定**（p.87）
③今年と 5 年前の健康診断時の LDL コレステロール値は変化したか？
　　→**対応のある t 検定**（p.103）
④塩分濃度の異なるみそ汁 2 種類でどちらがおいしいか？（5 段階評価）
　　→**符号検定**（p.110）
⑤調理前と調理後のレチノール当量に変化はあるか？
　　→**ウィルコクソンの符号付順位和検定**（p.107）

8-2　対応のある t 検定

肥満改善教室を行った後に体重は減少したか，栄養指導を行った後に野菜の摂取量は増加したかなど，栄養士の業務の中で指導や教育の効果判定によく活用されるのが**対応のある t 検定**です。使用する条件は以下のとおりです。

① 対応のある 2 群（関連 2 標本）であること
② 間隔尺度や比例尺度で測定した数量データであること
③ 正規分布に従っていること

対応のある t 検定は，対応する 2 標本の差が有意であるか否かを検定する方法です。検定は以下の手順で行われます。

検定手順

	x_1	x_2	x_1-x_2	$(x_1-x_2)^2$
1	x_{11}	x_{21}	$x_{11}-x_{21}$	$(x_{11}-x_{21})^2$
2	x_{12}	x_{22}	$x_{12}-x_{22}$	$(x_{12}-x_{22})^2$
…	…	…	…	…
n	x_{1n}	x_{2n}	$x_{1n}-x_{2n}$	$(x_{1n}-x_{2n})^2$
合計	Σx_1	Σx_2	$\Sigma (x_1-x_2)$	$\Sigma (x_1-x_2)^2$

1. 仮説を立てます。
   帰無仮説　H_0：両群の平均値に差がない。$\mu_1=\mu_2$
   対立仮説　H_1：両群の平均値に差がある。$\mu_1\neq\mu_2$

2. データから検定統計量 t を求めます。
   ① 2標本の差の平均を求めます。
   $$\bar{x}=\frac{\Sigma(x_1-x_2)}{n}$$

   ② 2標本の差の標準偏差を求めます。
   $$s=\sqrt{\frac{n\Sigma(x_1-x_2)^2-(\Sigma(x_1-x_2))^2}{n(n-1)}}$$

   ③ 検定統計量 t を求めます。
   $$t=\frac{\bar{x}}{\frac{s}{\sqrt{n}}}$$

3. t 分布表より自由度 $df=n-1$，有意水準 α の t 値を求め，$t_0=t(df, \alpha)$ とします。検定統計量 t と比較し，$|t|>|t_0|$ のとき，帰無仮説 H_0 を棄却し，対立仮説を採用するので，有意に差があるといえます。$|t|\leq|t_0|$ のとき，帰無仮説 H_0 を棄却できないので，判定を保留し，有意に差があるとはいえません。

栄養学分野での利用

栄養指導の前後の体重の変化，LDL コレステロール値の変化，血糖値の変化などを検定に利用する機会は多くあります。**例題 8-2-1 および 2** で演習してみましょう。

例題 8-2-1

170名について，肥満改善教室を実施する前と，実施して3か月後の体重測定を行いました。実施前と実施後の体重に差があるといえるでしょうか。有意水準 $\alpha=0.05$ で検定してみましょう。

No	1	2	3	4	5	…	170	計
A：前	61	62	56	63	60	…	53	
B：後	59	61	55	65	57	…	54	
差	-2	-1	-1	2	-3	…	1	-558.5
差の2乗	4	1	1	4	9	…	1	4840.3

例題の計算

対応のある2群であり，体重は比例尺度の数量データです。正規分布に従っていると仮定して，対応のある t 検定を行います。

▶ **STEP 1** 仮説を立てます。

帰無仮説 H_0：肥満教室の前後の平均値に差がない。$\mu_A = \mu_B$

対立仮説 H_1：肥満教室の前後の平均値に差がある。$\mu_A \neq \mu_B$ …両側検定

▶ **STEP 2** データから検定統計量 t を求めます。

① 2標本の差の平均を求めます。

$$\bar{x} = \frac{\Sigma(x_A - x_B)}{n} = \frac{-558.5}{170} = -3.3$$

② 2標本の差の標準偏差を求めます。

$$s = \sqrt{\frac{n\Sigma(x_A - x_B)^2 - (\Sigma(x_A - x_B))^2}{n(n-1)}} = \sqrt{\frac{(170 \times 4840.3) - (-558.5)^2}{170(170-1)}} = 4.2$$

③ 検定統計量 t を求めます。

$$t = \frac{\bar{x}}{\frac{s}{\sqrt{n}}} = \frac{-3.3}{\frac{4.2}{\sqrt{170}}} = -10.157$$

▶ **STEP 3** t 分布表より自由度 $df = n-1 = 169$，有意水準 $\alpha = 0.05$ で，両側検定なので，t 値を求めると，

$$t_0 = t(df, \alpha/2) = t(169, 0.025) = 1.974$$

検定統計量 t の絶対値が t_0 よりも大きい（$|t| > |t_0|$）ので，帰無仮説 H_0 を棄却し，有意に差があるといえます。

例題 8-2-2

23名について，栄養指導を実施する前の5月と，実施後の12月にエネルギー摂取量を調査しました。実施前と実施後のエネルギー摂取量に差があるといえるでしょうか。有意水準 $\alpha = 0.05$ で検定してみましょう。

No		1	2	3	4	5	6	7	8	9	10	11	12
エネルギー摂取量	A：5月	2,185	2,215	1,540	1,012	1,840	2,240	2,019	1,187	1,688	1,503	2,184	1,870
	B：12月	2,074	1,832	1,843	1,606	1,747	1,727	1,650	1,425	1,739	1,226	1,768	1,245

No		13	14	15	16	17	18	19	20	21	22	23
エネルギー摂取量	A：5月	1,507	1,787	1,474	1,332	1,540	1,970	1,230	1,907	1,667	1,527	1,746
	B：12月	1,400	1,585	1,498	1,349	1,684	2,069	1,166	1,503	1,558	1,696	1,534

Excel を用いた解答

対応のある2群であり，比例尺度の数量データです。正規分布に従っていると仮定して，対応のある t 検定を行います。

▶ STEP 1　仮説を立てます。

　　帰無仮説　H_0：両群の平均値に差がない。$\mu_A = \mu_B$
　　対立仮説　H_1：両群の平均値に差がある。$\mu_A \neq \mu_B$　　…両側検定

▶ STEP 2　Excel の分析ツールの「t 検定：一対の標本による平均の検定」を用いて検定を行います。結果は下記のとおりです。

t 検定：一対の標本による平均の検定ツール

	変数1	変数2
平均	1703.043	1605.391
分散	118369.1	57953.34
観測数	23	23
ピアソン相関	0.56274	
仮説平均との差異	0	
自由度	22	
t	1.624545	
P（T<=t）片側	0.059251	
t 境界値 片側	1.717144	
P（T<=t）両側	0.118502	
t 境界値 両側	2.073873	

▶ STEP 3　検定統計量 t（1.624）は，片側検定の t 境界値（1.717），両側検定の t 境界値（2.074）それぞれよりも小さい（$|t| < |t_0|$）ので，帰無仮説 H_0 は棄却できず，有意に差があるとはいえません。また，p 値も算出されています。片側検定では $p = 0.059$，両側検定では $p = 0.119$ でいずれも有意に差があるとはいえません。

8-3 ノンパラメトリック検定

使い分けの解説

　だしを変えたみそ汁の味の違い，尿検査のたんぱく値など間隔尺度でない場合，または，データは間隔尺度であっても，差の分布が偏っていたり，データ数が少なくて正規分布が仮定できなかったりした場合にはノンパラメトリック検定を用います。ノンパラメトリック検定には，**ウィルコクソンの符号付順位和検定**と**符号検定**がありますが，2標本の差の順位づけができる場合はウィルコクソンの符号付順位和検定を用い，順位づけができない場合には符号検定を用います。

●ウィルコクソンの符号付順位和検定

検定手順

	x_1	x_2	差 (x_1-x_2)	差の絶対値	順位
1	x_{11}	x_{21}	$x_{11}-x_{21}$	$\|x_{11}-x_{21}\|$	R_1
2	x_{12}	x_{22}	$x_{12}-x_{22}$	$\|x_{12}-x_{22}\|$	R_2
…	…	…	…	…	…
n	x_{1n}	x_{2n}	$x_{1n}-x_{2n}$	$\|x_{1n}-x_{2n}\|$	R_n

1. 仮説を立てます。
   帰無仮説　H_0：両群の中央値に差がない。
   対立仮説　H_1：両群の中央値に差がある。

2. データから検定統計量 R を求めます。
   ①2標本の差の絶対値を求めます。
   　差が0の標本を除き，差の絶対値を小さい順に並べ順位 R_n をつけます（同順位の場合は平均順位とします）。
   ②順位 R_n を差の符号（プラスとマイナス）に分け，それぞれの符号の順位を足して少ないほうが検定統計量 R となります。
   　$R=$ 差が＋の符号（または－の符号）の順位和

> 同順位の場合は平均順位をとる。2位が2人のとき，2人の順位は2位と3位の中間
> $(2+3)/2=2.5$ 位
> となる

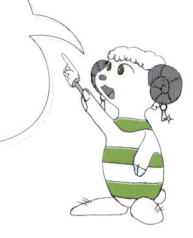

3. データ数 n（差が0の標本を除く）により検定の棄却域が異なります。

$n \leq 25$ の場合

　ウィルコクソンの符号付順位和検定の臨界値（p.110，**表8-4**）と比較し検定統計量 R が棄却域に入るとき（R が臨界値よりも小さいとき），帰無仮説 H_0 を棄却し，有意に差があるといえます。

$n > 25$ の場合

　検定統計量 R は近似的に正規分布し，これを標準化した z 値から有意確率を求めます。
　①順位和の平均 $\bar{x}$ と順位和の標準偏差 s を次式により求めます。

$$\bar{x} = \frac{n(n+1)}{4}$$

$$s = \sqrt{\frac{n(n+1)(2n+1)}{24}}$$

②z値を求めます。

$$z = \frac{|R - \bar{x}|}{s}$$

③標準正規分布表よりzに対応するp値を求めます。p値が有意水準$\alpha = 0.05$（または$\alpha = 0.01$）よりも小さいとき，帰無仮説H_0を棄却し，有意に差があるといえます。

栄養学分野での利用

調理前と調理後の栄養価の変化，少人数の場合の栄養指導前後の検査値変化など，利用する機会は多くあります。**例題8-3-1**および**2**で演習してみましょう。

例題8-3-1

野菜の調理前と調理後のレチノール当量（μg）に変化はあるでしょうか？

No	1	2	3	4	5	6	7	8	9	10
生	350	18	150	67	330	56	230	330	380	170
ゆで	450	13	130	64	370	60	270	330	440	220

例題の計算

対応のある2群であり，比例尺度の数量データですが，標本数が少なく，バラツキが大きいことから，正規分布に従っていると仮定できないので，ウィルコクソンの符号付順位和検定を行います。

▶ STEP 1　仮説を立てます。
　　帰無仮説　H_0：両群の中央値に差がない。
　　対立仮説　H_1：両群の中央値に差がある。　　…両側検定

▶ STEP 2　データから検定統計量Rを求めます。

①2標本の差の絶対値を求めます。
　差が0の標本を除き，差の絶対値を小さい順に並べ順位R_nをつけます（同順位の場合は平均順位とします）。

②順位R_nを差の符号（プラスとマイナス）に分け，それぞれ符号の順位を足して少ないほうが検定統計量Rとなります。

　　$R = $ 差が+の符号の順位和 $= 8$

▶ STEP 3　$n = 9$で，$n \leq 25$となるので，**表8-4**ウィルコクソンの符号付順位和検定の臨界値と比較します。$n = 9$，$\alpha = 0.05$の場合，両側検定では$\alpha = 0.025$の欄を見ると，臨界値は5なので，検定統計量Rは8であるため棄却域に入りません。

したがって，帰無仮説 H_0 を棄却できず，有意に差があるとはいえません。

	生	ゆで	差	差の絶対値	順位	－の順位	＋の順位
1	350	450	－100	100	9	9	
2	18	13	5	5	3		3
3	150	130	20	20	4		4
4	67	64	3	3	1		1
5	330	370	－40	40	5.5	5.5	
6	56	60	－4	4	2	2	
7	230	270	－40	40	5.5	5.5	
8	330	330	0	0			
9	380	440	－60	60	8	8	
10	170	220	－50	50	7	7	
計					n＝9	37	8

例題 8-3-2

野菜の調理前と調理後のレチノール当量（μg）に変化はあるでしょうか？

No	1	2	3	4	5	…	28	計
生	350	18	150	67	330	…	220	
ゆで	450	13	130	64	370	…	230	
差	－100	5	20	3	－40	…	－10	
差の絶対値	100	5	20	3	40	…	10	
順位	26	11	17	9	22.5	…	14.5	n＝26
－の順位	26				22.5	…	14.5	75
＋の順位		11	17	9		…		58.5

例題の計算

▶ **STEP 1** 仮説を立てます。
　帰無仮説　H_0：両群の中央値に差がない。
　対立仮説　H_1：両群の中央値に差がある。

▶ **STEP 2** データから検定統計量 R を求めます。$R=58.5$

▶ **STEP 3** データ数 $n=26$ で $n>25$ となります。

①順位和の平均 $\bar{x}$ と順位和の標準偏差 s を求めます。

$$\bar{x}=\frac{n(n+1)}{4}=\frac{26(26+1)}{4}=175.5$$

$$s=\sqrt{\frac{n(n+1)(2n+1)}{24}}$$
$$=\sqrt{\frac{26(26+1)(2\times26+1)}{24}}=39.373$$

② z 値を求めます。

$$z=\frac{|R-\bar{x}|}{s}=\frac{|58.5-175.5|}{39.373}=2.9716$$

③ z に対応する p 値を求めます。ダウンロードした Excel ファイルの付表1 標準正規分布表から，$p=0.0015$ ですので，$p<0.01$ であり，帰無仮説 H_0 を棄却し，有意に差があるといえます。

表8-4　ウィルコクソンの符号付順位和検定の臨界値

n \ α	0.005	0.01	0.025	0.05
1	–	–	–	–
2	–	–	–	–
3	–	–	–	–
4	–	–	–	–
5	–	–	–	0
6	–	–	0	2
7	–	0	2	3
8	0	1	3	5
9	1	3	5	8
10	3	5	8	10
11	5	7	10	13
12	7	9	13	17
13	9	12	17	21
14	12	15	21	25
15	15	19	25	30
16	19	23	29	35
17	23	27	34	41
18	27	32	40	47
19	32	37	46	53
20	37	43	52	60
21	42	49	58	67
22	48	55	65	75
23	54	62	73	83
24	61	69	81	91
25	68	76	89	100
26	75	84	98	110
27	83	92	107	119
28	91	101	116	130
29	100	110	126	140
30	109	120	137	151

n は差が0を除いたデータのペア数である。

● 符号検定

2標本の差の順位づけができない場合，単に値の大小を差の符号（プラスとマイナス）に注目して検定するのが符号検定です。符号の数の出現確率を2項分布（p.61）によって計算し

ます。

検 定 手 順

	x_1	x_2	差 (x_1-x_2)	符号 +0−
1	x_{11}	x_{21}	$x_{11}-x_{21}$	
2	x_{12}	x_{22}	$x_{12}-x_{22}$	
…	…	…	…	
n	x_{1n}	x_{2n}	$x_{1n}-x_{2n}$	

1 仮説を立てます。

帰無仮説　H_0：両群の分布に差がない。

対立仮説　H_1：両群の分布に差がある。

2 データから検定統計量Tを求めます。

$T=$ 符号の数が少ないほうの個数

3 データ数n（差が0の標本を除く）により検定の棄却域が異なります。

$n \leqq 25$ の場合

帰無仮説に従うなら，Tの出現確率は1/2であり，2項分布に従います。そのためn回の試行中，T回以下になる確率を求め，有意水準と比較します。

母比率P（1/2）の事象がn回の試行中，t回起こる確率は，

$$P_t = {}_nC_t P^t(1-P)^{n-t} = {}_nC_t \left(\frac{1}{2}\right)^n$$

となり，T回以下になる確率は，

$P=P_0$からP_tまでの和

となります。これは片側検定なので，両側検定の場合は確率を2倍します。p値が有意水準$\alpha=0.05$（または$\alpha=0.01$）よりも小さいとき，帰無仮説H_0を棄却し，有意に差があるといえます。

$n > 25$ の場合

検定統計量Tは近似的に正規分布し，これを標準化したz値から有意確率を求めます。

①平均$\bar{x}$と標準偏差sを求めます。

$$\bar{x}=nP=n\times 1/2$$

$$s=\sqrt{nP(1-P)}=\sqrt{n\times\frac{1}{2}\left(1-\frac{1}{2}\right)}=\sqrt{n\times\frac{1}{2}\times\frac{1}{2}}$$

②z値を求めます。

$$z=\frac{|T-\bar{x}|}{s}$$

③標準正規分布表よりzに対応するp値を求めます。p値が有意水準$\alpha=0.05$（または$\alpha=0.01$）よりも小さいとき，帰無仮説H_0を棄却し，有意に差があるといえます。

栄養学分野での利用

料理のおいしさの違い，栄養指導前後の尿検査のたんぱく値の変化など利用する機会は多くあります。**例題8-3-3**および**4**で演習してみましょう。

例題8-3-3

塩分濃度の異なるみそ汁2種類でどちらがおいしいでしょうか？
5.とてもおいしい　　4.おいしい　　3.普通　　2.あまりおいしくない　　1.おいしくない

No	1	2	3	4	5	6	7	8	9	10
Aみそ汁	4	5	4	4	2	3	4	3	4	5
Bみそ汁	5	4	5	4	3	5	5	4	5	4

例題の計算

対応のある2群で，順序尺度であり，差の順位づけができないので，符号検定を行います。

▶ **STEP 1**　仮説を立てます。

帰無仮説　H_0：両群の分布に差がない。
対立仮説　H_1：両群の分布に差がある。　　…両側検定

▶ **STEP 2**　データから検定統計量 T を求めます。

No	1	2	3	4	5	6	7	8	9	10
Aみそ汁	4	5	4	4	2	3	4	3	4	5
Bみそ汁	5	4	5	4	3	5	5	4	5	4
差	−1	1	−1	0	−1	−2	−1	−1	−1	1
符号	−	+	−	0	−	−	−	−	−	+

符号の＋の数は2，−の数は7，差が0の数は1です。

$T=$ 符号の数が少ないほうの個数 $=2$

▶ **STEP 3**　データ数 n は，差が0の標本を除くと9で，$n \leq 25$ となるので，確率を求めます。

$$\sum P_t = {}_nC_t \left(\frac{1}{2}\right)^n = {}_9C_0 \left(\frac{1}{2}\right)^9 + {}_9C_1 \left(\frac{1}{2}\right)^9 + {}_9C_2 \left(\frac{1}{2}\right)^9 = 0.0898$$

これは片側検定なので，両側検定の場合は確率を2倍します。

p＝0.180

p 値が有意水準 $\alpha = 0.05$ よりも大きいので，帰無仮説 H_0 は棄却できず，有意に差があるとはいえません。

例題 8-3-4

塩分濃度の異なるみそ汁2種類でどちらがおいしいでしょうか？
5.とてもおいしい　4.おいしい　3.普通　2.あまりおいしくない　1.おいしくない

No	1	2	3	4	5	…	28
Aみそ汁	4	5	4	4	2	…	4
Bみそ汁	5	4	5	4	3	…	5
差	−1	1	−1	0	−1	…	−1
符号	−	+	−	0	−	…	−

−	20
+	6
0	2

n=26

例題の計算

対応のある2群で，順序尺度であり，差の順位づけができないので，符号検定を行います。

▶ STEP 1　　仮説を立てます。

帰無仮説　H_0：両群の分布に差がない。

対立仮説　H_1：両群の分布に差がある。

▶ STEP 2　　データから検定統計量 T を求めます。
　　　　　　$T=6$

▶ STEP 3　　データ数 n は26で，$n \geq 25$ となるので，近似的に正規分布し，これを標準化した z 値から有意確率を求めます。

① 平均 $\bar{x}$ と標準偏差 s を求めます。

$$\bar{x}=nP=26 \times 1/2 = 13$$

$$s=\sqrt{nP(1-P)}=\sqrt{n \times \frac{1}{2}\left(1-\frac{1}{2}\right)}=\sqrt{n \times \frac{1}{2} \times \frac{1}{2}}=\sqrt{26 \times \frac{1}{2} \times \frac{1}{2}}=2.5495$$

② z 値を求めます。

$$z=\frac{|T-\bar{x}|}{s}=\frac{|6-13|}{2.5495}=2.746$$

③ z に対応する p 値を求めます。ダウンロードしたExcelファイルの付表1標準正規分布表から，$p=0.0031$ ですので，$p<0.01$ であり，帰無仮説 H_0 を棄却し，有意に差があるといえます。

第 9 章　BMI区分による差の判定（対応のない独立多標本の検定）

9-1　1変量独立多標本の検定の使い分け

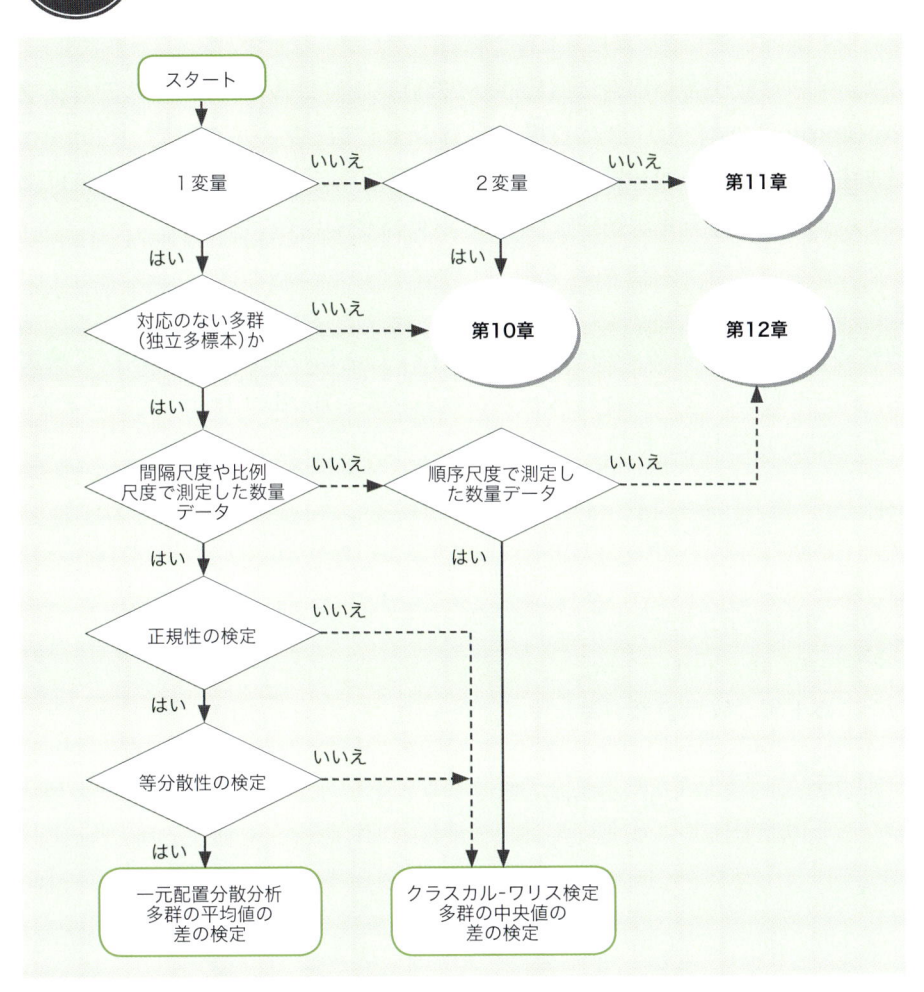

```
スタート
  ↓
[1変量] ──いいえ──→ [2変量] ──いいえ──→ 第11章
  │はい                │はい
  ↓                    ↓
[対応のない多群       第12章
 （独立多標本）か] ──いいえ──→ 第10章
  │はい
  ↓
[間隔尺度や比例           [順序尺度で測定
 尺度で測定した数量 ──いいえ──→ した数量データ] ──いいえ──→ 第12章
 データ]
  │はい                       │はい
  ↓                           │
[正規性の検定] ──いいえ──────→│
  │はい                       │
  ↓                           │
[等分散性の検定] ──いいえ─────→│
  │はい                       ↓
  ↓                    クラスカル-ワリス検定
一元配置分散分析        多群の中央値の
多群の平均値の           差の検定
差の検定
```

　対応のない3標本以上（独立多標本）の検定では「標本間のどこかに差があるかどうか」を検定します。ただし，どことどこの標本に差があるかまではわかりません。どことどこの標本に差があるかを調べるには，多重比較を行います。3標本以上の検定をするとき，「2標本ずつのペアを作って，2標本の検定をすればよいのではないか」と安易に考えてしまいますが，この考えは間違っています。2標本の検定で多標本の検定を行うと，高い確率で「有意差あり」という計算結果になり，実際には「差がない」にもかかわらず「差がある」と誤った判断をしてしまいます。この誤りを避けるために，1変量多標本を同時に比較する検定方法としてパラメトリック法の**一元配置分散分析**（one-factor ANOVA）とノンパラメトリック法の**クラスカル-ワリス検定**（Kruskal-Wallis test）があります。

使い分けの解説

データが量的で，間隔尺度や比例尺度で測られていて，母集団の正規性や等分散性を仮定できる場合は一元配置分散分析を行います。

データが質的で，順序尺度で測られている場合や，母集団の正規性や等分散性が仮定できない場合にはクラスカル-ワリス検定を行います。

●正規性の検定

正規性の検定には，データ数が多い場合は（1,500～2,000 以上）**コルモゴロフ-スミルノフ検定**（Kolmogorov-Smirnov test）を，少ない場合には**シャピロ-ウィルク検定**（Shapiro-Wilk test）を行います。これらは市販の統計ソフトがあれば使うことができます。期待度数と実測度数を使ったχ^2適合度による正規性検定は第12章を参考にしてください。

●等分散性の検定

多標本の等分散性の検定には，各標本のデータ数がすべて等しい場合は**ハートレイ検定**（Hartley test）を，データ数が異なる場合は**バートレット検定**（Bartlett test）を行います。ここではバートレット検定の説明をします。

バートレット検定

標本の数　p

標本ごとの分散　$u_1^2, u_2^2, \cdots u_j^2, \cdots u_p^2$

標本ごとのデータ数　$n_1, n_2, \cdots n_j, \cdots n_p$

分散の偏り度 M を求めます（ln は自然対数）。

$$M = \sum_{j=1}^{p}(n_j-1) ln \frac{\sum_{j=1}^{p}(n_j-1)u_j^2}{\sum_{j=1}^{p}(n_j-1)} - \sum_{j=1}^{p}(n_j-1) ln\, u_j^2$$

補正係数 C を求めます。

$$C = 1 + \frac{1}{3(p-1)}\left\{\sum_{j=1}^{p}\frac{1}{n_j-1} - \frac{1}{\sum_{j=1}^{p}(n_j-1)}\right\}$$

統計量　$B = \dfrac{M}{C}$

統計量 B は母分散 $b_1^2 = b_2^2 = \cdots = b_p^2$ という仮説のもと自由度 $p-1$ の χ^2 分布に近似的に従います。

$B < \chi^2(0.05, p-1)$ の場合，有意水準 5% で母分散は異なるとはいえません。つまり，「母分散に差があるとはいえない」ので，一元配置の分散分析を行うことができます。

9-2 一元配置分散分析

　一元配置分散分析とは，1変量，つまり要因が1つなので「一元配置分散分析」または「一要因分散分析」と呼ばれています。ところで，標本間の平均値に差があるかどうかをみるための検定を，なぜ分散分析と呼ぶのか疑問に思う人もいるでしょう。それは，平均値に差があるかどうかは，データの分散（ばらつき）に左右されるからです。

　一元配置のデータは**表9-1**のようになります。**表9-1**の要因Aを「要因」あるいは「因子」といいます。要因の各カテゴリー $A_1, A_2, \cdots A_p$ を「要因の水準」といいます。

表9-1　一元配置のデータ

		要因A					
		A_1	A_2	$\cdots$	A_j	$\cdots$	A_p
繰り返しデータ	1	x_{11}	x_{12}	$\cdots$	x_{1i}	$\cdots$	x_{1p}
	2	x_{21}	x_{22}	$\cdots$	x_{2i}	$\cdots$	x_{2p}
	$\vdots$	$\vdots$	$\vdots$		$\vdots$		$\vdots$
	i	x_{i1}	x_{i2}	$\cdots$	x_{ij}	$\cdots$	x_{ip}
	$\vdots$	$\vdots$	$\vdots$		$\vdots$		$\vdots$
							合計
データ数 (n_j)		n_1	n_2	$\cdots$	n_j	$\cdots$	n_p	n
合計 (T_j)		T_1	T_2	$\cdots$	T_j	$\cdots$	T_p	T
平均 ($\bar{x}_j$)		$\bar{x}_1$	$\bar{x}_2$	$\cdots$	$\bar{x}_j$	$\cdots$	$\bar{x}_p$	$\bar{\bar{x}}$

検定手順

　データ全体のちらばり（全体変動）は，要因の効果（水準間の差）による分散と，誤差（水準内の差）による分散とが複合したものです。分散分析は，全体の分散（全体変動）の中から要因の効果による分散（要因変動）と誤差による分散（誤差変動）とを取り出して比較検討する方法です。

　要因の水準数を p，各グループのデータ数を n_j とします。

1. 仮説を立てます。
   帰無仮説　H_0：要因Aの水準間に差はない。
   対立仮説　H_1：要因Aの水準間に差がある。

2. 全体の偏差平方和 S_T を求めます。S_T は個々のデータと総平均との差の平方和（偏差平方和）となります。

$$S_T = \sum_{j=1}^{p} \sum_{i=1}^{n_j} (x_{ij} - \bar{\bar{x}})^2$$

3. 要因の偏差平方和 S_A を求めます。S_A は各水準の平均 $\bar{x}_j$ が全体平均 $\bar{\bar{x}}$ に対してどれほどばらついているかを表すものです。

$$S_A = \sum_{j=1}^{p} n_j (\bar{x}_j - \bar{\bar{x}})^2$$

4. 誤差の偏差平方和 S_E を求めます。S_E は各水準内での変動，つまり個々のデータが各水準の平均 $\bar{x}_j$ に対してどれほどばらついているかを表すものです。

$$S_E = \sum_{j=1}^{p} \sum_{i=1}^{n_j} (x_{ij} - \bar{x}_j)^2$$

5. 要因と誤差の自由度 f_A, f_E と，それぞれの平均平方（不偏分散）V_A, V_E を求めます。平均平方は偏差平方和を自由度で割って求めます。

$$f_A = p-1, \quad f_E = n-p, \quad V_A = \frac{S_A}{f_A}, \quad V_E = \frac{S_E}{f_E}$$

⑥ 要因の分散比 F_A を求めます。分散比は要因の平均平方を誤差の平均平方で割って求めます。

$$F_A = \frac{V_A}{V_E}$$

⑦ 以上の事柄をまとめて，**表9-2**のような分散分析表を作成します。

表9-2　一元配置の分散分析表

要因	偏差平方和	自由度	平均平方	分散比
要因A	S_A	f_A	V_A	F_A
誤差	S_E	f_E	V_E	
全体	S_T			

⑧ 分散比の F 検定を行い，F_A と $F(f_A, f_E, \alpha)$ を比較します。$F_A \geq F(f_A, f_E, \alpha)$ の場合，要因 A の帰無仮説 H_0 を棄却し，対立仮説 H_1 を採択します。$F_A < F(f_A, f_E, \alpha)$ の場合，要因 A の帰無仮説 H_0 を採択します。つまり，$F_A \geq F(f_A, f_E, \alpha)$ の場合は，「要因間の効果がある」，$F_A < F(f_A, f_E, \alpha)$ の場合は，「要因間の効果がない」ということになります。

⑨ 検定の結果に有意差が認められた場合は，要因の水準間のどことどこに差があるかを検討するために，平均値のペアを作って，テューキーの HSD 検定による多重比較（下位検定）を行います。

$$\text{基準値：} HSD(\alpha) = q(\alpha, p, f_E)\sqrt{\frac{V_E}{n}}$$

$q(\alpha, p, f_E)$ はスチューデント化された範囲の臨界値（α に相当する q の量），V_E は分散分析表中の誤差の平均平方です。

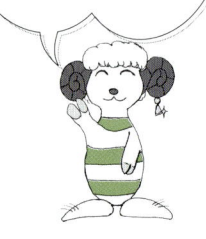

n は各水準のデータ数ですが，データ数が異なる場合は以下のような調和平均を近似値として用います。ただし，データ数が大きく異ならない場合です。

$$n' = \frac{p}{\sum_{j=1}^{p}\left(\frac{1}{n_j}\right)}$$

> 要因間の多重比較には色々な検定があります。テューキー(Tukey)，ボンフェローニ(Bonferroni)，シェッフェ(Scheffe) の順で，テューキーが最も有意差が出やすく，シェッフェが最も厳しい検定です

$|\bar{x}_l - \bar{x}_m| \geq HSD(\alpha)$ ならば，有意水準 α で有意差ありとなり，要因の水準 l と水準 m の間に差があることがわかります。

栄養学分野での利用

栄養学の分野では BMI を要因としてグループ分けをし，肥満度の違いによって標本間に差があるかどうか検討することがあります。**例題9-2-1**で演習してみましょう。

例題 9-2-1

食生活調査を実施し、身長と体重、朝食時間を測定しました。身長と体重からBMIを求め、肥満度を基準にグループ分けしてあります。肥満度の違いによって朝食にかける時間に差があるかどうか、有意水準 $\alpha=0.05$ で検定してみましょう。

朝食にかける時間（分）	BMIによる区分		
	やせ	標準	肥満
	15	5	15
	20	20	10
	15	10	5
	25	15	10
	20	25	20
	30	20	10
	20	20	5
	25	25	15
	10	5	15
		30	

例題の計算

肥満度の違いによって、朝食にかける時間に差があるでしょうか。一元配置分散分析を用いて3グループの平均値の差の検定を行います。

▶ **STEP 1** 分散分析の前にそれぞれのグループの正規性を、期待度数と実測度数を使った χ^2 適合度により検定します。帰無仮説は「データの分布は正規分布に従う」、対立仮説は「データの分布は正規分布に従わない」です。

度数分布表

階級値	実測度数	期待度数
5	2	1.096127
10	1	1.598974
15	1	2.304898
20	3	2.304898
25	2	1.598974
30	1	1.096127
計	10	10

この例題では階級の幅を5とした度数で考えます。たとえば「標準」では右表のように階級値5の実測度数が2、期待度数が1.096となります。これらから χ^2 値を求めると2.027となります。適合度の検定で正規性の検定を行うときの自由度は「カテゴリー数－3」を用いるので、ここでは階級数－3＝6－3＝3となります。

「やせ」の χ^2 値は0.68で、自由度2有意水準5%の片側検定の臨界値は5.99。「標準」の χ^2 値は2.03で、自由度3有意水準5%の片側検定の臨界値は7.81。「肥満」の χ^2 値は0.11で、自由度1有意水準5%の片側検定の臨界値は3.84となります。いずれも臨界値より小さく、帰無仮説が棄却できず対立仮説を採択できません。したがってどのデータも「正規分布に従わないとはいえない」となります。

▶ **STEP 2** 3グループの等分散性をバートレット検定を用いて検定します。帰無仮説は「3グループの分散は等しい」、対立仮説は「3グループの分散は異なる」です。

χ^2 値は2.42で、自由度2有意水準5%の片側検定の臨界値は5.99なので、2.42＜5.99となり、帰無仮説が棄却できず対立仮説を採択できません。したがって、「3グループの母分散は異なるとはいえない」となります。

以上のことから、このデータは3グループとも正規分布に従い、分散に差がないと考えられるので、一元配置分散分析を用いて検定します。

▶ **STEP 3** 帰無仮説　H_0：肥満度の違いによって、朝食にかける時間には差がない。
　　　　　　対立仮説　H_1：肥満度の違いによって、朝食にかける時間には差がある。

▶ **STEP 4**　基本的な一元配置データ表を作ります。

	要因（BMIによる区分）(A)			全体
	やせ	標準	肥満	
朝食にかける時間（分）	15	5	15	
	20	20	10	
	15	10	5	
	25	15	10	
	20	25	20	
	30	20	10	
	20	20	5	
	25	25	15	
	10	5	15	
		30		
データ数 (n_j)	9	10	9	28 (n)
平均 $(\bar{x}_j)$	20.00	17.50	11.67	16.42 $(\bar{x})$

▶ **STEP 5**　要因の水準数は $p=3$, 各グループのデータ数は n_j とします。偏差平方和 S_T, S_A, S_E, 自由度 f_A, f_E, 平均平方 V_A, V_E, 分散比 F_A を求めます。

$$S_T = \sum_{j=1}^{p}\sum_{i=1}^{n_j}(x_{ij}-\bar{x})^2 = 1492.86$$

$$S_A = \sum_{j=1}^{p}n_j(\bar{x}_j-\bar{x})^2 = 330.36$$

$$S_E = \sum_{j=1}^{p}\sum_{i=1}^{n_j}(x_{ij}-\bar{x}_j)^2 = 1162.5$$

$f_A = p-1 = 3-1 = 2$, $f_E = n-p = 28-3 = 25$

$V_A = \dfrac{S_A}{f_A} = \dfrac{330.36}{2} = 165.18$, $V_E = \dfrac{S_E}{f_E} = \dfrac{1162.5}{25} = 46.5$

$F_A = \dfrac{V_A}{V_E} = \dfrac{165.18}{46.5} = 3.55$

分散分析表は以下のようになります。

要因	偏差平方和	自由度	平均平方	分散比
要因A	330.36	2	165.18	3.55
誤差	1162.50	25	46.50	
全体	1492.86			

▶ **STEP 6**　分散比の F 検定を行います。有意水準 $\alpha=0.05$ のとき $F(f_A, f_E, \alpha) = F(2, 25, 0.05) = 3.385$ となります。F_A は $F(2, 25, 0.05)$ の値より大きいので、帰無仮説を棄却します。「要因の水準間に差がある」つまり、有意水準5%で「やせ」「標準」「肥満」の違いによって朝食にかける時間に差があるといえます。

▶ **STEP 7**　要因の効果が認められたので、下位検定を行います。スチューデント化された範囲の臨界値の表から、

$q(\alpha, p, f_E) = q(0.05, 3, 25) = 3.52$

$n' = \dfrac{3}{\left(\dfrac{1}{9}+\dfrac{1}{10}+\dfrac{1}{9}\right)} = 9.31$, $HSD(0.05) = 3.52 \times \sqrt{\dfrac{46.50}{9.31}} = 7.87$

となります。平均値の差を求めると、やせ－標準＝2.5，やせ－肥満＝8.3，標準

－肥満＝5.8 となります。基準値 $HSD(0.05)$ 以上になるのは「やせ－肥満」であり，「やせ」と「肥満」の間に有意な差があることがわかります。

Excel を用いた解答

▶STEP 1　右のようにデータを入力します。
▶STEP 2　正規性の検定は第12章を参照してください。
▶STEP 3　等分散性の検定をバートレットの公式にあてはめて行います。

「nj」にはデータ数を入力します。「nj－1」「(nj－1)uj」「(nj－1)ln(uj)」「1/(nj－1)」にはセル番地と演算子を組み合わせた計算式を入力します。

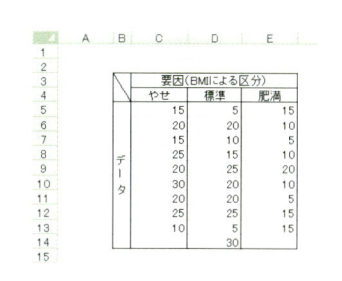

「uj」には VAR 関数を使って標本ごとの分散を求めます。引数として標本ごとのデータを範囲指定します。「ln（uj）」には引数として，「uj」のセルを指定し，LN 関数を使って自然対数を求めます。

「M」は，$\boxed{\text{D20*LN(F20/D20)－H20}}$ という計算式で求めます。

「C」は，$\boxed{1+(I20-1/D20)/(3*2)}$ という計算式で求めます。

「B」は，$\boxed{\text{C23/C24}}$ という計算式で求めます。

「X」は，CHIINV 関数に引数として，0.05 と 2 を入力して求めます。

	nj	nj－1	uj	(nj－1)uj	ln(uj)	(nj－1)ln(uj)	1/(nj－1)
やせ	9	8	37.5	300	3.624341	28.9947275	0.125
標準	10	9	73.61111	662.49999	4.298796	38.6891637	0.111111
肥満	9	8	25	200	3.218876	25.7510066	0.125
合計	28	25		1162.5		93.4348979	0.361111

M	2.55141
C	1.053519
B	2.421799
X	5.991465

▶STEP 4　データ分析ツールの「分散分析：一元配置」を使って分析します。

　　　　「データ」タグ→「データ分析」→「分散分析：一元配置」

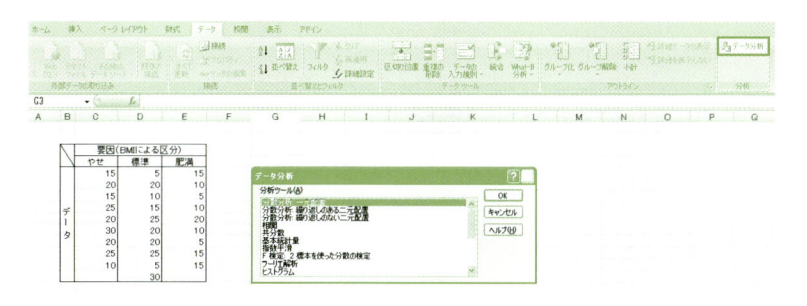

▶STEP 5　必要な値を入力します。

▶ STEP 6　結果が表示されます。

　Excel の分散分析表の表記と，**表 9 - 2** の分散分析表の表記は次のように対応しています。「グループ間」が「要因 A」，「グループ内」が「誤差」，「合計」が「全体」です。また，「変動」が「偏差平方和」，「分散」が「平均平方」，「観測された分散比」が「分散比」です。Excel では「P−値」として有意水準も計算されますから，この値が 0.05 以下であれば，帰無仮説を棄却します。

▶ STEP 7　下位検定をします。

　セルに直接，$=3/(1/9+1/10+1/9)$ を入力して n' を計算します。同じように，$=3.52*\mathrm{SQRT}(46.5/9.31)$ を入力して $HSD(0.05)$ を計算します。

　さらに，ABS 関数を利用して，それぞれの平均値の差の絶対値を計算します。

9-3　クラスカル-ワリス検定

　クラスカル-ワリス検定とは，ウィルコクソンの符号付順位和検定を 3 標本以上の場合にも適用できるようにしたものです。対応のない 3 つ以上の標本の中央値がすべて等しいという帰無仮説を検定します。用いる統計量の記号から H 検定とも呼ばれています。

検定手順

まず，すべての標本をまとめて，値の大きさの順に順位をつけ（大きい順でも小さい順でも可能ですが，小さい順が一般的です），標本ごとの順位和を求めて検定を行います。ある1つの要因について，その影響の大きさを中央値（分布の全体的位置）によって検定する方法です。

同順位の値があるときには，まず通しの順位をつけ，それらの順位を平均し，その平均値を順位としてつけ直します。さらに，同順位が多い場合には修正指数を求め，統計量を修正してから判断します。

1. 仮説を立てます。
   帰無仮説　H_0：要因の水準間に差はない。
   対立仮説　H_1：要因の水準間に差がある。

2. 同順位の値にかかわらず，全データに一括して通しの順位をつけます。同順位の値があるときは，通しの順位を平均した値を新たな順位としてつけ直します。

3. 次の式により統計量 H を求めます。

$$H = \frac{12}{N(N+1)} \sum_{j=1}^{p} \frac{R_j^2}{n_j} - 3(N+1)$$

   N は全データ数，p は標本の数，R_j は水準ごとの順位和，n_j は水準ごとのデータ数です。

4. H は近似的に，自由度 $p-1$ の χ^2 分布に従います。χ^2 の臨界値を見て検定します。有意水準を α とすると，$H \geq \chi^2(p-1, \alpha)$ の場合，帰無仮説を棄却します。

5. 同順位が多い場合は修正指数 C を求め，H を C で割った値を修正値とします。

$$C = 1 - \frac{\sum_{i}^{q}(t_i^3 - t_i)}{(N^3 - N)}, \quad 修正 H = \frac{H}{C}$$

   t は同順位の長さ（同順位の標本値の個数），q は同順位が生じたケース数です。

6. 検定の結果，有意差が認められた場合は下位検定を行います。
   要因の水準間のどことどこに差があるかについては，ペアをつくってマン–ホイットニーの検定を行います。第7章を参照して下さい。

栄養学分野での利用

例題 9-3-1

食生活調査を実施し，身長と体重，1 週間に飲むペットボトル飲料（500mL）の本数を測定しました。身長と体重から BMI を求め，肥満度を基準にグループ分けしてあります。肥満度の違いによって 1 週間に飲むペットボトル飲料の本数に差があるかどうか，有意水準 $\alpha=0.05$ で検定してみましょう。

	BMI による区分		
	やせ	標準	肥満
飲料の本数（本）	2	4	3
	4	5	9
	3	6	4
	2	2	10
	3	5	4
	2	5	5

例題の計算

肥満度の違いによって，1 週間に飲むペットボトル飲料の本数に差があるでしょうか。正規性と等分散性が仮定できないと考え，クラスカル-ワリス検定を用いて 3 グループの中央値の差の検定を行います。

▶ **STEP 1**　帰無仮説　H_0：肥満度の違いによって，1 週間に飲むペットボトル飲料の本数には差がない。

　　　　　　　対立仮説　H_1：肥満度の違いによって，1 週間に飲むペットボトル飲料の本数には差がある。

▶ **STEP 2**　全データ数を N とし，表の（　）内のように，3 グループをすべてこみにして，各測定値の大きさに従って 1〜n まで順位をつけます。2 が 4 個あるので，2 の順位は「1, 2, 3, 4」となり，平均値は 2.5 なので 2 には順位として 2.5 をつけます。3 は 3 個あるので，3 の順位は「5, 6, 7」となり，平均値は 6 なので 3 には順位として 6 をつけます。

	BMI による区分		
	やせ	標準	肥満
飲料の本数（順位）	2 (2.5)	4 (9.5)	3 (6)
	4 (9.5)	5 (13.5)	9 (17)
	3 (6)	6 (16)	4 (9.5)
	2 (2.5)	2 (2.5)	10 (18)
	3 (6)	5 (13.5)	4 (9.5)
	2 (2.5)	5 (13.5)	5 (13.5)
データ数（n_j）	6	6	6
順位和（R_j）	29	68.5	73.5

▶ **STEP 3**　統計量 H を求めます。

$$H = \frac{12}{N(N+1)} \sum_{j}^{p} \frac{R_j^2}{n_j} - 3(N+1)$$

$$= \frac{12}{18 \times (18+1)} \times \left(\frac{29^2}{6} + \frac{68.5^2}{6} + \frac{73.5^2}{6} \right) - 3 \times (18+1) = 6.947$$

ここでは，同順位が多いので修正指数 C を求めます。計算には同順位の長さ t を用いますが，同順位の長さとは同順位の標本値の個数になります。例えば，順位の 2.5 は標本値 2 が 4 個あるので同順位 2.5 の長さは 4 となります。q は同順位が生じたケース数です。

$$C = 1 - \frac{\sum_{i}^{q}(t_i^3 - t_i)}{(N^3 - N)}$$

$$= 1 - \frac{\left((4^3-4)+(3^3-3)+(4^3-4)+(4^3-4)\right)}{(18^3-18)} = 0.964$$

修正を施したHを求めます。

$$修正H = \frac{H}{C} = \frac{6.947}{0.964} = 7.199$$

▶ STEP 4　自由度$p-1$, 有意水準5%のχ^2値は$\chi^2(2, 0.05) = 5.99$です。$H > \chi^2(2, 0.05)$より, 帰無仮説を棄却します。つまり, 肥満度の違いによって, 1週間に飲むペットボトル飲料の本数が違うといえます。

▶ STEP 5　要因の効果が認められたので, 下位検定を行います。マン・ホイットニーの検定表（両側確率5%）よりU値の臨界値$U_0(6, 6, 0.05) = 5$。各組み合わせのU値は, やせ－標準＝5, やせ－肥満＝3, 標準－肥満＝16.5となります。

臨界値以下のU値になる,「やせ」と「標準」,「やせ」と「肥満」の間に有意な差があることがわかります。

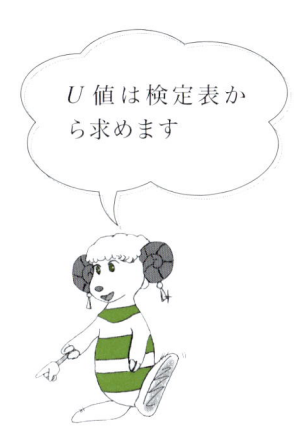

U値は検定表から求めます

Excelを用いた解答

▶ STEP 1　データを入力し, 水準ごとに並べ替えの機能を使って昇順に並べ替えます。

▶ STEP 2　水準ごとのデータをシートのあいている場所に縦1列にコピーし, データすべてを並べ替え機能で昇順に並べ替えます。並べ替えたデータに, 1から番号をつけます。同順位になるデータはSTEP 2で説明したように, 番号の平均を求めます。これらを参考にして順位表を作成します。順位和と順位和の2乗を求めます。

	BMIによる区分		
	やせ	普通	肥満
データ順位	2.5	2.5	6
	2.5	9.5	9.5
	2.5	13.5	9.5
	6	13.5	13.5
	6	13.5	17
	9.5	16	18
順位和	29	68.5	73.5
順位和2乗	841	4692	5402

▶ STEP 3　統計量Hを求めます。3つのセルに直接以下の式を入力します。

`=(12/(18*19))*(841/6+4692/6+5402/6)-(3*19)` ……セル［A1］（例）

$$\boxed{=1-\bigl((4\verb|^|3-4)+(3\verb|^|3-3)+(4\verb|^|3-4)+(4\verb|^|3-3)\bigr)/(18\verb|^|3-18)}\ \cdots\cdots \text{セル}[\text{A2}]\ 例$$

$$\boxed{=\text{A1}/\text{A2}}$$

▶ STEP 4　　自由度 $p-1$，有意水準 5% の χ^2 値を求めます。$p-1=3-1=2$ なので，セルに $\boxed{=\text{CHIINV}(0.05, 2)}$ を入力すると臨界値が計算されます。この値と統計量 H を比較します。

第10章 血糖値には食事条件や計測条件が関係するか（関連のある多標本の検定）

10-1 関連多標本の検定の使い分け

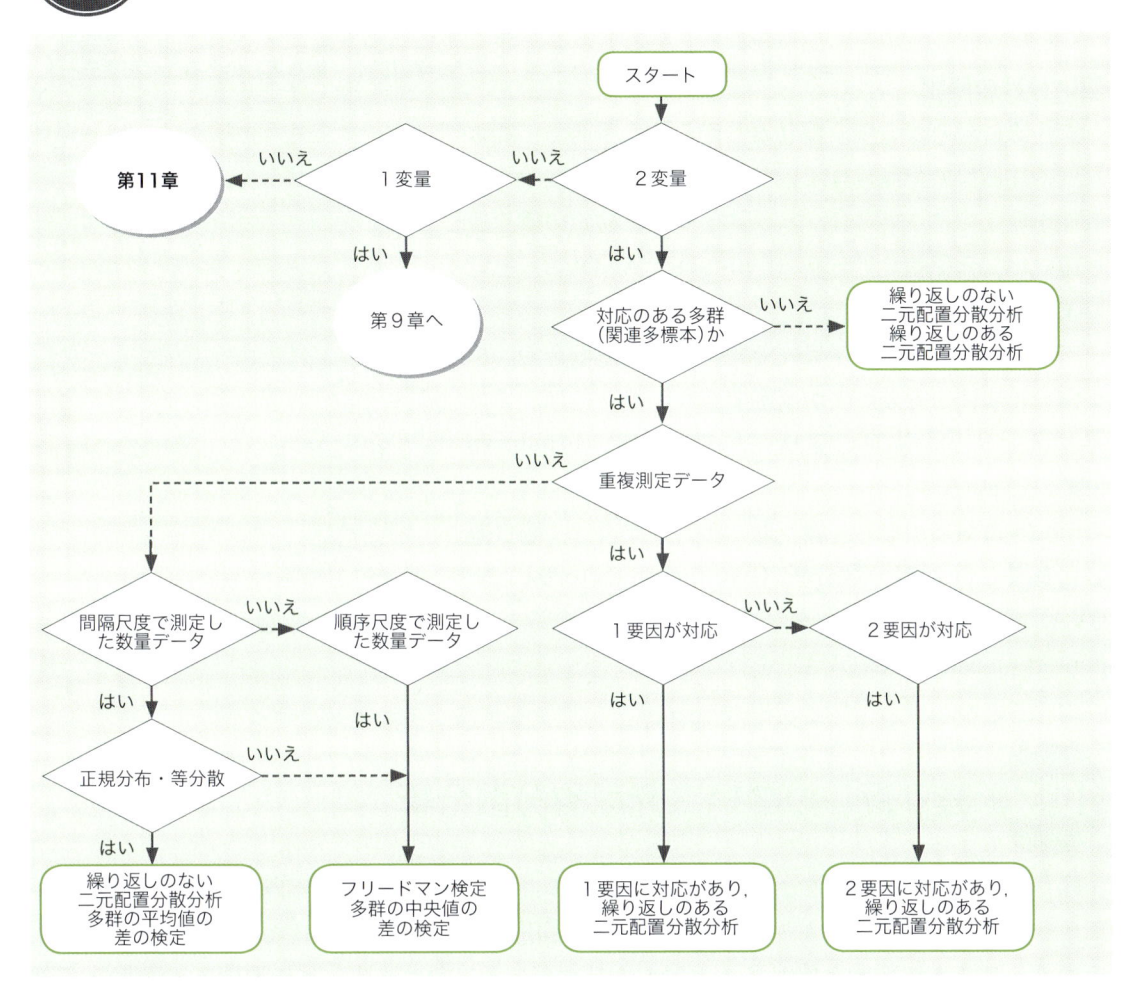

```
                           スタート
                              │
        第11章  ←いいえ─ 1変量   2変量 ─いいえ→ （略）
                         はい    はい
                              │
                         第9章へ
                              │
                    対応のある多群   ─いいえ→  繰り返しのない
                    （関連多標本）か              二元配置分散分析
                              │                繰り返しのある
                           はい                  二元配置分散分析
                              │
                         重複測定データ
                              │
          ┌──いいえ──────────┤
          │                   はい
  間隔尺度で測定し ─いいえ→ 順序尺度で測定し     1要因が対応 ─いいえ→ 2要因が対応
  た数量データ              た数量データ
       はい                     はい                はい              はい
          │                      │                  │                 │
   正規分布・等分散 ─いいえ→      │                  │                 │
       はい                      │                  │                 │
          │                      │                  │                 │
  繰り返しのない          フリードマン検定    1要因に対応があり，   2要因に対応があり，
  二元配置分散分析        多群の中央値の      繰り返しのある        繰り返しのある
  多群の平均値の          差の検定            二元配置分散分析      二元配置分散分析
  差の検定
```

　この章では，2要因によって分類される関連（対応）のある多標本間に差があるかどうかを，2要因の互いの影響を取り除いて検定する方法について説明します。

　2要因によって標本が分類されるので**二元配置**といいます。要因Aを被験者，要因Bを条件項目として，各条件項目のデータが同一被験者の場合などを「対応のあるデータ」といいます。

　また，二元配置データの検定法では各条件の組み合わせについて，ただ1つだけデータがある場合と，複数個のデータが存在する場合とがあり，それぞれ分析方法が違います。前者を**繰り返しのない二元配置データの検定**，後者を**繰り返しのある二元配置データの検定**といいます。

2つの要因A, Bがあり，要因A（行要因）の水準をp，要因B（列要因）の水準をqとすると，繰り返しのない二元配置のデータは**表10-1**のようになります。

要因Aの水準数をp，要因Bの水準数をq，繰り返し数をnとすると繰り返しのある二次元配置データは**表10-2**のようになります。

表10-1 繰り返しのない二元配置データ

		要因B			
		B_1	B_2	‥	B_q
要因A	A_1	x_{11}	x_{12}	‥	x_{1q}
	A_2	x_{21}	x_{22}	‥	x_{2q}
	:	:	:	:	:
	A_p	x_{p1}	x_{p2}	‥	x_{pq}

使い分けの解説

データに対応があり，繰り返しがなく，量的で，間隔尺度や比例尺度で測られていて，母集団の正規性や等分散性を仮定できる場合は，パラメトリック検定の**繰り返しのない二元配置分散分析**（two-factor ANOVA）を行います。

データが質的で，順序尺度で測られている場合や，母集団の正規性や等分散性が仮定できない場合には，ノンパラメトリック検定の**フリードマン検定**（Friedman test）を行います。

データに対応がなく，繰り返しがある場合は，**繰り返しのある二元配置分散分析**（two-factor factorial ANOVA）を行います。データに対応があり，繰り返しがある場合は，**重複測定分散分析**（Repeated measures ANOVA）を行います。

表10-2 繰り返しのある二元配置データ

		要因B				
		B_1	‥	B_j	‥	B_q
要因A	A_1	x_{111} : x_{11n}	‥	x_{1j1} : x_{1jn}	‥	x_{1q1} : x_{1qn}
	:	:	:	:	:	:
	A_i	x_{i11} : x_{i1n}	‥	x_{ij1} : x_{ijn}	‥	x_{iq1} : x_{iqn}
	:	:	:	:	:	:
	A_p	x_{p11} : x_{p1n}	‥	x_{pj1} : x_{pjn}	‥	x_{pq1} : x_{pqn}

10-2 繰り返しのない二元配置分散分析

繰り返しのない二元配置分散分析とは2要因によって分類される標本間の平均値に差がないことを検定します。方法は一元配置分散分析の応用で，2要因をA，Bとすると，まず，全体の変動を要因Aの変動と要因Bの変動および誤差変動に分けます。次に要因Aの変動と誤差変動，要因Bの変動と誤差変動の比較をして，要因Aや要因Bの影響の大きさを検討します。

検定手順

2つの要因について，それぞれの影響の大きさを分散によって検定します。

要因Aの水準数をp，要因Bの水準数をqとし，各平均を表示すると**表10-3**のようになります。

1 仮説を立てます。

要因Aの帰無仮説　H_0：要因Aの水

表10-3 繰り返しのない二元配置データ（平均表示）

		要因B					平均
		B_1	B_2	‥	B_j	B_q	
要因A	A_1	x_{11}	x_{12}	‥	x_{1j}	x_{1q}	$\bar{x}_{1\cdot}$
	A_2	x_{21}	x_{22}	‥	x_{2j}	x_{2q}	$\bar{x}_{2\cdot}$
	:	:	:	:	:	:	:
	A_i	x_{i1}	x_{i2}	‥	x_{ij}	x_{iq}	$\bar{x}_{i\cdot}$
	:	:	:	:	:	:	:
	A_p	x_{p1}	x_{p2}	‥	x_{pj}	x_{pq}	$\bar{x}_{p\cdot}$
平均		$\bar{x}_{\cdot 1}$	$\bar{x}_{\cdot 2}$	‥	$\bar{x}_{\cdot j}$	$\bar{x}_{\cdot q}$	$\bar{x}$

準間に差はない。

要因 A の対立仮説　H_1：要因 A の水準間に差がある。

要因 B の帰無仮説　H_0：要因 B の水準間に差はない。

要因 B の対立仮説　H_1：要因 B の水準間に差がある。

2　全体の偏差平方和 S_T を求めます。S_T は個々のデータと総平均との差の平方和となります。

$$S_T = \sum_{i=1}^{p} \sum_{j=1}^{q} (x_{ij} - \overline{\overline{x}})^2$$

3　要因 A の偏差平方和 S_A を求めます。S_A は各水準の平均 $\overline{x}_{i\cdot}$ が全体平均 $\overline{\overline{x}}$ に対してどれほどばらついているかを表すものです。

$$S_A = q \sum_{i=1}^{p} (\overline{x}_{i\cdot} - \overline{\overline{x}})^2$$

4　要因 B の偏差平方和 S_B を求めます。S_B は各水準の平均 $\overline{x}_{\cdot j}$ が全体平均 $\overline{\overline{x}}$ に対してどれほどばらついているかを表すものです。

$$S_B = p \sum_{j=1}^{q} (\overline{x}_{\cdot j} - \overline{\overline{x}})^2$$

5　誤差の偏差平方和 S_E を求めます。S_E は全体の偏差平方和から要因 A の偏差平方和と要因 B の偏差平方和を引いたものです。

$$S_E = S - S_A - S_B$$

6　要因 A，要因 B および誤差の自由度 f_A, f_B, f_E と，それぞれの平均平方（不偏分散）V_A, V_B, V_E を求めます。

$$f_A = p-1, \ f_B = q-1, \ f_E = (p-1)(q-1)$$

$$V_A = \frac{S_A}{f_A}, \ V_B = \frac{S_B}{f_B}, \ V_E = \frac{S_E}{f_E}$$

7　要因 A，要因 B の分散比 F_A と F_B を求めます。

$$F_A = \frac{V_A}{V_E}, \ F_B = \frac{V_B}{V_E}$$

8　以上の事柄をまとめて，**表 10-4** のような分散分析表を作成します。

9　分散比の F 検定を行います。F_A と $F(f_A, f_E, \alpha)$ を比較し，$F_A \geq F(f_A, f_E, \alpha)$ の場合は，要因 A の帰無仮説 H_0 を棄却します。同様に F_B と $F(f_B, f_E, \alpha)$ を比較し，$F_B \geq F(f_B, f_E, \alpha)$ の場合は，要因 B の帰無仮説 H_0 を棄却します。

表 10-4　繰り返しのない二元配置の分散分析表

要因	偏差平方和	自由度	平均平方	分散比
要因 A	S_A	f_A	V_A	F_A
要因 B	S_B	f_B	V_B	F_B
誤差	S_E	f_E	V_E	
全体	S_T			

10　検定の結果に有意差が認められた場合は，多重比較（下位検定）を行います。ただし，要因 A についてはランダムな被験者間の差なので，これ以上の有意差は問題にしません。要因 B の水準間のどことどこに差があるかについて，平均値のペアによる，テューキー

の HSD 検定を行います。

要因 B の主効果が有意である場合,

基準値：$HSD(\alpha) = q(\alpha, q, f_E)\sqrt{\dfrac{V_E}{p}}$

$|\bar{x}_{.l} - \bar{x}_{.m}| \geq HSD(\alpha)$ならば，有意水準 α で有意差ありとなります。

栄養学分野での利用

栄養学の分野では同一被験者について，複数の条件で生理データなどを測定し，条件間で測定値に違いがあるかどうかを検討することがあります。**例題 10-2-1**で演習してみましょう。

例題 10-2-1

12 名の被験者（No 1～12）について，食事摂取前後の血糖値（mg/dL）を測定しました。血糖値の変化は，被験者によって差があるでしょうか。また，食事摂取前後の計測時点（空腹時，食事摂取 15 分後，30 分後，60 分後，120 分後）によって差があるかどうか，有意水準 $\alpha = 0.05$ で検定してみましょう。

		食事摂取前後の計測時点				
		空腹時	15 分後	30 分後	60 分後	120 分後
被験者	No1	65	105	126	109	66
	No2	65	126	88	100	87
	No3	66	72	137	167	124
	No4	72	116	134	97	93
	No5	72	119	158	139	112
	No6	82	135	100	106	99
	No7	92	105	142	120	96
	No8	40	97	121	99	83
	No9	65	97	110	92	72
	No10	54	49	103	125	83
	No11	54	106	113	75	52
	No12	51	96	118	76	47

（くらしき作陽大学食文化学部　新田早美講師　提供データ）

例題の計算

被験者の違い，計測時点の違いによって，血糖値に差があるでしょうか。「繰り返しのない二元配置分散分析」を用いて各要因の効果を検定します。

▶ **STEP 1**　まず 2 要因の正規性の検定をします。要因 A のどの被験者のデータも正規分布に従っています。要因 B の計測時点のデータは，30 分後と 120 分後を除いて正規分布に従っています。

▶ **STEP 2**　2 要因の等分散性を検定します。要因 A，要因 B ともに分散が均一です。

▶ **STEP 3**　正規性に若干の例外がありますが，分散分析における F 検定には「頑強性」があることから，分散分析を用いて検定します。

要因 A
　　帰無仮説　H_0：被験者の違いによって，血糖値の変化には差がない。
　　対立仮説　H_1：被験者の違いによって，血糖値の変化には差がある。
要因 B
　　帰無仮説　H_0：食事摂取前後の計測時点の違いによって，血糖値の変化には差がない。
　　対立仮説　H_1：食事摂取前後の計測時点の違いによって，血糖値の変化には差がある。

▶ STEP 4　基本的な二元配置データ表を作ります。

		要因 B 食事摂取前後の計測時点					平均($\bar{x}_{i\cdot}$)
		空腹時	15分後	30分後	60分後	120分後	
要因A 被験者	No1	65	105	126	109	66	94.2
	No2	65	126	88	100	87	93.2
	No3	66	72	137	167	124	113.2
	No4	72	116	134	97	93	102.4
	No5	72	119	158	139	112	120.0
	No6	82	135	100	106	99	104.4
	No7	92	105	142	120	96	111.0
	No8	40	97	121	99	83	88.0
	No9	65	97	110	92	72	87.2
	No10	54	49	103	125	83	82.8
	No11	54	106	113	75	52	80.0
	No12	51	96	118	76	47	77.6
平均($\bar{x}_{\cdot j}$)		64.8	101.9	120.8	108.8	84.5	96.2($\bar{\bar{x}}$)

▶ STEP 5　要因 A の項目数（被験者数）は $p=12$，要因 B の項目数（計測時点の数）は $q=5$ となります。

偏差平方和 S_T, S_A, S_B, S_E，自由度 f_A, f_B, f_E，平均平方 V_A, V_B, V_E，分散比 F_A, F_B を求めます。

$$S_T = \sum_{i=1}^{p}\sum_{j=1}^{q}(x_{ij}-\bar{\bar{x}})^2 = 48,690.33$$

$$S_A = q\sum_{i=1}^{p}(\bar{x}_{i\cdot}-\bar{\bar{x}})^2 = 10,646.73$$

$$S_B = p\sum_{j=1}^{q}(\bar{x}_{\cdot j}-\bar{\bar{x}})^2 = 23,012.83$$

$$S_E = S - S_A - S_B = 15,030.77$$

$$f_A = p-1 = 12-1 = 11, \quad f_B = q-1 = 5-1 = 4$$

$$f_E = (p-1)(q-1) = 44$$

$$V_A = \frac{S_A}{f_A} = \frac{10,646.73}{11} = 967.88, \quad V_B = \frac{S_B}{f_B} = \frac{23,012.83}{4} = 5,753.21$$

$$V_E = \frac{S_E}{f_E} = \frac{15,030.77}{44} = 341.61$$

$$F_A = \frac{V_A}{V_E} = \frac{967.88}{341.61} = 2.83, \quad F_B = \frac{V_B}{V_E} = \frac{5,753.21}{341.61} = 16.84$$

分散分析表は以下のようになります。

要因	偏差平方和	自由度	平均平方	分散比
要因A	10,646.73	11	967.88	2.83
要因B	23,012.83	4	5,753.21	16.84
誤差	15,030.77	44	341.61	
全体	48,690.33			

▶ STEP 6　分散比のF検定を行います。有意水準 $\alpha=0.05$ のとき $F(f_A, f_E, \alpha)=F(11, 44, 0.05)=2.01$ となります。F_Aはこの値より大きいので，要因Aの帰無仮説H_0を棄却します。同様に，$F(f_B, f_E, \alpha)=F(4, 44, 0.05)=2.58$ となり，F_Bはこの値より大きいので，要因Bの帰無仮説H_0も棄却します。つまり，有意水準5％で被験者の違いによって，また計測時点の違いによって，血糖値の変化に差があるといえます。

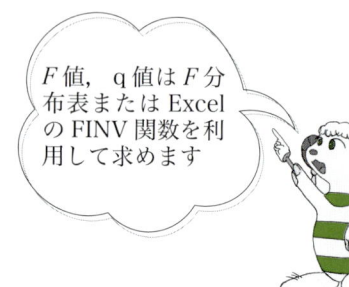

> F値，q値はF分布表またはExcelのFINV関数を利用して求めます

▶ STEP 7　要因Bの効果が認められたので，多重比較（下位検定）を行います。
スチューデント化された範囲の臨界値の表から，
$q(\alpha, q, f_E) = q(0.05, 5, 44) = 4.03$

基準値：$HSD(0.05) = 4.03 \times \sqrt{\dfrac{341.61}{12}} = 21.49$

15分後－空腹時＝37.08，30分後－空腹時＝56.00，60分後－空腹時＝43.92，30分後－120分後＝36.33，60分後－120分後＝24.25 となり，基準値$HSD(0.05)$以上なので，これらの水準間には有意な差があることがわかります。

Excelを用いた解答

▶ STEP 1　データを入力します。
▶ STEP 2　正規性および等分散性の検定については省略します。
▶ STEP 3　データ分析ツールの「分散分析：繰り返しのない二元配置」を使って分析します。

「データ」タグ→「データ分析」→「分散分析：繰り返しのない二元配置」

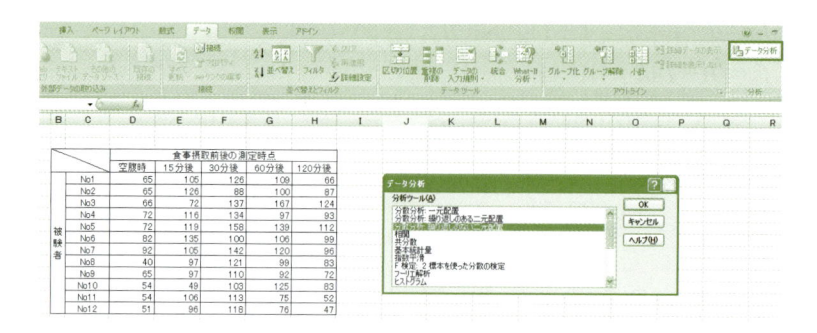

▶ STEP 4　必要な値を入力します。

▶ **STEP 5**　結果が表示されます。

Excelの分散分析表の変動要因の「行」が要因A,「列」が要因Bに相当します。2要因ともP-値が0.05以下なので，有意水準5％で帰無仮説を棄却します。

▶ **STEP 6**　下位検定をします。

セルに直接，$=4.03*\mathrm{SQRT}(341.61/12)$ を入力して基準値 $HSD(0.05)$ を計算します。次に以下のような表を作成し，セルD4に計算式 $=\mathrm{ABS}(\$C4-D\$3)$ を入力してコピーし，すべての組み合わせの差の絶対値を計算します。

基準値 $HSD(0.05)$ 以上の値となっている組み合わせを探します。

		空腹時	15分	30分	60分	120分
		64.83	101.92	120.83	108.75	84.50
空腹時	64.83	0.00	37.09	56.00	43.92	19.67
15分	101.92	37.09	0.00	18.91	6.83	17.42
30分	120.83	56.00	18.91	0.00	12.08	36.33
60分	108.75	43.92	6.83	12.08	0.00	24.25
120分	84.50	19.67	17.42	36.33	24.25	0.00

10-3　フリードマン検定

フリードマン検定では，対応がある3つ以上の条件の中央値（分布の全体位置）に差がないことについて検定します。つまり二元配置データの列要因についてだけ検討することになります。

検定手順

まず行ごとに，データにその大きさに基づいて順位をつけます（順位は大きい順でも小さい順でも構いません。また最初から順位づけされているものでも良いです）。次に，列ごとに順位の総和を計算し，統計量を求めます。

1. 仮説を立てます。

　　帰無仮説　H_0：要因の水準間に差はない。

対立仮説　H_1：要因の水準間に差がある。

② 行ごとに，データに順位をつけます。
③ 列ごとに順位和を求め，次の式によって統計量Sを求めます。

$$S = \frac{12}{pq(q+1)} \sum_{j=1}^{q} T_j^2 - 3p(q+1)$$

pは行要因の項目数，qは列要因の項目数，T_jは列ごとの順位和です。

④ Sは近似的に，自由度$q-1$のχ^2分布に従います。χ^2の臨界値を見て検定します。有意水準をαとすると，$S \geq \chi^2(q-1, \alpha)$の場合は，帰無仮説を棄却します。
⑤ 検定の結果に有意差が認められた場合は，要因の水準間のどことどこに差があるかについて，水準間のペアの符号検定を行います。第8章を参照してください。

栄養学分野での利用

例題 10-3-1

菓子（水ようかん）に対する好みの順位評価を10名の被験者（No 1～10）で実施しました。菓子に対する好ましさが，味の種類（抹茶，パイン，ブルーベリー）によって違うかどうか，有意水準$\alpha = 0.05$で検定してみましょう。

		味の種類		
		抹茶	パイン	ブルーベリー
被験者	No 1	2	1	3
	No 2	2	1	3
	No 3	1	2	3
	No 4	1	2	3
	No 5	1	2	3
	No 6	2	3	1
	No 7	1	2	3
	No 8	2	3	1
	No 9	2	1	3
	No 10	1	2	3

例題の計算

味の違いによって，菓子に対する評価に差があるでしょうか。各被験者が3種類の味について順位をつけているので，フリードマン検定を用いて3条件の中央値の差の検定を行います。

▶ STEP 1　　仮説を立てます。
　　　　　　帰無仮説　H_0：味の種類によって，菓子の好ましさの評価には差がない。
　　　　　　対立仮説　H_1：味の種類によって，菓子の好ましさの評価には差がある。
▶ STEP 2　　今回は，順位評価データなので，このまま使います。

▶ STEP 3　表のように列ごとに順位和を計算し，統計量 S を求めます。p は被験者数 10，q は味の種類数 3 となります。

		味の種類			合計
		抹茶	パイン	ブルーベリー	
被験者	No1	2	1	3	6
	No2	2	1	3	6
	No3	1	2	3	6
	No4	1	2	3	6
	No5	1	2	3	6
	No6	2	3	1	6
	No7	1	2	3	6
	No8	2	3	1	6
	No9	2	1	3	6
	No10	1	2	3	6
順位和(T_j)		15	19	26	60

$$S = \frac{12}{pq(q+1)} \sum_{j=1}^{q} T_j^2 - 3p(q+1)$$

$$= \frac{12}{10 \times 3 \times (3+1)} (15^2 + 19^2 + 26^2) - 3 \times 10 \times (3+1) = 6.2$$

▶ STEP 4　自由度 $q-1$，有意水準 5％の χ^2 値は $\chi^2(2, 0.05) = 5.99$。

$S > \chi^2(2, 0.05)$ より，帰無仮説を棄却します。有意水準 5％で，菓子の評価に差があります。つまり，菓子に対する好ましさは，味の種類に影響されるといえます。

▶ STEP 5　要因の効果が認められたので，下位検定を行います。符号検定（両側 $\alpha = 0.05$）の値は，抹茶－パイン＝0.34，抹茶－ブルーベリー＝0.11，パイン－ブルーベリー＝0.11 となります。すべて 0.05 より大きな値となるので帰無仮説を棄却できません。つまり，下位検定では各味の間の好ましさの程度は異なると判定する根拠は得られなかった，と判断します。

Excel を用いた解答

▶ STEP 1　右のようにデータを入力し，順位和と順位和の 2 乗を求め合計します。

▶ STEP 2　統計量 S を求めます。セルに直接以下の式を入力します。

$=(12/(10*3*4))*1262-(3*10*4)$

▶ STEP 3　自由度 $q-1$，有意水準 5％の χ^2 値を求めます。$q-1=3-1=2$ なので，セルに $=\text{CHIINV}(0.05,2)$ を入力すると臨界値が計算されます。この値と統計量 S を比較します。

▶ STEP 4　多重比較の検定については**例題 8-3-3** を参照してください。

		味の種類			合計
		抹茶	パイン	ブルーベリー	
被験者	No1	2	1	3	6
	No2	2	1	3	6
	No3	1	2	3	6
	No4	1	2	3	6
	No5	1	2	3	6
	No6	2	3	1	6
	No7	1	2	3	6
	No8	2	3	1	6
	No9	2	1	3	6
	No10	1	2	3	6
順位和		15	19	26	60
順位和 2 乗		225	361	676	1,262

10-4 繰り返しのある二元配置分散分析

繰り返しのある二元配置分散分析では，まず2つの要因が個々に独立して影響を与えているかどうかを検討する主効果の分析をします．次に，2つの要因が組み合わさって影響を与えているかどうかを検討する交互作用の分析をします．要因Aと要因Bの交互作用を$A \times B$と表します．

検討する帰無仮説は，以下の3つになります．

要因Aの帰無仮説　AH_0：要因Aの水準間には差がない．
要因Bの帰無仮説　BH_0：要因Bの水準間には差がない．
交互作用$A \times B$の帰無仮説　$A \times BH_0$：要因AとBには交互作用がない．

交互作用の有無については，データの平均値をグラフにすることによって視覚的にとらえることができます．以下に，2要因2水準の交互作用のない場合とある場合の例を示します．横軸に要因B，その2水準における要因Aの2水準の値を結んでグラフにしてあります．

交互作用のない場合は，2つの線が平行になります（**図 10-1 a**）．交互作用がある場合は，B1のときのA1とA2の差が，B2のときのA1とA2の差と異なっていて，2つの線が平行でなくなります（**図 10-1 b, c**）．

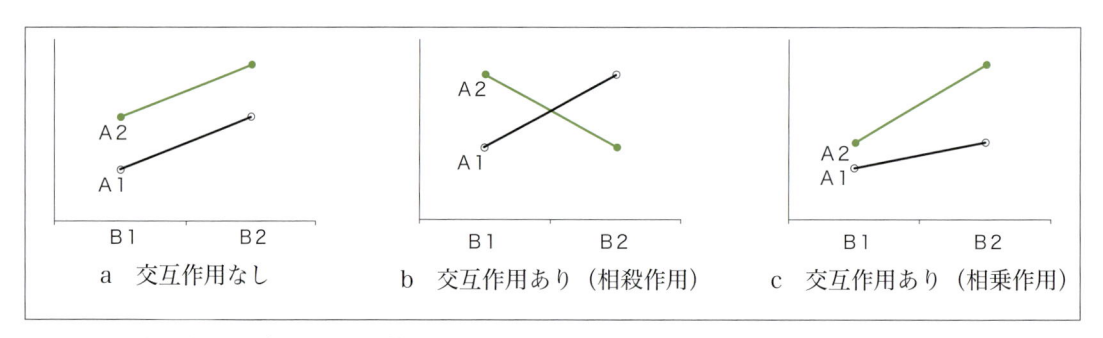

図 10-1　交互作用のグラフ上での特徴

a　交互作用なし　　b　交互作用あり（相殺作用）　　c　交互作用あり（相乗作用）

● 対応がなく，繰り返し数が等しい場合

ここではまず，二元配置分散分析の基本の形である対応がなく，繰り返し数が等しい場合を説明します．検定手順として繰り返しのない二元配置分散分析の方法に，交互作用の偏差平方和を求めることと，交互作用と誤差の分散比を求めることが追加されます．

検定手順

要因Aの水準数をp，要因Bの水準数をq，繰り返し数をnとし，2要因各水準の合計を求めた二次元配置データは，**表 10-5**のようになります．

1. 仮説を立てます．

    要因Aの帰無仮説　H_0：要因Aの水準間に差はない．
    要因Aの対立仮説　H_1：要因Aの水準間に差がある．

要因 B の帰無仮説　H_0：要因 B の水準間に差はない。

要因 B の対立仮説　H_1：要因 B の水準間に差がある。

交互作用 $A \times B$ の帰無仮説 H_0：要因 A と B には交互作用がない。

交互作用 $A \times B$ の対立仮説 H_1：要因 A と B には交互作用がある。

表 10-5　対応がなく，繰り返しのある二元配置データ

		要因 B					合計
		B_1	‥	B_j	‥	B_q	
要因 A	A_1	x_{111} : x_{11n}	‥	x_{1j1} : x_{1jn}	‥	x_{1q1} : x_{1qn}	a_1
	:	:	‥	:	‥	:	:
	A_i	x_{i11} : x_{i1n}	‥	x_{ij1} : x_{ijn}	‥	x_{iq1} : x_{iqn}	a_i
	:	:	‥	:	‥	:	:
	A_p	x_{p11} : x_{p1n}	‥	x_{pj1} : x_{pjn}	‥	x_{pq1} : x_{pqn}	a_p
合計		b_1	‥	b_j	‥	b_q	T

2. 後の式の計算を簡単にするために修正項 CT を求めます。この数値自体に意味はありません。

$$CT = \frac{1}{npq}\left(\sum_{i=1}^{p}\sum_{j=1}^{q}\sum_{k=1}^{n}x_{ijk}\right)^2 = \frac{T^2}{npq}$$

3. 全体の偏差平方和 S_T を求めます。

$$S_T = \sum_{i=1}^{p}\sum_{j=1}^{q}\sum_{k=1}^{n}x_{ijk}^2 - CT$$

4. 要因 A の偏差平方和 S_A を求めます。

$$S_A = \frac{1}{nq}\sum_{i=1}^{p}a_i^2 - CT$$

5. 要因 B の偏差平方和 S_B を求めます。

$$S_B = \frac{1}{np}\sum_{j=1}^{q}b_j^2 - CT$$

6. 交互作用 $A \times B$ の偏差平方和 $S_{A \times B}$ を求めます。

$$S_{A \times B} = \left\{\frac{1}{n}\sum_{i=1}^{p}\sum_{j=1}^{q}\left(\sum_{k=1}^{n}x_{ijk}\right)^2 - CT\right\} - (S_A + S_B)$$

7. 誤差の偏差平方和 S_E を求めます。

$$S_E = S_T - \left\{\frac{1}{n}\sum_{i=1}^{p}\sum_{j=1}^{q}\left(\sum_{k=1}^{n}x_{ijk}\right)^2 - CT\right\} = S_T - (S_A + S_B + S_{A \times B})$$

8. 要因 A，要因 B，交互作用 $A \times B$，および誤差の自由度 $f_A, f_B, f_{A \times B}, f_E$ と，それぞれの平均平方（不偏分散）$V_A, V_B, V_{A \times B}, V_E$ を求めます。

$$f_A = p-1, f_B = q-1, f_{A \times B} = (p-1)(q-1), f_E = pq(n-1)$$

$$V_A = \frac{S_A}{f_A}, \quad V_B = \frac{S_B}{f_B}, \quad V_{A \times B} = \frac{S_{A \times B}}{f_{A \times B}}, \quad V_E = \frac{S_E}{f_E}$$

9. 要因 A，要因 B，交互作用 $A \times B$ の分散比 $F_A, F_B, F_{A \times B}$ を求めます。

$$F_A = \frac{V_A}{V_E}, \quad F_B = \frac{V_B}{V_E}, \quad F_{A \times B} = \frac{V_{A \times B}}{V_E}$$

⑩ 以上の事柄をまとめて，**表10-6**のような分散分析表を作成します。

表10-6　繰り返しのある対応のない二元配置分散分析表

要因	偏差平方和	自由度	平均平方	分散比
要因A	S_A	f_A	V_A	F_A
要因B	S_B	f_B	V_B	F_B
交互作用$A \times B$	$S_{A \times B}$	$f_{A \times B}$	$V_{A \times B}$	$F_{A \times B}$
誤差	S_E	f_E	V_E	
全体	S_T			

⑪ 分散比のF検定を行います。$F_A \geq F(f_A, f_E, \alpha)$となれば，要因Aの帰無仮説$H_0$を棄却します（要因Aによる主効果は有意であるといえます）。同様に，$F_B \geq F(f_B, f_E, \alpha)$となれば，要因Bの帰無仮説$H_0$を棄却します（要因Bによる主効果は有意であるといえます）。さらに，$F_{A \times B} \geq F(f_{A \times B}, f_E, \alpha)$となれば，交互作用$A \times B$の帰無仮説$H_0$を棄却します（交互作用$A \times B$による効果は有意であるといえます）。

⑫ 検定の結果，有意差が認められた場合，多重比較（下位検定）を行います。ただし，交互作用の効果が有意であるかどうかによって方法が異なります。有意であった主効果の各水準の差はテューキーのHSD法で検定します。

交互作用が有意でなく，要因Aの主効果が有意である場合

$$基準値：HSD(\alpha) = q(\alpha, p, f_E)\sqrt{\frac{V_E}{nq}}$$

$q(\alpha, p, f_E)$はスチューデント化された範囲の臨界値，V_Eは分散分析表中の誤差の平均平方，nは繰り返しの数です。

$|\bar{a}_l - \bar{a}_m| \geq HSD(\alpha)$ならば，有意水準$\alpha$で有意差ありとなります。

交互作用が有意でなく，要因Bの主効果が有意である場合

$$基準値：HSD(\alpha) = q(\alpha, q, f_E)\sqrt{\frac{V_E}{np}}$$

$|\bar{b}_l - \bar{b}_m| \geq HSD(\alpha)$ならば，有意水準$\alpha$で有意差ありとなります。

交互作用が有意である場合

要因Aについては，要因Bの各水準における，要因Aの各水準の平均値の関係を検討する必要があります。

まず，要因Bの水準別に要因Aの各水準間の差の検定（要因Aの単純主効果）をします。次に，要因Aの単純主効果が有意であれば，要因Aの各水準のペアの差をHSD法で検定します。

同様にして，要因Bの単純主効果の検討，単純主効果が有意であれば，要因Bの各水準のペアの差をHSD法で検定します。

B_jにおける要因Aの単純主効果の検討

$$修正項：CT_{B_j} = \frac{b_j^2}{np}$$

$$要因Aの偏差平方和：S_{A_{B_j}} = \frac{\sum_{i=1}^{p}(\sum_{k=1}^{n} x_{ijk})^2}{n} - CT_{B_j}$$

自由度，平均平方，分散比：

$$f_{A_{B_j}} = p-1, \quad V_{A_{B_j}} = \frac{S_{A_{B_j}}}{f_{A_{B_j}}}, \quad F_{A_{B_j}} = \frac{V_{A_{B_j}}}{V_E}$$

$F_{A_{B_j}} \geq F(f_{A_{B_j}}, f_E, \alpha)$ ならば，B_j における要因 A の単純主効果が有意であるといえます。
要因 A の単純主効果が有意であれば，テューキーの HSD 法で多重比較します。

基準値：$HSD(\alpha) = q(\alpha, p, f_E)\sqrt{\dfrac{V_E}{n}}$

$|\bar{a}_l - \bar{a}_m| \geq HSD(\alpha)$ ならば，有意水準 α で有意差ありとなります。

A_i における要因 B の単純主効果の検討

修正項：$CT_{A_i} = \dfrac{a_i^2}{nq}$

要因 B の偏差平方和：$S_{B_{A_i}} = \dfrac{\sum\limits_{j=1}^{q}(\sum\limits_{k=1}^{n} x_{ijk})^2}{n} - CT_{A_i}$

自由度，平均平方，分散比

$$f_{B_{A_i}} = q-1, \quad V_{B_{A_i}} = \frac{S_{B_{A_i}}}{f_{B_{A_i}}}, \quad F_{B_{A_i}} = \frac{V_{B_{A_i}}}{V_E}$$

$F_{B_{A_i}} \geq F(f_{B_{A_i}}, f_E, \alpha)$ ならば，A_i における要因 B の単純主効果が有意であるといえます。

要因 B の単純主効果が有意であれば，テューキーの HSD 法で多重比較します。

基準値：$HSD(\alpha) = q(\alpha, q, f_E)\sqrt{\dfrac{V_E}{n}}$

$|\bar{b}_l - \bar{b}_m| \geq HSD(\alpha)$ ならば，有意水準 α で有意差ありとなります。

●1 要因に対応があり，繰り返し数が等しい場合

　ここでは，要因 B に対応があるとします。例えば，要因 A の各水準には無作為に被験者が割り振られ，その被験者が要因 B のすべての水準に関与している場合です。
　分析に被験者の変動（誤差 A）を加味するので，対応のない分散分析での誤差変動を，さらに誤差 A と残りの変動（誤差 B・$A \times B$）に分けます。したがって，要因 A の変動と誤差 A との比較，要因 B の変動および交互作用の変動は誤差 B・$A \times B$ と比較して，影響のあるなしを検定します。

検定手順

二次元配置データは**表 10-7** のようになります。各被験者の合計が追加されています。

1. 仮説を立てます。
    要因 A の帰無仮説　H_0：要因 A の水準間に差はない。
    要因 A の対立仮説　H_1：要因 A の水準間に差がある。
    要因 B の帰無仮説　H_0：要因 B の水準間に差はない。
    要因 B の対立仮説　H_1：要因 B の水準間に差がある。
    交互作用 $A \times B$ の帰無仮説　H_0：要因 A と B には交互作用がない。

交互作用 $A×B$ の対立仮説　H_1：要因 A と B には交互作用がある。

② 対応のない分散分析に加えて，誤差 A の偏差平方和 S_{EA} と誤差 B・$A×B$ の偏差平方和 $S_{EB.A×B}$ を求めます。

表 10-7　1 要因に対応があり，繰り返しのある二元配置のデータ

		要因 B					合計	
		B_1	‥	B_j	‥	B_q		
要因 A	A_1	x_{111} : x_{11n}	‥	x_{1j1} : x_{1jn}	‥	x_{1q1} : x_{1qn}	y_{11} : y_{1n}	a_1
	:	:	‥	:	‥	:	:	:
	A_i	x_{i11} : x_{i1n}	‥	x_{ij1} : x_{ijn}	‥	x_{iq1} : x_{iqn}	y_{i1} : y_{in}	a_i
	:	:	‥	:	‥	:	:	:
	A_p	x_{p11} : x_{p1n}	‥	x_{pj1} : x_{pjn}	‥	x_{pq1} : x_{pqn}	y_{p1} : y_{pn}	a_p
	合計	b_1	‥	b_j	‥	b_q	T	

$$S_{EA}=\frac{1}{q}\sum_{i=1}^{p}\sum_{k=1}^{n}y_{ik}^2-\frac{1}{nq}\sum_{i=1}^{p}a_i^2=\frac{1}{q}\sum_{i=1}^{p}\sum_{k=1}^{n}y_{ik}^2-S_A-CT$$

$S_{EB.A×B}=S_E-S_{EA}$

③ 誤差 A と誤差 B・$A×B$ の自由度と平均平方を求めます。

$f_{EA}=p(n-1),\ f_{EB.A×B}=p(q-1)(n-1)$

$$V_{EA}=\frac{S_{EA}}{f_{EA}},\ V_{EB.A×B}=\frac{S_{EB.A×B}}{f_{EB.A×B}}$$

④ 要因 A，要因 B，交互作用の分散比 F_A，F_B，$F_{A×B}$ を求めます。

$$F_A=\frac{V_A}{V_{EA}},\ F_B=\frac{V_B}{V_{EB.A×B}},\ F_{A×B}=\frac{V_{A×B}}{V_{EB.A×B}}$$

⑤ 以上の事柄をまとめて，表 10-8 のような分散分析表を作成します。

表 10-8　1 要因に対応があり，繰り返しのある二元配置分散分析表

要因	偏差平方和	自由度	平均平方	分散比
要因 A	S_A	f_A	V_A	F_A
誤差 A	S_{EA}	f_{EA}	V_{EA}	
要因 B	S_B	f_B	V_B	F_B
交互作用 $A×B$	$S_{A×B}$	$f_{A×B}$	$V_{A×B}$	$F_{A×B}$
誤差 B・$A×B$	$S_{EB.A×B}$	$f_{EB.A×B}$	$V_{EB.A×B}$	
全体	S_T			

⑥ 分散比の F 検定を行います。$F_A≥F(f_A,f_{EA},\alpha)$ となれば，要因 A の帰無仮説 H_0 を棄却します。また，$F_B≥F(f_B,f_{EB.A×B},\alpha)$ となれば，要因 B の帰無仮説 H_0 を棄却します。さらに，$F_{A×B}≥F(f_{A×B},f_{EB.A×B},\alpha)$ となれば，交互作用 $A×B$ 帰無仮説 H_0 を棄却します。

⑦ 検定の結果，有意差が認められた場合，対応のない分散分析と同様に下位検定を行います。

交互作用が有意でなく，要因 A の主効果が有意である場合

基準値：$HSD(\alpha) = q(\alpha, p, f_{EA})\sqrt{\dfrac{V_{EA}}{nq}}$

$|\bar{a}_l - \bar{a}_m| \geq HSD(\alpha)$ ならば，有意水準 α で有意差ありとなります。

交互作用が有意でなく，要因 B の主効果が有意である場合

基準値：$HSD(\alpha) = q(\alpha, q, f_{EB.A \times B})\sqrt{\dfrac{V_{EB.A \times B}}{np}}$

$|\bar{b}_l - \bar{b}_m| \geq HSD(\alpha)$ ならば，有意水準 α で有意差ありとなります。

交互作用が有意である場合

B_j における要因 A の単純主効果の検討

対応のない分散分析と同じです。

要因 A の単純主効果が有意であれば，テューキーの HSD 法で多重比較します。

基準値：$HSD(\alpha) = q'(\alpha)\sqrt{\dfrac{V_E}{n}}$

$q'(\alpha) = \dfrac{q(\alpha, p, f_{EA}) \times V_{EA} + q(\alpha, p, f_{EB.A \times B}) \times V_{EB.A \times B} \times (q-1)}{V_{EA} + V_{EA.A \times B} \times (q-1)}$

$|\bar{a}_l - \bar{a}_m| \geq HSD(\alpha)$ ならば，有意水準 α で有意差ありとなります。

A_i における要因 B の単純主効果の検討

平均平方までは，対応のない分散分析と同様です。

分散比：$F_{B_{A_i}} = \dfrac{V_{B_{A_i}}}{V_{EB.A \times B}}$

$F_{B_{A_i}} \geq F(f_{B_{A_i}}, f_{EB.A \times B}, \alpha)$ ならば，A_i における要因 B の単純主効果が有意であるといえます。

要因 B の単純主効果が有意であれば，テューキーの HSD 法で多重比較します。

基準値：$HSD(\alpha) = q(\alpha, q, f_{EB.A \times B})\sqrt{\dfrac{V_{EB.A \times B}}{n}}$

$|\bar{b}_l - \bar{b}_m| \geq HSD(\alpha)$ ならば，有意水準 α で有意差ありとなります。

栄養学分野での利用

栄養学の分野では行要因の各水準に別々の被験者グループを配し，列要因の各水準で生理データなどを測定し，各水準間で測定値に違いがあるかどうかを検討することがあります。

例題 10-4-1

2種類の食事条件にそれぞれ別の12名の被験者を割り振って，食事摂取前後の血糖値を測定しました。血糖値の変化は，食事条件によって差があるでしょうか。また，食事摂取前後の計測時点（空腹時，食事摂取15分後，30分後，60分後，120分後）によって差があるかどうか，有意水準 $\alpha = 0.05$ で検定してみましょう。

食事条件	食事摂取前後の計測時点				
	空腹時	15分後	30分後	60分後	120分後
あんぱん・お茶	65	105	126	109	66
	65	126	88	100	87
	66	72	137	167	124
	72	116	134	97	93
	72	119	158	139	112
	82	135	100	106	99
	92	105	142	120	96
	40	97	121	99	83
	65	97	110	92	72
	54	49	103	125	83
	54	106	113	75	52
	51	96	118	76	47
おにぎり・お茶	60	71	109	147	88
	76	80	134	128	88
	79	84	144	164	72
	87	90	105	101	83
	88	105	154	165	106
	89	115	162	171	122
	92	109	132	124	96
	70	76	126	118	109
	69	81	134	102	110
	67	69	99	140	93
	52	89	121	125	110
	76	89	133	122	100

（くらしき作陽大学食文化学部　新田早美講師　提供データ）

例題の計算

食事条件の違い，計測時点の違いによって，血糖値に差があるでしょうか。「1要因に対応があり，繰り返し数が等しい二元配置分散分析」を用いて各要因の効果を検定します。

▶ **STEP 1**　　2要因とも正規性と等分散性を満たしていると仮定して，分散分析を行います。

要因A
　帰無仮説　H_0：食事条件の違いによって，血糖値の変化には差がない。
　対立仮説　H_1：食事条件の違いによって，血糖値の変化には差がある。

要因B
　帰無仮説　H_0：食事摂取前後の計測時点の違いによって，血糖値の変化には差がない。
　対立仮説　H_1：食事摂取前後の計測時点の違いによって，血糖値の変化には差がある。

交互作用$A \times B$
　帰無仮説　H_0：血糖値の変化には，食事条件の違いと食事摂取前後の計測時点の違いよる交互作用がない。

対立仮説　H_1：血糖値の変化には，食事条件の違いと食事摂取前後の計測時点の違いによる交互作用がある。

▶ STEP 2　基本的な二元配置データ表を作ります。

			要因 B				合計	
			食事摂取前後の計測時点					
			空腹時	15分後	30分後	60分後	120分後	y_{ik}	a_i
要因 A	食事条件	あんぱん・お茶	65	105	126	109	66	471	
			65	126	88	100	87	466	
			66	72	137	167	124	566	
			72	116	134	97	93	512	
			72	119	158	139	112	600	
			82	135	100	106	99	522	5,770
			92	105	142	120	96	555	
			40	97	121	99	83	440	
			65	97	110	92	72	436	
			54	49	103	125	83	414	
			54	106	113	75	52	400	
			51	96	118	76	47	388	
		おにぎり・お茶	60	71	109	147	88	475	
			76	80	134	128	88	506	
			79	84	144	164	72	543	
			87	90	105	101	83	466	
			88	105	154	165	106	618	
			89	115	162	171	122	659	6,300
			92	109	132	124	96	553	
			70	76	126	118	109	499	
			69	81	134	102	110	496	
			67	69	99	140	93	468	
			52	89	121	125	110	497	
			76	89	133	122	100	520	
合計(b_j)			1,683	2,281	3,003	2,912	2,191	12,070(T)	

▶ STEP 3　要因 A の項目数（食事条件の数）は $p=2$，要因 B の項目数（計測時点の数）は $q=5$，繰り返し数は $n=12$ となります。

偏差平方和 S_T, S_A, S_{EA}, S_B, $S_{A \times B}$, S_E, $S_{EB.A \times B}$, 自由度 f_A, f_{EA}, f_B, $f_{A \times B}$, $f_{EB.A \times B}$, 平均平方 V_A, V_{EA}, V_B, $V_{A \times B}$, $V_{EB.A \times B}$, 分散比 F_A, F_B, $F_{A \times B}$ を求めます。

$$CT = \frac{T^2}{npq} = 1,214,040.83$$

$$S_T = \sum_{i=1}^{p} \sum_{j=1}^{q} \sum_{k=1}^{n} x_{ijk}^2 - CT = 99,085.17$$

$$S_A = \frac{1}{nq} \sum_{i=1}^{p} a_i^2 - CT = 2,340.83$$

$$S_{EA} = \frac{1}{q} \sum_{i=1}^{p} \sum_{k=1}^{n} y_{ik}^2 - S_A - CT = 18,572.73$$

$$S_B = \frac{1}{np} \sum_{j=1}^{q} b_j^2 - CT = 49,862.67$$

$$S_{A \times B} = \left(\frac{1}{n}\sum_{i=1}^{p}\sum_{j=1}^{q}(\sum_{k=1}^{n}x_{ijk})^2 - CT\right) - (S_A + S_B) = 4,814.83$$

$$S_E = S_T - (S_A + S_B + S_{A \times B}) = 42,066.83$$

$$S_{EB.A \times B} = S_E - S_{EA} = 23,494.10$$

$$f_A = p-1 = 1, \ f_B = q-1 = 4, \ f_{A \times B} = (p-1)(q-1) = 4$$

$$f_{EA} = p(n-1) = 22, \ f_{EB.A \times B} = p(q-1)(n-1) = 88$$

$$V_A = \frac{S_A}{f_A} = 2,340.83, \quad V_{EA} = \frac{S_{EA}}{f_{EA}} = 844.22$$

$$V_B = \frac{S_B}{f_B} = 12,465.67, \quad V_{A \times B} = \frac{S_{A \times B}}{f_{A \times B}} = 1,203.71$$

$$V_{EB.A \times B} = \frac{S_{EB.A \times B}}{f_{EB.A \times B}} = 266.98$$

$$F_A = \frac{V_A}{V_{EA}} = 2.77, \quad F_B = \frac{V_B}{V_{EB.A \times B}} = 46.69$$

$$F_{A \times B} = \frac{V_{A \times B}}{V_{EB.A \times B}} = 4.51$$

分散分析表は以下のようになります。

要因	偏差平方和	自由度	平均平方	分散比
要因A	2,340.83	1	2,340.83	2.77
誤差A	18,572.73	22	844.22	
要因B	49,862.67	4	12,465.67	46.69
交互作用$A \times B$	4,814.83	4	1,203.71	4.51
誤差B・$A \times B$	23,494.10	88	266.98	
全体	99,085.17			

▶ **STEP 4** 分散比のF検定を行います。有意水準$\alpha = 0.05$のとき$F(f_A, f_{EA}, \alpha)$ $=F(1, 22, 0.05) = 4.30$となります。F_Aはこの値より小さいので、要因Aの帰無仮説H_0を棄却できません。同様に、$F(f_B, f_{EB.A \times B}, \alpha) = F(4, 88, 0.05) = 2.48$となり、$F_B$はこの値より大きいので、要因Bの帰無仮説$H_0$を棄却します。また、$F(f_{A \times B}, f_{EB.A \times B}, \alpha) = F(4, 88, 0.05) = 2.48$となり、$F_{A \times B}$はこの値より大きいので、交互作用$A \times B$の帰無仮説$H_0$を棄却します。つまり、有意水準5％で計測時点の違いによって、血糖値の変化に差があるといえます。また、有意水準5％で交互作用の効果も認められます。

▶ **STEP 5** 交互作用の効果が認められたので、下位検定を行います。

要因Aの単純主効果は有意ではありません。要因Bの単純主効果は、要因Aの2水準でともに有意です。

$F_{B_{A_1}} = 5,974.13 \geq F(4, 88, 0.05) = 2.48$

$F_{B_{A_2}} = 7,169.57 \geq F(4, 88, 0.05) = 2.48$

要因Bの単純主効果が有意なので、テューキーのHSD法で多重比較します。基準値$HSD(0.05) = 18.64$以上の値となる組み合わせを検討します。

「あんぱん・お茶」の食事では、空腹時−15分後＝37.08, 空腹時−30分後＝

56.00，空腹時−60分後＝43.92，空腹時−120分後＝19.67，15分後−30分後＝18.92，30分後−120分後＝36.33，60分後−120分後＝24.25となり，これらに有意な差が認められます。

「おにぎり・お茶」の食事では，空腹時−30分後＝54.00，空腹時−60分後＝58.50，空腹時−120分後＝22.67，15分後−30分後＝41.25，15分後−60分後＝45.75，30分後−120分後＝31.33，60分後−120分後＝35.83となり，これらに有意な差が認められます。

Excelを用いた解答

▶ **STEP 1** 　右のようにデータを入力します。

▶ **STEP 2** 　正規性および等分散性の検定については省略します。

▶ **STEP 3** 　データ分析ツールの「分散分析：繰り返しのある二元配置」を使って分析します。

　「データ」タグ→「データ分析」→「分散分析：繰り返しのある二元配置」

▶ **STEP 4** 　必要な値を入力します。「1標本当たりの行数」には，繰り返し数の12を入力します。

▶ **STEP 5** 　結果が表示されますが，この分散分析表は「対応のない分散分析」の計算方法なので，修正が必要です。

　Excelの分散分析表の変動要因の「標本」が要因A，「列」が要因Bに相当します。

▶ **STEP 6** 　直接セルに計算式を入力してCTを求めます。計算式は，$\boxed{=12070\verb|^|2/(12*2*5)}$となります。

▶ **STEP 7** 　S_{EA}を求めるために，データを入力した表の右側に「被験者計」の2乗を計算する列を作り合計を求めます。求めた合計値を$q=5$で割った値から，分散分析表の「標本」の「変動」の値と，**STEP 6**で求めたCTの値を引きます。

▶ **STEP 8** 　$S_{EB, A\times B}$は分散分析表「繰り返し誤差」の「変動」の値から**STEP 7**で求めたS_{EA}の値を引きます。

▶ **STEP 9** 　以上の値を基に，分散分析表を作り直します。各セルには公式に基づいた計算式を入力します。

分散分析表改						
要因	偏差平方和	自由度	平均平方	分散比	P-値	F境界値
A	2340.833333	1	2340.833	2.772792373	0.110057098	4.300949
誤差A	18572.73333	22	844.2152			
B	49062.66667	4	12465.67	46.69166505	5.40619E-21	2.475277
A×B	4814.833333	4	1203.708	4.508635501	0.002323451	2.475277
誤差B・A×B	23494.1	88	266.9784			
合計	99085.16667	119				

▶STEP10 　要因 B の単純主効果の検定を行います。

データ入力をした表の下側に，計測時点ごとに，右のような集計を行います。

	52	89	121	125	110	497
	76	89	133	122	100	520
要因B計	1683	2281	3003	2912	2191	12070
あんぱん・お茶	778	1223	1450	1305	1014	合計
あんぱん・お茶2乗	605284	1495729	2102500	1703025	1028196	6934734
おにぎり・お茶	905	1058	1553	1607	1177	
おにぎり・お茶2乗	819025	1119364	2411809	2582449	1385329	8317976

CT_{A_i}は，データを入力した表の各「要因A計」を 2 乗し，$nq=60$ で割って求めます。S_{BA_i}は，食事条件別計の 2 乗の合計から CT_{A_i} を引いて求めます。

これらの値を基にして以下のような表を作ります。各セルには公式に基づいた計算式を入力します。分散比と $F(4, 88, 0.05)=2.48$ を比較します。

	CT_{A_i}	S_{BA_i}	f_{BA_i}	V_{BA_i}	F_{BA_i}	F
あんぱん・お茶	554881.7	6379852	4	1594963	5974.128	2.475277
おにぎり・お茶	661500	7656476	4	1914119	7169.565	2.475277

▶STEP11 　テューキーの HSD 法で多重比較をします。セルに直接，$=3.95*\text{SQRT}(266.98/12)$ を入力して基準値 $HSD(0.05)$ を計算します。次に Excel の分散分析表作成時に表示された食事条件別の平均値を使って右のような表を作成し，基準値 $HSD(0.05)=18.64$ より大きな値となっている組み合わせを探します。

あんぱん・お茶
		空腹時	15分後	30分後	60分後	120分後
		64.83	101.92	120.83	108.75	84.50
空腹時	64.83	0.00	37.08	56.00	43.92	19.67
15分後	101.92	37.08	0.00	18.92	6.83	17.42
30分後	120.83	56.00	18.92	0.00	12.08	36.33
60分後	108.75	43.92	6.83	12.08	0.00	24.25
120分後	84.50	19.67	17.42	36.33	24.25	0.00

おにぎり・お茶
		空腹時	15分後	30分後	60分後	120分後
		75.42	88.17	129.42	133.92	98.08
空腹時	75.42	0.00	12.75	54.00	58.50	22.67
15分後	88.17	12.75	0.00	41.25	45.75	9.92
30分後	129.42	54.00	41.25	0.00	4.50	31.33
60分後	133.92	58.50	45.75	4.50	0.00	35.83
120分後	98.08	22.67	9.92	31.33	35.83	0.00

●2要因に対応があり，繰り返し数が等しい場合

ここでは，要因 A，要因 B ともに対応がある場合です。例えば，要因 A の各水準に同じ被験者が割り振られ，その被験者が要因 B のすべての水準に関与している場合です。

1 要因に対応がある場合以上に，被験者の変動が顕著になるので，被験者の変動項目を追加します。したがって，対応がない場合の誤差変動を，被験者の変動，要因 A での被験者の変動（誤差 A），要因 B での被験者の変動（誤差 B），残りの変動（誤差 $A×B$）に分けることになります。

検定は要因 A の変動と誤差 A，要因 B の変動と誤差 B，交互作用の変動は誤差 $A×B$ と比較して行います。

検定手順

二元配置データは一要因に対応がある場合と同じです。

1. 仮説を立てます。

    要因 A の帰無仮説　H_0：要因 A の水準間に差はない。
    要因 A の対立仮説　H_1：要因 A の水準間に差がある。
    要因 B の帰無仮説　H_0：要因 B の水準間に差はない。
    要因 B の対立仮説　H_1：要因 B の水準間に差がある。
    交互作用 $A \times B$ の帰無仮説　H_0：要因 A と B には交互作用がない。
    交互作用 $A \times B$ の対立仮説　H_1：要因 A と B には交互作用がある。

2. 1要因に対応のある分散分析に加えて，被験者の偏差平方和 S_S，誤差 A の偏差平方和 S_{EA}，誤差 B の偏差平方和 S_{EB}，誤差 $A \times B$ の偏差平方 $S_{EA \times B}$ を求めます。

$$S_S = \frac{1}{pq}\sum_{k=1}^{n}(\sum_{i=1}^{p}y_{ik})^2 - CT$$

$$S_{EA} = \frac{1}{q}\sum_{i=1}^{p}\sum_{k=1}^{n}y_{ik}^2 - \frac{1}{nq}\sum_{i=1}^{p}a_i^2 - \frac{1}{pq}\sum_{k=1}^{n}(\sum_{i=1}^{p}y_{ik})^2 + CT = \frac{1}{q}\sum_{i=1}^{p}\sum_{k=1}^{n}y_{ik}^2 - S_A - S_S - CT$$

$$S_{EB} = \frac{1}{p}\sum_{j=1}^{q}\sum_{k=1}^{n}(\sum_{i=1}^{p}x_{ijk})^2 - \frac{1}{np}\sum_{j=1}^{q}b_j^2 - \frac{1}{pq}\sum_{k=1}^{n}(\sum_{i=1}^{p}y_{ik})^2 + CT = \frac{1}{p}\sum_{j=1}^{q}\sum_{k=1}^{n}(\sum_{i=1}^{p}x_{ijk})^2 - S_B - S_S - CT$$

$$S_{EA \times B} = S_E - (S_S + S_{EA} + S_{EB})$$

3. 誤差 A と誤差 B および誤差 $A \times B$ の自由度と平均平方を求めます。

$$f_{EA} = (p-1)(n-1),\ f_{EB} = (q-1)(n-1),\ f_{EA \times B} = (p-1)(q-1)(n-1)$$

$$V_{EA} = \frac{S_{EA}}{f_{EA}},\quad V_{EB} = \frac{S_{EB}}{f_{EB}},\quad V_{EA \times B} = \frac{S_{EA \times B}}{f_{EA \times B}}$$

4. 要因 A，要因 B，交互作用の分散比 F_A，F_B，$F_{A \times B}$ を求めます。

$$F_A = \frac{V_A}{V_{EA}},\ F_B = \frac{V_B}{V_{EB}},\ F_{A \times B} = \frac{V_{A \times B}}{V_{EA \times B}}$$

5. 以上の事柄をまとめて，表 10-9 のような分散分析表を作成します。

表 10-9　二要因に対応があり，繰り返しのある二元配置分散分析表

要因	偏差平方和	自由度	平均平方	分散比
被験者	S_S			
要因 A	S_A	f_A	V_A	F_A
誤差 A	S_{EA}	f_{EA}	V_{EA}	
要因 B	S_B	f_B	V_B	F_B
誤差 B	S_{EB}	f_{EB}	V_{EB}	
交互作用 $A \times B$	$S_{A \times B}$	$f_{A \times B}$	$V_{A \times B}$	$F_{A \times B}$
誤差 $A \times B$	$S_{EA \times B}$	$f_{EA \times B}$	$V_{EA \times B}$	
全体	S_T			

6. 分散比の F 検定を行います。

    $F_A \geq F(f_A, f_{EA}, \alpha)$ となれば，要因 A の帰無仮説 H_0 を棄却します。また，$F_B \geq F(f_B, f_{EB}, \alpha)$ となれば，要因 B の帰無仮説 H_0 を棄却します。さらに，$F_{A \times B} \geq F(f_{A \times B}, f_{EA \times B}, \alpha)$ となれば，交互作用 $A \times B$ の帰無仮説 H_0 を棄却します。

7. 検定の結果，有意差が認められた場合，1要因に対応のある分散分析と同様に多重比較（下位検定）を行います。

交互作用が有意でなく，要因 A の主効果が有意である場合

基準値：$HSD(\alpha) = q(\alpha, p, f_{EA})\sqrt{\dfrac{V_{EA}}{nq}}$

$|\bar{a}_l - \bar{a}_m| \geq HSD(\alpha)$ ならば，有意水準 α で有意差ありとなります。

交互作用が有意でなく，要因 B の主効果が有意である場合

基準値：$HSD(\alpha) = q(\alpha, q, f_{EB})\sqrt{\dfrac{V_{EB}}{np}}$

$|\bar{b}_l - \bar{b}_m| \geq HSD(\alpha)$ ならば，有意水準 α で有意差ありとなります。

交互作用が有意である場合

B_j における要因 A の単純主効果の検討

計算式は対応のない分散分析と同じです。検定にあたっては修正が必要です。

自由度，平均平方，分散比を求めます。

$$f_{A_{B_j}} = p-1, \quad V_{A_{B_j}} = \dfrac{S_{A_{B_j}}}{f_{A_{B_j}}}, \quad F_{A_{B_j}} = \dfrac{V_{A_{B_j}}}{V'_{EA}}, \quad V'_{EA} = \dfrac{S_{EA} + S_{EA \times B}}{f_{EA} + f_{EA \times B}}$$

$F_{A_{B_j}} \geq F(f_{A_{B_j}}, f_{EA}, \alpha)$ ならば，B_j における要因 A の単純主効果が有意であるといえます。

要因 A の単純主効果が有意であれば，テューキーの HSD 法で多重比較します。

基準値：$HSD(\alpha) = q'(\alpha)\sqrt{\dfrac{V'_{EA}}{n}}$

$$q'(\alpha) = \dfrac{q(\alpha, p, f_{EA}) \times V_{EA} + q(\alpha, p, f_{EA \times B}) \times V_{EA \times B} \times (q-1)}{V_{EA} + V_{EA \times B} \times (q-1)}$$

$|\bar{a}_l - \bar{a}_m| \geq HSD(\alpha)$ ならば，有意水準 α で有意差ありとなります。

A_i における要因 B の単純主効果の検討

計算式は対応のない分散分析と同じです。検定にあたっては修正が必要です。

自由度，平均平方，分散比を求めます。

$$f_{B_{A_i}} = q-1, \quad V_{B_{A_i}} = \dfrac{S_{B_{A_i}}}{f_{B_{A_i}}}, \quad V'_{EB} = \dfrac{S_{EB} + S_{EA \times B}}{f_{EB} + f_{EA \times B}}, \quad F_{B_{A_i}} = \dfrac{V_{B_{A_i}}}{V'_{EB}}$$

$F_{B_{A_i}} \geq F(f_{B_{A_i}}, f_{EA \times B}, \alpha)$ ならば，A_i における要因 B の単純主効果が有意であるといえます。

要因 B の単純主効果が有意であれば，テューキーの HSD 法で多重比較します。

基準値：$HSD(\alpha) = q'(\alpha)\sqrt{\dfrac{V'_{EB}}{n}}$

$$q'(\alpha) = \dfrac{q(\alpha, q, f_{EB}) \times V_{EB} + q(\alpha, q, f_{EA \times B}) \times V_{EA \times B} \times (p-1)}{V_{EB} + V_{EA \times B} \times (p-1)}$$

$|\bar{b}_l - \bar{b}_m| \geq HSD(\alpha)$ ならば，有意水準 α で有意差ありとなります。

栄養学分野での利用

栄養学の分野では，行要因の各水準に同一被験者グループを配し，列要因の各水準で生理データなどを測定し，各水準間で測定値に違いがあるかを検討することがあります。

例題 10-4-2

7名の被験者を，2種類の食事条件両方に参加させて，食事摂取前後の血糖値（mg/dL）を測定しました。血糖値の変化は，食事条件によって差があるでしょうか。また，食事摂取前後の計測時点（空腹時，食事摂取15分後，30分後，60分後，120分後）によって差があるかどうか，有意水準 $\alpha = 0.05$ で検定してみましょう。

		食事摂取前後の計測時点				
		空腹時	15分後	30分後	60分後	120分後
食事条件	米飯	88	109	123	104	91
		72	119	143	135	112
		92	100	134	151	88
		89	115	163	164	106
		98	104	148	108	118
		98	104	142	162	115
		105	122	150	156	126
	りんご	88	116	135	101	94
		84	97	121	95	90
		97	112	137	91	98
		84	112	121	121	91
		80	115	118	84	86
		111	142	140	121	84
		98	140	139	116	90

（くらしき作陽大学食文化学部　新田早美講師　提供データ）

例題の計算

食事条件の違い，計測時点の違いによって，血糖値に差があるでしょうか。「2要因に対応があり，繰り返しのある二元配置分散分析」を用いて各要因の効果を検定します。

▶ **STEP 1**　2要因とも正規性と等分散性を満たしていると仮定して，分散分析を行います。

要因A
帰無仮説　H_0：食事条件の違いによって，血糖値の変化には差がない。
対立仮説　H_1：食事条件の違いによって，血糖値の変化には差がある。

要因B
帰無仮説　H_0：食事摂取前後の計測時点の違いによって，血糖値の変化には差がない。
対立仮説　H_1：食事摂取前後の計測時点の違いによって，血糖値の変化には差がある。

交互作用 $A \times B$

帰無仮説　H_0：血糖値の変化には，食事条件の違いと食事摂取前後の計測時点の違いよる交互作用がない。

対立仮説　H_1：血糖値の変化には，食事条件の違いと食事摂取前後の計測時点の違いによる交互作用がある。

▶ STEP 2　基本的な二元配置データ表を作ります。

要因A 食事条件	被験者	要因B 食事摂取前後の計測時点					合計	
		空腹時	15分後	30分後	60分後	120分後	y_{ik}	a_i
米飯	A	88	109	123	104	91	515	4,154
	B	72	119	143	135	112	581	
	C	92	100	134	151	88	565	
	D	89	115	163	164	106	637	
	E	98	104	148	108	118	576	
	F	98	104	142	162	115	621	
	G	105	122	150	156	126	659	
りんご	A	88	116	135	101	94	534	3,749
	B	84	97	121	95	90	487	
	C	97	112	137	91	98	535	
	D	84	112	121	121	91	529	
	E	80	115	118	84	86	483	
	F	111	142	140	121	84	598	
	G	98	140	139	116	90	583	
合計(b_j)		1,284	1,607	1,914	1,709	1,389	7,903(T)	

▶ STEP 3　要因Aの項目数（食事条件の数）は $p=2$，要因Bの項目数（計測時点の数）は $q=5$，繰り返し数は $n=7$ となります。

偏差平方和 S_T, S_S, S_A, S_{EA}, S_B, S_{EB}, $S_{A\times B}$, $S_{EA\times B}$, S_E，自由度 f_A, f_{EA}, f_B, f_{EB}, $f_{A\times B}$, $f_{EA\times B}$，平均平方 V_A, V_{EA}, V_B, V_{EB}, $V_{A\times B}$, $V_{EA\times B}$，分散比 F_A, F_B, $F_{A\times B}$ を求めます。

$$CT = \frac{T^2}{npq} = 892248.7$$

$$S_T = \sum_{i=1}^{p}\sum_{j=1}^{q}\sum_{k=1}^{n} x_{ijk}^2 - CT = 35,890.30$$

$$S_S = \frac{1}{pq}\sum_{k=1}^{n}(\sum_{i=1}^{p} y_{ik})^2 - CT = 3,810.00$$

$$S_A = \frac{1}{nq}\sum_{i=1}^{p} a_i^2 - CT = 2,343.21$$

$$S_{EA} = \frac{1}{q}\sum_{i=1}^{p}\sum_{k=1}^{n} y_{ik}^2 - S_A - S_S - CT = 1,328.29$$

$$S_B = \frac{1}{np}\sum_{j=1}^{q} b_j^2 - CT = 18,072.94$$

$$S_{EB} = \frac{1}{p}\sum_{j=1}^{q}\sum_{k=1}^{n}(\sum_{i=1}^{p} x_{ijk})^2 - S_B - S_S - CT = 3,131.86$$

$$S_{A\times B} = \left(\frac{1}{n}\sum_{i=1}^{p}\sum_{j=1}^{q}(\sum_{k=1}^{n} x_{ijk})^2 - CT\right) - (S_A + S_B) = 4,107.86$$

$$S_E = S_T - (S_A + S_B + S_{A\times B}) = 11,366.29$$

$$S_{EA\times B} = S_E - (S_S + S_{EA} + S_{EB}) = 3,096.14$$

$$f_A = p-1 = 1, \ f_B = q-1 = 4, \ f_{A \times B} = (p-1)(q-1) = 4$$

$$f_{EA} = (p-1)(n-1) = 6, \ f_{EB} = (q-1)(n-1) = 24$$

$$f_{EA \times B} = (p-1)(q-1)(n-1) = 24$$

$$V_A = \frac{S_A}{f_A} = 2343.21, \quad V_{EA} = \frac{S_{EA}}{f_{EA}} = 221.38$$

$$V_B = \frac{S_B}{f_B} = 4518.24, \quad V_{EB} = \frac{S_{EB}}{f_{EB}} = 130.49$$

$$V_{A \times B} = \frac{S_{A \times B}}{f_{A \times B}} = 1026.96, \quad V_{EA \times B} = \frac{S_{EA \times B}}{f_{EA \times B}} = 129.01$$

$$F_A = \frac{V_A}{V_{EA}} = 10.58, \quad F_B = \frac{V_B}{V_{EB}} = 34.62, \quad F_{A \times B} = \frac{V_{A \times B}}{V_{EA \times B}} = 7.96$$

分散分析表は以下のようになります。

要因	偏差平方和	自由度	平均平方	分散比
被験者	3,810.00			
要因 A	2,343.21	1	2,343.21	10.58
誤差 A	1,328.29	6	221.38	
要因 B	18,072.94	4	4,518.24	34.62
誤差 B	3,131.86	24	130.49	
交互作用 $A \times B$	4,107.86	4	1,026.96	7.96
誤差 $A \times B$	3,096.14	24	129.01	
全体	35,890.30			

▶ STEP 4　分散比の F 検定を行います。有意水準 $\alpha = 0.05$ のとき $F(f_A, f_{EA}, \alpha) = F(1, 6, 0.05) = 5.99$ となります。F_A はこの値より大きいので，要因 A の帰無仮説 H_0 を棄却します。同様に，$F(f_B, f_{EB}, \alpha) = F(4, 24, 0.05) = 2.78$ となり，F_B はこの値より大きいので，要因 B の帰無仮説 H_0 を棄却します。また，$F(f_{A \times B}, f_{EA \times B}, \alpha) = F(4, 24, 0.05) = 2.78$ となり，$F_{A \times B}$ はこの値より大きいので，交互作用 $A \times B$ の帰無仮説 H_0 を棄却します。つまり，有意水準 5％で食事条件の種類によって，血糖値の変化に差があるといえます。同様に，計測時点の違いによって，血糖値の変化に差があるといえます。また，交互作用の効果も認められます。

▶ STEP 5　交互作用の効果が認められたので，多重比較（下位検定）を行います。

①要因 A（食事条件）の単純主効果の検定

$$F_{AB_4} = 30.51 \geq F(f_{AB_4}, f_{EA}, \alpha) = F(1, 6, 0.05) = 5.99$$

$$F_{AB_5} = 7.33 \geq F(f_{AB_5}, f_{EA}, \alpha) = F(1, 6, 0.05) = 5.99$$

以上より，計測時点 60 分と 120 分に，要因 A による単純主効果が認められたので，多重比較を行います。

基準値 $HSD(0.05) = 14.14$ 以上の値となる組み合わせを検討します。計測時点 60 分の，米飯食－りんご食 $= 35.86$，計測時点「120 分後」の，米飯食－りんご食 $= 17.57$ となり，有意水準 5％で有意差があります。つまり，食事「60 分後」

と「120分後」では「りんご食」のほうが有意に血糖値が低いということになります。

②要因B（計測時点）の単純主効果の検定

$F_{BA_1} = 26.56 \geq F(f_{BA_1}, f_{EA \times B}, \alpha) = F(4, 24, 0.05) = 2.78$

$F_{BA_2} = 16.18 \geq F(f_{BA_2}, f_{EA \times B}, \alpha) = F(4, 24, 0.05) = 2.78$

以上より，「米飯食」と「りんご食」に，要因Bによる単純主効果が認められたので，多重比較を行います。

基準値 $HSD(\alpha) = 36.11$ 以上の値となる組み合わせを検討します。米飯食の，空腹時－30分後＝51.57，空腹時－60分後＝48.29 となります。りんご食の，空腹時－30分後＝38.43，30分後－120分後＝39.71 となり，有意水準5％で有意差があります。つまり，「米飯食」と「りんご食」ともに食事「30分後」に最も血糖値が有意に高くなります。その後の血糖値の降下は「りんご食」のほうが早いようです。

Excelを用いた解答

▶ **STEP 1**　右のようにデータを入力します。

▶ **STEP 2**　正規性および等分散性の検定については省略します。

▶ **STEP 3**　データ分析ツールの「分散分析：繰り返しのある二元配置」を使って分析します。

「データ」タグ→「データ分析」→「分散分析：繰り返しのある二元配置」

▶ **STEP 4**　必要な値を入力します。「1標本当たりの行数」には，繰り返し数の7を入力します。

▶ **STEP 5**　結果が表示されますが，この分散分析表は「対応のない分散分析」の計算方法なので，修正が必要です。

▶ **STEP 6**　直接セルに計算式を入力して CT を求めます。

計算式は，=7903^2/(7*2*5) となります。

▶ **STEP 7**　S_S を求めるために，同一被験者の「被験者計」を合計し，さらに2乗して合計します。この合計値を $pq=10$ で割った値から **STEP 6** で求めた CT を引きます。

▶ **STEP 8**　S_{EA} を求めるために，データを入力した表の右側に「被験者計」の2乗を計算する列を作り合計を求めます。求めた合計値を $q=5$ で割った値から，分散分析表の「標本」の「変動」の値と，**STEP 7** で求めた S_S および **STEP 6** で求めた CT の値を引きます。

▶ **STEP 9** S_{EB}を求めるために，同一被験者の計測時点ごとの各食事条件の値を合計した表を作ります。さらに，この表を基に，各セルの値を2乗した表を作り全体の合計値を求めます。この値を$p=2$で割り，分散分析表の「列」の「変動」の値と，**STEP 7**で求めたS_Sおよび**STEP 6**で求めたCTの値を引きます。

A	176	225	258	205	185	
B	156	216	264	230	202	
C	189	212	271	242	186	
D	173	227	284	285	197	
E	178	219	266	192	204	
F	209	246	282	283	199	
G	203	262	289	272	216	
A	30976	50625	66564	42025	34225	
B	24336	46656	69696	52900	40804	
C	35721	44944	73441	58564	34596	
D	29929	51529	80656	81225	38809	
E	31684	47961	70756	36864	41616	
F	43681	60516	79524	80089	39601	
G	41209	68644	83521	73984	46656	合計
計	237536	370875	524158	425651	276307	1834527

▶ **STEP10** $S_{EA×B}$は，分散分析表の「繰り返し誤差」の「変動」の値から，**STEP 7**で求めたS_S，**STEP 8**で求めたS_{EA}，**STEP 9**で求めたS_{EB}を引いて求めます。

▶ **STEP11** 以上の値を基に，分散分析表を作り直します。各セルには公式に基づいた計算式を入力します。

分散分析表改

要因	偏差平方	自由度	平均平方	分散比	P-値	F境界値
SS	3810					
A	2343.214	1	2343.214	10.58453	0.017392	5.987378
誤差A	1323.286	6	221.381			
B	18072.94	4	4518.236	34.62408	1.21E-09	2.776289
誤差B	3131.857	24	130.494			
A×B	4107.857	4	1026.964	7.960596	0.000311	2.776289
誤差A×B	3095.143	24	129.006			
合計	35390.3	69				

▶ **STEP12** 要因Aの単純主効果の検定を行います。

データ入力をした表の下側に，計測時点ごとに右のような集計を行います。

CT_{Bj}は，「要因B計2乗」の値を$np=14$で割って求めます。

S_{AB_j}は，「米飯・りんご2乗計」をnで割った値からCT_{Bj}を引いて求めます。

これらの値を基にして右のような表を作ります。各セルには公式に基づいた計算式を入力します。分散比と$F(1,6,0.05)=5.99$を比較します。

	F	111	142	140	121	84
	G	98	140	139	116	90
	要因B計	1284	1607	1914	1709	1389
	要因B計2乗	1648656	2582449	3663396	2920681	1929321
	米飯計	642	773	1003	980	756
	米飯計2乗	412164	597529	1006009	960400	571536
	りんご計	642	834	911	729	633
	りんご計2乗	412164	695556	829921	531441	400689
	米飯・りんご2乗計	824328	1293085	1835930	1491841	972225

	空腹時	15分後	30分後	60分後	120分後
CT_{Bj}	117761.1	184460.6	261671.1	208620.1	137808.6
S_{AB_j}	0	265.7857	604.5714	4500.071	1080.643
f_{ABj}	1	1	1	1	1
V_{ABj}	0	265.7857	604.5714	4500.071	1080.643
V_{EA}	147.481	147.481	147.481	147.481	147.481
F_{ABj}	0	1.80217	4.099319	30.5129	7.327338
F	5.987378	5.987378	5.987378	5.987378	5.987378

▶ **STEP13** セルに直接，式を入力して$HSD(0.05)=14.14$を求めます。

「60分後」と「120分後」の「米飯食」と「りんご食」の平均差を求め，$HSD(0.05)=14.14$と比較します。

	60分後	120分後
米飯平均	140	108
りんご平均	104.1429	90.42857
差	35.85714	17.57143

▶ **STEP14** 要因Bの単純主効果の検定を行います。

データ入力をした表の下側に，計測時点ごとに右のような集計を行います。

	F	111	142	140	121	84	598
	G	98	140	139	116	90	583
	要因B計	1284	1607	1914	1709	1389	7903
	要因B計2乗	1648656	2582449	3663396	2920681	1929321	
	米飯計	642	773	1003	980	756	合計
	米飯計2乗	412164	597529	1006009	960400	571536	3547638
	りんご計	642	834	911	729	633	
	りんご計2乗	412164	695556	829921	531441	400689	2369771

CT_{A_i}は，データを入力した表の各「要因A計」を2乗し，$nq=35$で割って求めます。

S_{BA_i}は，食事条件別計の2乗の合計を$n=7$で割った値からCT_{A_i}を引いて求めます。

これらの値を基にして右のような表を作ります。各セルには公式に基づいた計算式を入

力します．分散比と $F(4, 24, 0.05)=2.78$ を比較します．

	CTA	SBAi	VBAi	VEB'	FBAi	F
米飯	493020.5	13784.97	3446.243	129.75	26.56064	2.776289
りんご	401571.5	8395.829	2098.957	129.75	16.17693	2.776289

▶ **STEP15** テューキーのHSD法で多重比較をします．

セルに直接，$=3.95*\mathrm{SQRT}(266.98/12)$ を入力してHSD(0.05)を計算します．次にExcelの分散分析表作成時に表示された食事条件別の平均値を使って右のような表を作成し，$HSD(0.05)=36.11$ より大きな値となっている組み合わせを探します．

米飯

		空腹時	15分後	30分後	60分後	120分後
		91.71	110.43	143.29	140.00	108.00
空腹時	91.71	0.00	18.71	51.57	48.29	16.29
15分	110.43	18.71	0.00	32.86	29.57	2.43
30分	143.29	51.57	32.86	0.00	3.29	35.29
60分	140.00	48.29	29.57	3.29	0.00	32.00
120分	108.00	16.29	2.43	35.29	32.00	0.00

りんご

		空腹時	15分後	30分後	60分後	120分後
		91.71	119.14	130.14	104.14	90.43
空腹時	91.71	0.00	27.43	38.43	12.43	1.29
15分	119.14	27.43	0.00	11.00	15.00	28.71
30分	130.14	38.43	11.00	0.00	26.00	39.71
60分	104.14	12.43	15.00	26.00	0.00	13.71
120分	90.43	1.29	28.71	39.71	13.71	0.00

第11章 | エネルギー摂取量とたんぱく質摂取量の関係をみる（相関と回帰）

11-1　2つの量的変数の分析

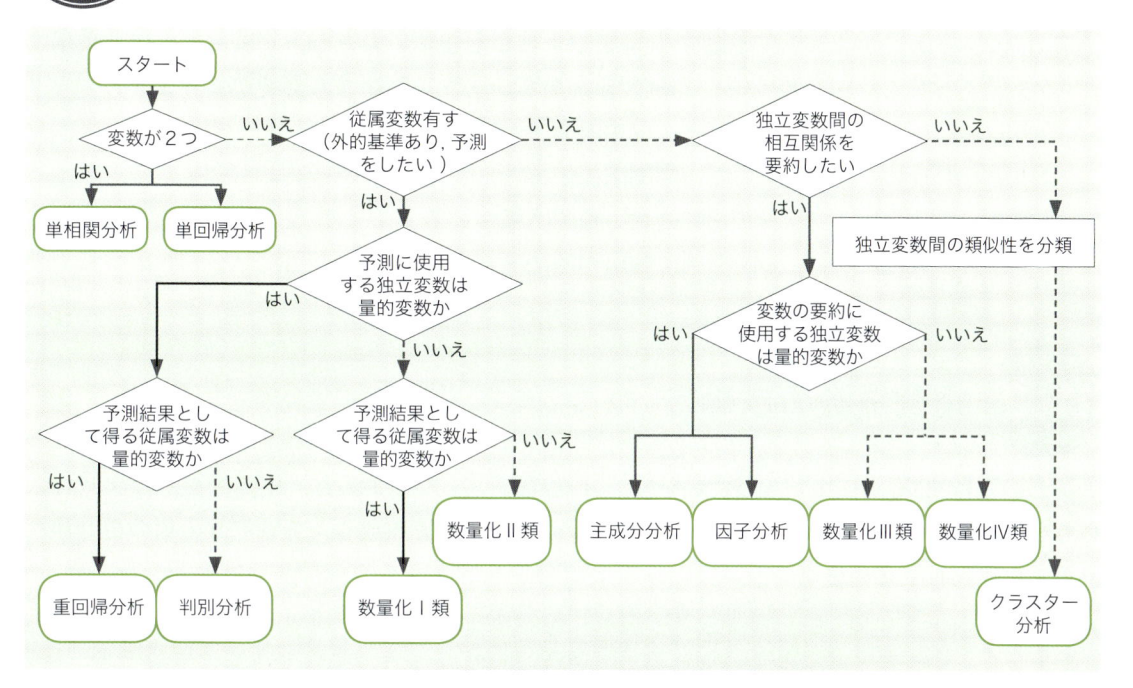

量的変数同士の関係を調べる統計学的方法に**相関分析**（correlation analysis）と，**回帰分析**（regression analysis）があります。相関分析は，2つの現象がペアになって変化する法則性を分析するもので，相関係数により関連性があるか否かを調べるものです。回帰分析は，原因となる変数（独立変数，説明変数）が変化することによって結果となる変数（従属変数，目的変数）が変化するような場合に，変数間の関係式を示すものです。

相関係数（correlation coefficient，記号：r）は，2つの量的変数がともに変化する場合に，2変数の関係の強さと方向を示す指標です。相関係数は，2変量の関係の強さと方向を -1〜1 までの数値で表現したもので，相関係数の値を散布図に示したものが**図11-1**です。

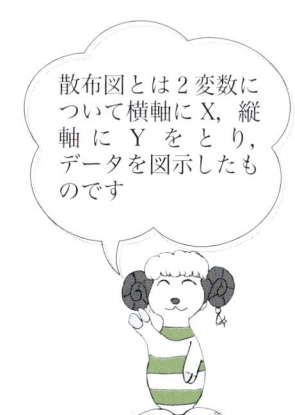

> 散布図とは2変数について横軸にX，縦軸にYをとり，データを図示したものです

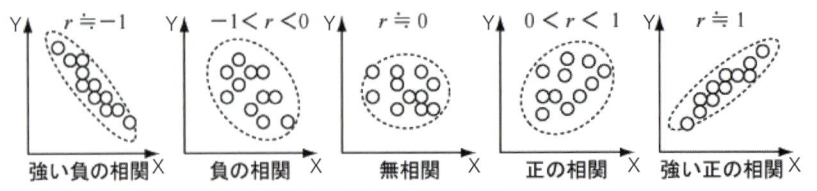

図11-1　相関関係と相関係数のイメージ

相関係数の値から，2変量の関係の強弱を以下に示します。ただし，正確には，次項に示すように統計的検定による判断から，相関関係があるか否かを判断する必要があります。

$0 \leqq |r| \leqq 0.2$ ⇔ ほとんど相関関係がない
$0.2 < |r| \leqq 0.4$ ⇔ 弱い相関関係がある
$0.4 < |r| \leqq 0.7$ ⇔ 比較的強い相関関係がある
$0.7 < |r| \leqq 1$ ⇔ 非常に強い相関関係がある

11-2 相関係数の求め方

一方の変数を X_i，もう一方の変数を Y_i，n を標本サイズとすると，相関係数 r は次式で求められます。電卓などで計算する場合は，以下のような表を作成し，それぞれの項の合計値を計算式に代入して求めます。

定義式：$r = \dfrac{\sum(X_i - \overline{X})(Y_i - \overline{Y})}{\sqrt{\sum(X_i - \overline{X})^2}\sqrt{\sum(Y_i - \overline{Y})^2}} = \dfrac{S_{XY}}{s_X s_Y}$

計算式：$r = \dfrac{\sum X_i Y_i - n\overline{X}\,\overline{Y}}{\sqrt{\sum X_i^2 - n\overline{X}^2}\sqrt{\sum Y_i^2 - n\overline{Y}^2}}$

ここでは，$\overline{X} = \dfrac{\sum X_i}{n}$ （変数 X の平均値），$\overline{Y} = \dfrac{\sum Y_i}{n}$ （変数 Y の平均値），

となり，s_X，s_Y は変数 X，変数 Y それぞれの標準偏差，S_{XY} は変数 X，Y の共分散です。

i	X_i	Y_i	X_i^2	Y_i^2	$X_i \times Y_i$
1	X_1	Y_1	X_1^2	Y_1^2	$X_1 Y_1$
2	X_2	Y_2	X_2^2	Y_2^2	$X_2 Y_2$
3	X_3	Y_3	X_3^2	Y_3^2	$X_3 Y_3$
⋮	⋮	⋮	⋮	⋮	⋮
n	X_n	Y_n	X_n^2	Y_n^2	$X_n Y_n$
合計	$\sum X_i$	$\sum Y_i$	$\sum X_i^2$	$\sum Y_i^2$	$\sum X_i Y_i$

Excelを使った相関係数の求め方

▶ STEP 1　2つの変量 X, Y のデータをセルに入力し，相関係数 r を求めるセルを選択します。

▶ STEP 2　相関係数を求める Excel の関数として次の2つがあります。どちらも同じ結果が出ます。

　　CORREL（配列1，配列2）：2つの配列データに対する相関係数 r を求めます。
　　PEARSON（配列1，配列2）：2つの配列データに対するピアソンの積率相関係数 r を求めます。

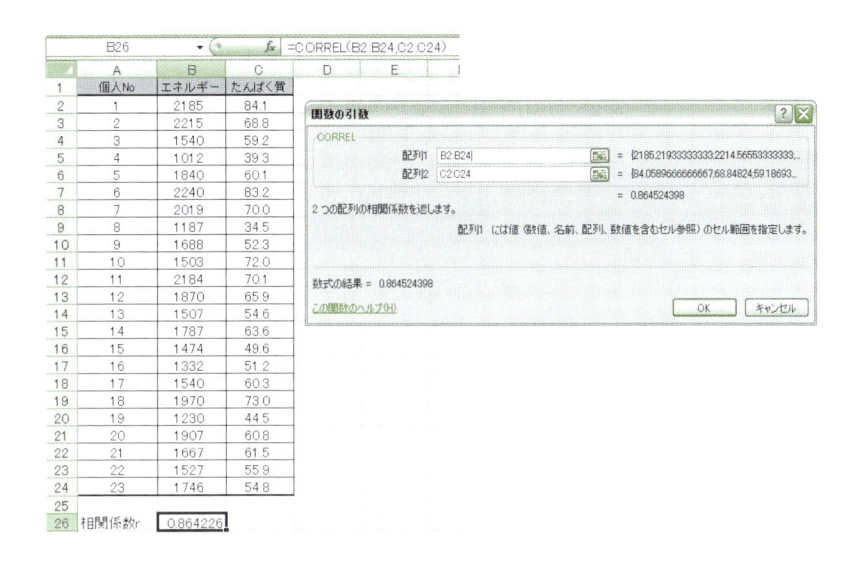

11-3 相関係数の検定（無相関の検定）

2変数の相関係数が得られたとき，統計的に有意な相関があるか否か確かめるために行う検定を**無相関の検定**といいます。これは，回帰直線の求め方（p.160）で述べる回帰直線が予測や推定に使えるかという統計的有意性の検定に相当します。

例題 11-3-1

エネルギーとたんぱく質の摂取量調査結果から，エネルギー（kcal）とたんぱく質（g）との間に有意な相関関係があるといえるか，Excel を使って検定してみましょう。

Excelを用いた解答

▶ STEP 1　帰無仮説　H_0：無相関である。
　　　　　対立仮説　H_1：相関関係がある。

▶ STEP 2　無相関検定をするための検定統計量 $t(r)$ を求めます。ここでの，r は相関係数，n は標本サイズです。

検定統計量　$t(r) = \dfrac{r\sqrt{n-2}}{\sqrt{1-r^2}}$

▶ **STEP 3**　$t(r)$ は自由度 $n-2$ の t 分布に従うことから，$t(r)$ の t 分布での確率 P を TDIST 関数で求めます。

　　　　TDIST 関数の引数　　X：検定統計量

　　　　　　　　　　　　　　自由度：$n-2$

　　　　　　　　　　　　　　分布の指定：1（片側検定），2（両側検定）

▶ **STEP 4**　P 値 ≦ 有意水準 α ならば帰無仮説を棄却し，対立仮説が採用されます。つまり，相関関係があると判断できます。

　　この例では，P=1.07E-07 ＜ 0.001 なので，有意水準 0.1％で有意な相関があるといえます。

　　なお，Excel での数値表現として，1.07E-07 という場合 1.07×10^{-7} を意味しています。

11-4　相関係数の差の検定

　2 つの独立した標本から，それぞれの相関係数 r_A, r_B が求められたとき，それぞれの相関係数の間に統計的に有意な差があるか否かを確かめるために行う検定です。相関係数の分布は相関係数 r をフィッシャーの z' 変換（Fisher's z' transformation）して，標準正規分布に近似させ，検定を行います。

> **例題 11-4-1**
>
> 　5月と7月に測定したエネルギーとたんぱく質の摂取量との相関係数に差があるといえるか Excel を使って検定してみましょう。

Excel を用いた解答

▶ STEP 1　　帰無仮説　　$H_0 : r_A = r_B$
　　　　　　対立仮説　　$H_1 : r_A \neq r_B$

▶ STEP 2　　5月のデータによる相関係数を r_A，7月のデータによる相関係数を r_B それぞれを次式のフィッシャーの z' 変換し，z_A'，z_B' を求めます。Excel での計算では，FISHER 関数で求めます。

$$z'_A = \frac{1}{2} \log_e \frac{1+r_A}{1-r_A}, \quad z'_B = \frac{1}{2} \log_e \frac{1+r_B}{1-r_B}$$

▶ STEP 3　　検定統計量 $z(r)$ を次式で求め，標準正規分布での確率 P を NORMSDIST 関数で求めます。ここでの，n_A，n_B は A，B グループそれぞれの標本サイズです。

$$z(r) = \frac{z'_A - z'_B}{\sqrt{\dfrac{1}{n_A - 3} + \dfrac{1}{n_B - 3}}}$$

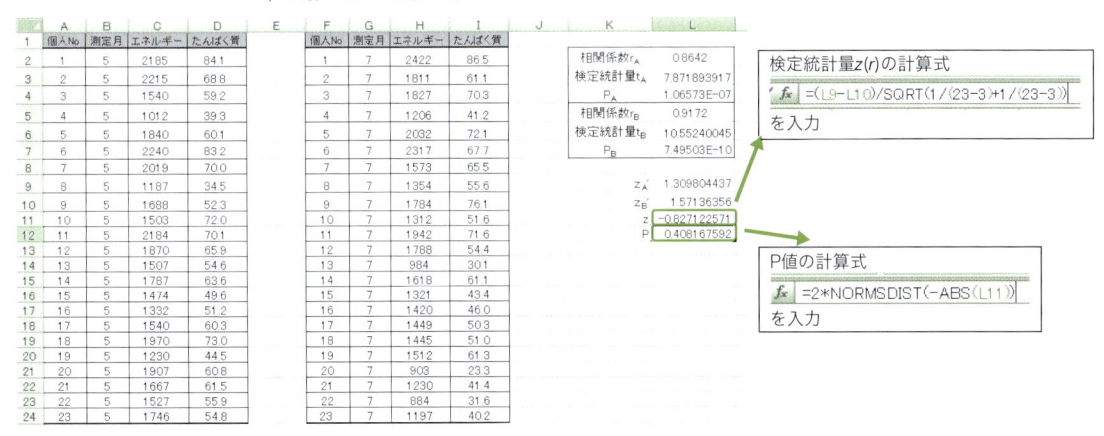

	A	B	C	D		F	G	H	I		K	L
1	個人No	測定月	エネルギー	たんぱく質		個人No	測定月	エネルギー	たんぱく質			
2	1	5	2185	84.1		1	7	2422	86.5		相関係数 r_A	0.8642
3	2	5	2215	68.8		2	7	1811	61.1		検定統計量 t_A	7.871893917
4	3	5	1540	59.2		3	7	1827	70.3		P_A	1.06573E-07
5	4	5	1012	39.3		4	7	1206	41.2		相関係数 r_B	0.9172
6	5	5	1840	60.1		5	7	2032	72.1		検定統計量 t_B	10.55240045
7	6	5	2240	83.2		6	7	2317	67.7		P_B	7.49503E-10
8	7	5	2019	70.0		7	7	1573	65.5			
9	8	5	1187	34.5		8	7	1354	55.6		z'_A	1.309804437
10	9	5	1688	52.3		9	7	1784	76.1		z'_B	1.57136356
11	10	5	1503	72.0		10	7	1312	51.6		z	-0.827122571
12	11	5	2184	70.1		11	7	1942	71.6		P	0.408167592
13	12	5	1870	65.9		12	7	1788	54.4			
14	13	5	1507	54.6		13	7	984	30.1			
15	14	5	1787	63.6		14	7	1618	61.1			
16	15	5	1474	49.6		15	7	1321	43.4			
17	16	5	1332	51.2		16	7	1420	46.0			
18	17	5	1540	60.3		17	7	1449	50.3			
19	18	5	1970	73.0		18	7	1445	51.0			
20	19	5	1230	44.5		19	7	1512	61.3			
21	20	5	1907	60.8		20	7	903	23.3			
22	21	5	1667	61.5		21	7	1230	41.4			
23	22	5	1527	55.9		22	7	884	31.6			
24	23	5	1746	54.8		23	7	1197	40.2			

検定統計量 $z(r)$ の計算式
`=(L9-L10)/SQRT(1/(23-3)+1/(23-3))`
を入力

P 値の計算式
`=2*NORMSDIST(-ABS(L11))`
を入力

　P 値を求める NORMSDIST 関数は，標準正規分布の累積確率 P（下側確率 P）（$z \leq$ 引数 Z）を求めることになるので，以下のように絶対値を指定します。また，両側検定のため，NORMSDIST 関数の結果を 2 倍しています。

▶ STEP 4　　P 値 $\leq$ 有意水準 α ならば帰無仮説を棄却し，対立仮説が採用されます。つまり，2 つの相関関係に差があると判断できます。

　この例では，$P = 0.41 > 0.05$ なので有意水準 5 % で 2 つの相関係数に有意な差が認められません。

11-5 回帰直線の求め方

　回帰分析は，2つの変数間に因果関係が認められるとき，独立変数 X（原因変数，説明変数ともいう）と従属変数 Y（目的変数，被説明変数ともいう）との関係を分析することです。回帰分析の中で，特に独立変数 X と従属変数 Y との関係を直線関係として分析することを線形回帰分析といい，これによって得られる直線を**回帰直線**（regression line）といいます。ここでは，2つの変数の関係を直線で表すことを学びます。

　回帰直線は，データから予測式を求めることであり，その直線式を使って予測や制御に利用します。回帰直線式は以下のように与えられ，回帰分析では直線の切片 a，直線の傾きに相当する回帰係数（regression coefficient）b のそれぞれの係数を求めることになります。

　　回帰直線式：$\hat{Y} = a + bX$
　　a：切片，b：回帰係数（直線の傾きに相当）

　回帰直線は，散布図から適当な直線を求めるのではなく，推定される直線式とそれぞれのデータとの誤差が最小となるよう，合理的・科学的に直線式を得る必要があります。この方法を**最小2乗法**（method of least squares）といいます。

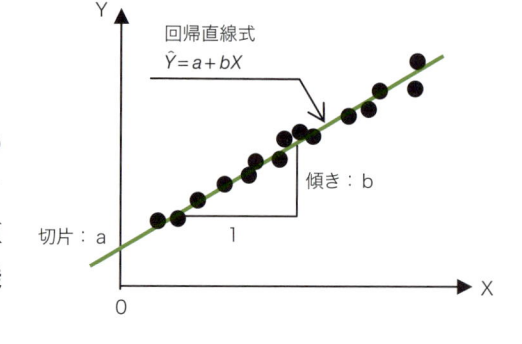

　回帰直線式のそれぞれの係数 a，b は，一方の変数を X_i，もう一方の変数を Y_i，n を標本数とすると，以下の計算式で求められます。

$$b = \frac{\sum X_i Y_i - n\overline{X}\,\overline{Y}}{\sum X_i^2 - n\overline{X}^2}$$　　　式11.1

$$a = \overline{Y} - b\overline{X}$$　　　式11.2

ここでは，$\overline{X} = \dfrac{\sum X_i}{n}$，$\overline{Y} = \dfrac{\sum Y_i}{n}$ となります。

栄養学分野での利用

エネルギー調整摂取量

　栄養素の多くは，摂取エネルギーとの間に相関関係を有する傾向があります。例えば，身体が大きく，身体活動が多く，代謝効率の低い人は一般に多くの量の食物を摂取するため，エネルギー摂取量だけでなく他の栄養素も摂取量が多くなるからです。このことは，特定の栄養素摂取量と疾病との関連を調べる場合には，総エネルギー摂取量の影響を取り除いて疾病との関連性を解析する必要性があることを示唆しています。

　そこで，栄養疫学では，ある栄養素摂取量と疾病との間に統計学的関連性が観察された場合，総エネルギー摂取量を調整した栄養素摂取量として表現した値を用いて疾病との関連性を解析します。このエネルギー調整摂取量を求める方法には，密度法，残差法，重回帰分析法

（多変量解析法）があります。ここでは，回帰直線の応用例として**残差法**について解説します。

1. ある集団のエネルギー摂取量と栄養素摂取量との関係を散布図で示すと右図のようになります。

2. 栄養素摂取量を従属変数（目的変数），エネルギー摂取量を独立変数（説明変数）として回帰分析を行い，回帰直線式を求めます。
    $Y = a + bX$

3. 対象者 i のエネルギー摂取量を X_i，栄養素摂取量を Y_i とすると，対象者 i の栄養素摂取量 Y_i と回帰直線式による栄養素摂取量の期待値 $\hat{Y}_i$ との残差 c は次にようになります。
    $c = Y_i - \hat{Y}_i = Y_i - (a + bX_i)$

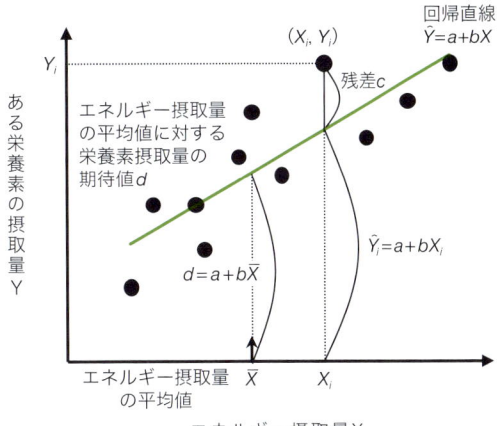

4. 対象者 i のエネルギー調整栄養素摂取量 Y'_i は，ある集団のエネルギー摂取量の平均値に対する栄養素摂取量の期待値 d と残差 c の和で示されます。
    $$Y'_i = d + c = (a + b\overline{X}) + Y_i - (a + bX_i)$$
    $$= Y_i + b(\overline{X} - X_i)$$

式11.3

残差法による栄養素のエネルギー調整摂取量は，個人のエネルギー摂取量の影響を排除でき，その単位が元の栄養素の単位と同じであることから理解しやすい方法です。しかしながら，計算がやや面倒，集団のエネルギー摂取量の平均値に基づくことによって他の対象者の影響を受け，調整後の摂取量が負になる場合があるという欠点があります。

例題 11-5-1

> エネルギーとたんぱく質の摂取量調査結果から，エネルギーとたんぱく質との間の回帰分析を Excel 使って行ってみましょう。

Excel を用いた解答

▶ STEP 1　メニューバーの「データ」→「データ分析」を選択するとダイアログが表示されます。この分析ツールの中から「回帰分析」を選択します。

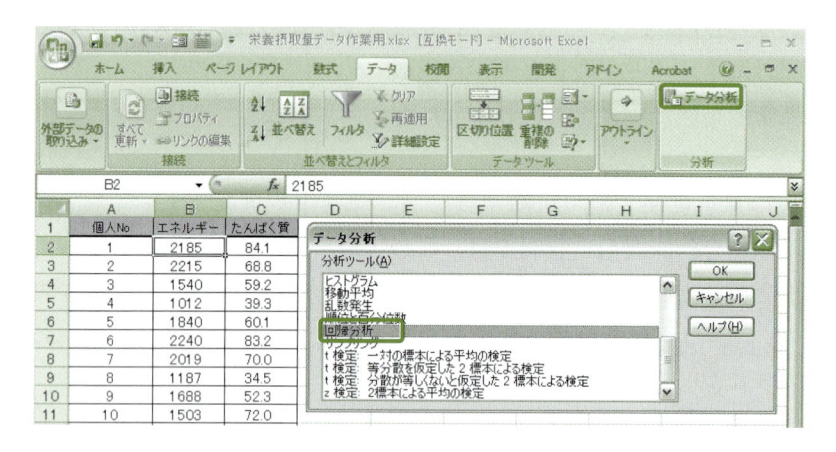

▶ STEP 2　「回帰分析」ダイアログが表示されたら，下図のように，①「入力Y範囲」の枠をクリックし，データ範囲をドラッグするとセル範囲が自動的に入力されます。このとき，先頭行のラベル，「たんぱく質」も範囲に含め，「ラベル」欄にチェックマークを入れておきます。同様に，②「入力X範囲」の枠に「エネルギー」のデータを，ラベルを含めて選択します。また，③「一覧の出力先」の左側○をクリックし，「出力先」右側の枠内をクリックしてから，出力一覧表を表示するための場所（表の左上隅のセル）を指定し，④「OK」をクリックします。

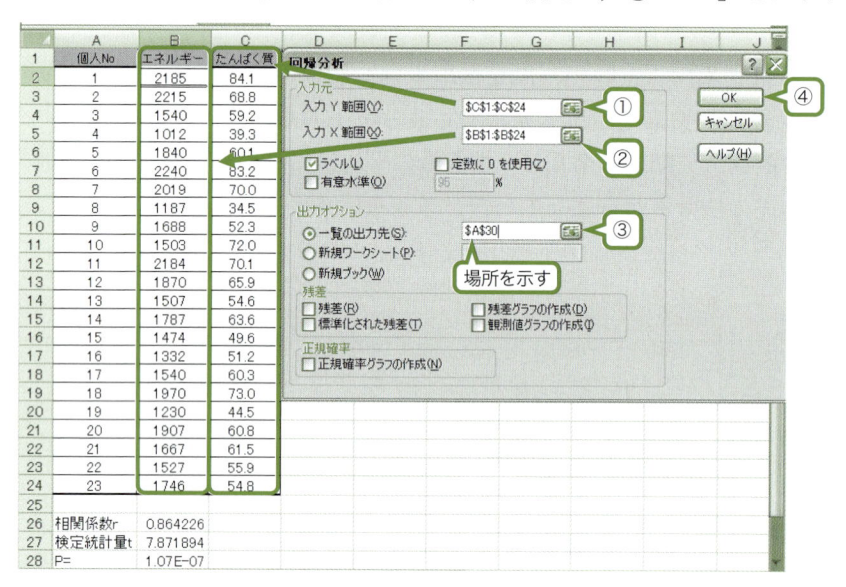

▶ STEP 3　下図のように回帰分析結果一覧が表示されます。「回帰分析」結果には，回帰統計量，分散分析表，回帰直線の切片と回帰係数（傾き），残差出力などが出力され，オプションの設定によっては，他の統計量が計算されます。

　2変数の場合，「重相関R」には（p.156，**11-2**）で計算した相関係数 r と同じ値が表示されます。また，「有意F」には**例題11-3-1**で計算した無相関の検定の確率 P 値に相当し，以下の基準により回帰直線は予測に役立つか否か判定できます。

　　「有意F」≦有意水準 α　（回帰直線は予測に役立つ。）
　　「有意F」＞有意水準 α　（回帰直線は予測に役立たない。）

回帰直線によって得られた結果を予測や制御に利用するためには，その回帰直線が測定データによくあてはまっていなければ意味がありません。そのあてはまりのよさを調べるものとして決定係数R^2と分散分析表があります。決定係数R^2は，1に近いほど回帰直線がデータによくあてはまっていることを示しています。また，相関係数と以下のような関係があります。決定係数R^2は，Excel回帰分析ツールによる出力結果の「重決定R2」の値に相当します。

　　決定係数R^2＝(相関係数r)^2

▶STEP 4　回帰分析で得られる回帰直線式の係数aとbはそれぞれ，切片，エネルギーの係数欄に表示されます。以上の結果，回帰分析で得られる回帰直線式は次のようになります。

　　回帰直線式：$\hat{Y}=7.25+0.031X$

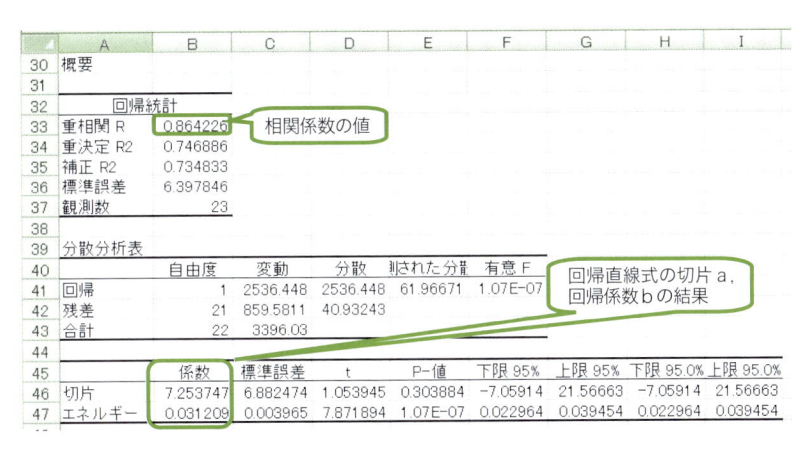

▶STEP 5　この結果の散布図を描くと下のようになります。なお，散布図の場合「グラフのレイアウト」→「レイアウト9」を選択すると，散布図上に回帰直線，回帰直線式，決定係数R^2が自動的に表示されます。

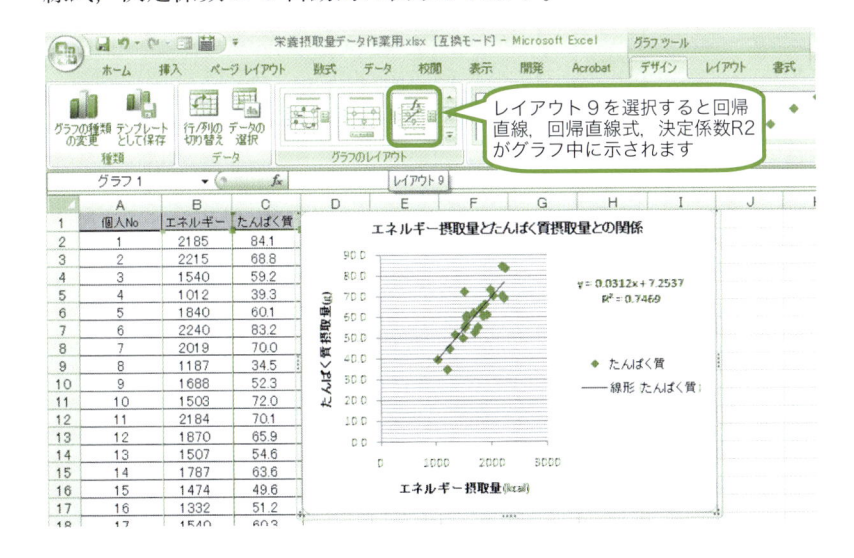

例題 11-5-2

エネルギーとたんぱく質の摂取量調査結果から，残差法によるエネルギー調整たんぱく質摂取量を Excel を使って算出してみましょう。

Excel を用いた解答

▶ STEP 1　エネルギーとたんぱく質の平均値をそれぞれ求めます。

▶ STEP 2　Excel には既知のデータに基づく回帰分析を計算し，回帰直線式から期待値を求める TREND 関数が用意されています。「期待値」を求めるには TREND 関数を選択し，以下のように設定します。ただし，「新しい x」には対応する列のエネルギー値を選択します（以下の例では No 1 のエネルギー値を選択）。

個人No	エネルギー	たんぱく質	期待値	調整たんぱく質
1	2185	84.1		
2	2215	68.8		
3	1540	59.2		
4	1012	39.3		
5	1840	60.1		
6	2240	83.2		
7	2019	70.0		
8	1187	34.5		
9	1688	52.3		
10	1503	72.0		
11	2184	70.1		
12	1870	65.9		
13	1507	54.6		
14	1787	63.6		
15	1474	49.6		
16	1332	51.2		
17	1540	60.3		
18	1970	73.0		
19	1230	44.3		
20	1907	60.8		
21	1667	61.5		
22	1527	55.9		
23	1746	54.8		
平均値				

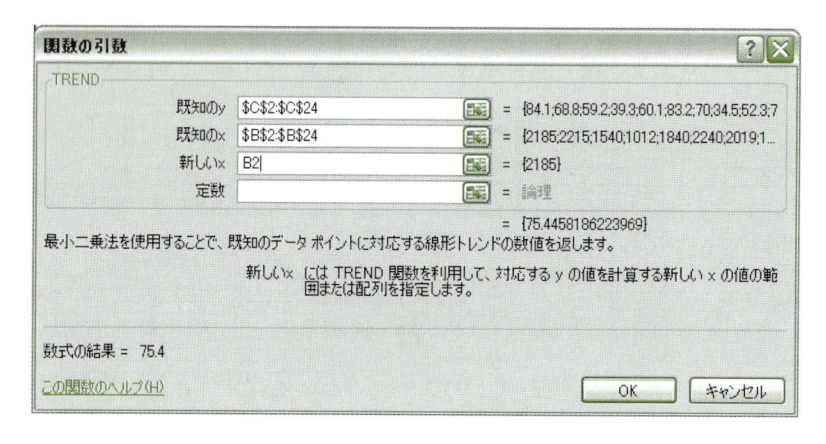

「既知の y」選択範囲（絶対指定）
「既知の x」選択範囲（絶対指定）

関数の引数　TREND
　既知の y　$C$2:$C$24　= {84.1;68.8;59.2;39.3;60.1;83.2;70;34.5;52.3;7
　既知の x　$B$2:$B$24　= {2185;2215;1540;1012;1840;2240;2019;1…
　新しい x　B2　= {2185}
　定数　　　　　　　　　　= 論理
　　　　　　　　　　　　　= {75.4458186223969}

最小二乗法を使用することで，既知のデータポイントに対応する線形トレンドの数値を返します。
　新しい x には TREND 関数を利用して，対応する y の値を計算する新しい x の値の範囲または配列を指定します。

数式の結果 = 75.4

▶ STEP 3　一次回帰直線式の傾き b を SLOPE 関数で計算します。以下のように「既知の

y」にたんぱく質,「既知の x」にエネルギーの値をそれぞれ絶対指定して求められます。

f_x =C2+SLOPE($C$2:$C$24,$B$2:$B$24)*($B$25-B2)

	A	B	C	D	E
1	個人No	エネルギー	たんぱく質	期待値	調整たんぱく質
2	1	2185	84.1	75.4	69.1
3	2	2215	68.8	76.4	52.8
4	3	1540	59.2	55.3	64.3
5	4	1012	39.3	38.8	60.9
6	5	1840	60.1	64.7	55.8
7	6	2240	83.2	77.2	66.4
8	7	2019	70.0	70.3	60.1
9	8	1187	34.5	44.3	50.6
10	9	1688	52.3	59.9	52.8
11	10	1503	72.0	54.2	78.2
12	11	2184	70.1	75.4	55.1
13	12	1870	65.9	65.6	60.7
14	13	1507	54.6	54.3	60.7
15	14	1787	63.6	63.0	61.0
16	15	1474	49.6	53.3	56.7
17	16	1332	51.2	48.8	62.8
18	17	1540	60.3	55.3	65.4
19	18	1970	73.0	68.7	64.7
20	19	1230	44.5	45.6	59.3
21	20	1907	60.8	66.8	54.4
22	21	1667	61.5	59.3	62.6
23	22	1527	55.9	54.9	61.4
24	23	1746	54.8	61.7	53.5
25	平均値	1703	60.4		

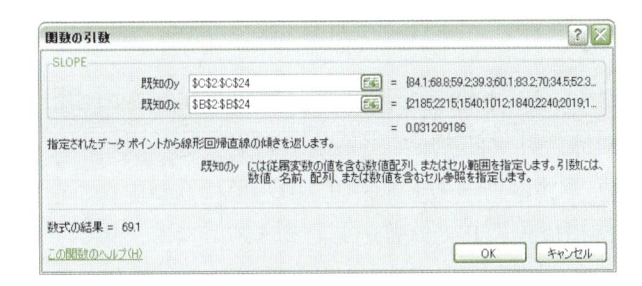

▶ STEP 4 　エネルギー調整たんぱく質摂取量の計算は,**式11.3** より求められます。

11-6 回帰係数の検定

　回帰係数(回帰直線の傾き)が 0 か否かを検定することによって 2 つの変数の間に直線的な関連性があるかどうかを調べます。つまり,回帰係数が 0 ということは,独立変数 X に関係なく目的変数 Y が一定であり,独立変数は目的変数の予測に役立っていないことになり,回帰直線の信頼性について調べることを意味します。

> **例題 11-6-1**
>
> エネルギーとたんぱく質の摂取量調査結果から，エネルギーとたんぱく質との間の回帰直線式における回帰係数をExcelを使って検定してみましょう。

Excelを用いた解答

▶ STEP 1　帰無仮説　$H_0 : b=0$（回帰係数は0）
　　　　　　対立仮説　$H_1 : b \neq 0$（回帰係数は0ではない）

▶ STEP 2　回帰係数 b の検定をするための検定統計量 t は次式で求められます。ここでの，$SE(b)$ は回帰係数の標準誤差です。

$$t = \frac{b}{SE(b)} = \frac{係数}{標準誤差}$$

▶ STEP 3　検定統計量 t は自由度 $n-2$ の t 分布に従うことから，t 分布での確率Pを TDIST関数で求めます。

　　　　　TDIST関数の引数　X：検定統計量 t
　　　　　　　　　　　　　　自由度：$n-2$
　　　　　　　　　　　　　　分布の指定：2（両側検定）

▶ STEP 4　P値 $\leq$ 有意水準 α ならば帰無仮説を棄却し，対立仮説が採用されます。つまり，回帰係数は0ではないと判断できます。

　以上の計算は，**例題 11-5-1** で示した「データ」メニューの「分析ツール」から「回帰分析」を使って得られる結果一覧に表示されます。この例では，エネルギーのP値= 1.07E-07 < 0.001 なので有意水準0.1%で回帰係数は0ではないといえます。なお，単回帰分析の場合は，Excel「回帰分析」ツール出力結果の「有意F」値と同様の値です。

> 1.07E-07 とは，
> $1.07 \times 10^{-7} = \dfrac{1.07}{10^7}$
> $= 0.000000107$

	A	B	C	D	E	F	G	H	I
30	概要								
31									
32		回帰統計							
33	重相関 R	0.864226							
34	重決定 R2	0.746886							
35	補正 R2	0.734833							
36	標準誤差	6.397846							
37	観測数	23							
38									
39	分散分析表								
40		自由度	変動	分散	観測された分散比	有意 F			
41	回帰	1	2536.448	2536.448	61.96671	1.07E-07			
42	残差	21	859.5811	40.93243					
43	合計	22	3396.03						
44									
45		係数	標準誤差	t	P-値	下限 95%			
46	切片	7.253747	6.882474	1.053945	0.303884	-7.05914	21.56663	-7.05914	21.56663
47	エネルギー	0.031209	0.003965	7.871894	1.07E-07	0.022964	0.039454	0.022964	0.039454

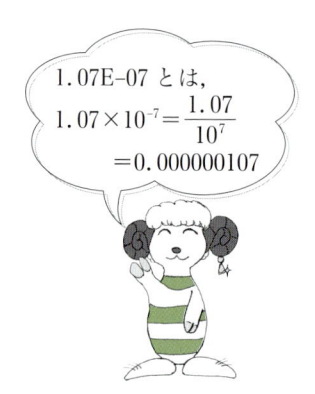

（単回帰分析の場合，回帰係数の検定結果と同じ）

（P値≦有意水準 α ならば回帰係数は0ではない）

11-7 回帰直線の信頼区間

回帰分析で得られた回帰直線では，利用したデータが標本データであることから，母集団の回帰直線（真の回帰直線）の場合との誤差を**信頼区間**で示す必要があります。そこで，計算された回帰直線の上下に分布する信頼区間を求めます。この信頼区間は，中間で狭く，両端で広くなる分布を示します。

例題 11-7-1

エネルギーとたんぱく質の摂取量調査結果から得られた回帰直線式の信頼区間を Excel を使って示してみましょう。

Excel を用いた解答

▶ STEP 1　信頼係数 $(1-\alpha)$ おける信頼区間は以下の式となります。

$$\hat{Y} - t_\alpha S_{\hat{Y}} < Y < \hat{Y} + t_\alpha S_{\hat{Y}}$$

ここでの，α は有意水準（通常 5％），$\hat{Y}$ は回帰分析で得られた Y 値，t_α は自由度 $n-1$，有意水準 α の t 分布の値，$S_{\hat{Y}}$ は次式で求められる標準誤差です。

$$S_{\hat{Y}} = S_{yx} \sqrt{\frac{1}{n} + \frac{(x-\overline{X})^2}{(n-1) S_x^2}}$$

ここでの，S_{yx} は推定の標準誤差，$\overline{X}$ は標本平均，n は標本サイズ，S_x^2 は変数 X の標準偏差です。

▶ STEP 2　Excel では，区間推定で必要な変数を次のように求めていきます。

①変数 X，変数 Y それぞれの平均値 $\overline{X}$，$\overline{Y}$ を AVERAGE 関数，標準偏差 S_X，S_Y を STDEV 関数でそれぞれ求めます。

　　平均値：AVERAGE（範囲）

　　標準偏差：STDEV（範囲）

② t_α は TINV 関数で求めます。ここでは，有意水準 α =0.05（5％）とし，信頼係数 95％信頼区間を求めます。

　　TINV（確率，自由度）

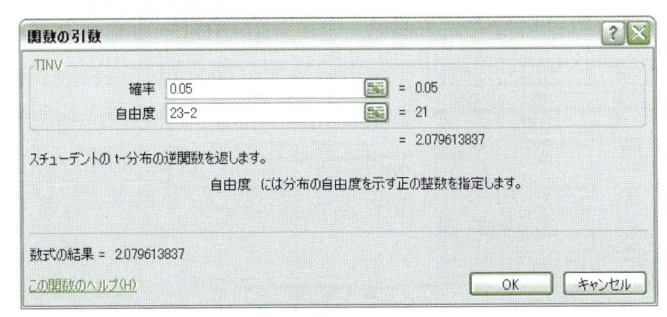

③回帰分析で得られる予測値 $\hat{Y}$ は，TREND 関数で求めます。ここでは，「既知の y」にたんぱく質，「既知の x」にエネルギーの測定結果すべての値をそれ

それぞれ絶対指定し，「新しい x」には対応する人のエネルギー値を入力します。

TREND（既知の y，既知の x，新しい x）

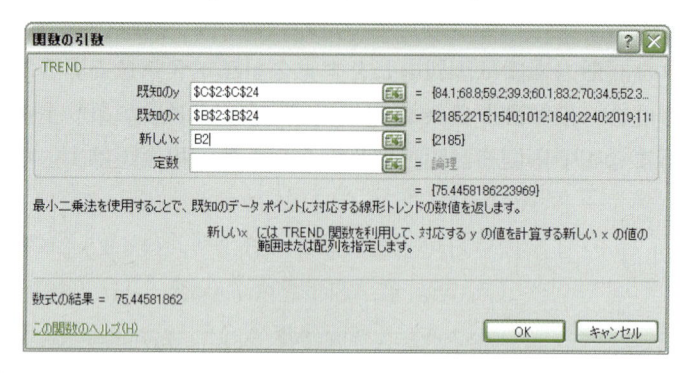

[関数の引数ダイアログ画像: TREND 既知のy $C$2:$C$24, 既知のx $B$2:$B$24, 新しいx B2, 数式の結果 = 75.44581862]

④推定の標準誤差 S_{yx} は，**例題 11-5-1** で得られた「回帰分析」ツールの結果から求められます。

▶ STEP 3　信頼係数 95% における信頼区間は，STEP1 の式を使って，下方信頼限界 Y− と上方信頼限界 Y+ を計算します。したがって，「E2」セルの計算式は以下のようになります。

`=D2-$B$27*$B$36*SQRT(1/23+(B2-$B$25)^2/((23-1)*$B$26^2))`

	A	B	C	D	E	F
1	個人No	エネルギー	たんぱく質	期待値	Y−	Y+
2	1	2185	84.1	75.44582	70.59949	80.29215
3	2	2215	68.8	76.38220	71.33097	81.43322
4	3	1540	59.2	55.31589	52.23307	58.39872
5	4	1012	39.3	38.83744	32.50031	45.17458
6	5	1840	60.1	64.67865	61.68335	67.67394
7	6	2240	83.2	77.16232	71.93772	82.38692
8	7	2019	70.0	70.26509	66.45945	74.07074
9	8	1187	34.5	44.29905	39.21973	49.37837
10	9	1688	52.3	59.93485	57.15779	62.71192
11	10	1503	72.0	54.16115	50.93361	57.3887
12	11	2184	70.1	75.41461	70.57504	80.25418
13	12	1870	65.9	65.61492	62.5179	68.71195
14	13	1507	54.6	54.28599	51.07518	57.49681
15	14	1787	63.6	63.02456	60.16521	65.88391
16	15	1474	49.6	53.25609	49.90006	56.61212
17	16	1332	51.2	48.82438	44.69455	52.95422
18	17	1540	60.3	55.31589	52.23307	58.39872
19	18	1970	73.0	68.73584	65.19448	72.27721
20	19	1230	44.5	45.64105	40.85479	50.42731
21	20	1907	60.8	66.76966	63.52552	70.01381
22	21	1667	61.5	59.27946	56.48929	62.06963
23	22	1527	55.9	54.91017	51.77913	58.04122
24	23	1746	54.8	61.74499	58.94818	64.5418
25	平均値	1703	60.4			
26	標準偏差	344.0482	12.42437			
27	$t_{0.05}(n-2)$	2.079614				
28						
29						
30	概要					
31						
32		回帰統計				
33	重相関 R	0.864226				
34	重決定 R2	0.746886				
35	補正 R2	0.734833				
36	標準誤差	6.397846				
37	観測数	23				

③ 予測値はTREND関数により最小2乗法の回帰直線式から任意のXに対する予測値を求められます。既知のyは，たんぱく質すべてのデータを絶対指定。既知のxは，エネルギーすべてのデータを絶対指定。新しいxは，エネルギーを指定する

① 平均値はAVERAGE関数，標準偏差はSTDEV関数

② TINV(確率=0.05，自由度=23-2)

④「回帰分析」ツールの結果の一部に表示される「標準誤差」値

▶ STEP 4　回帰直線式の信頼区間を散布図中に図示します。

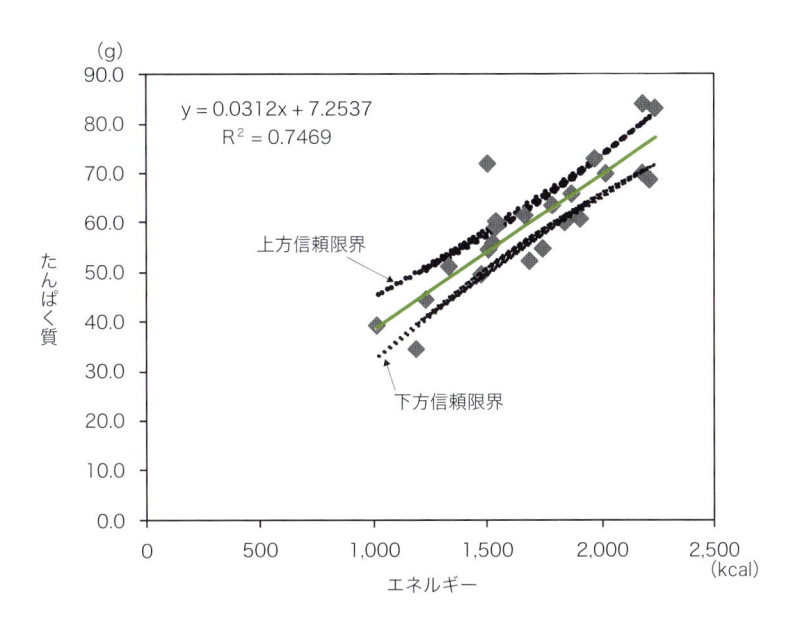

（グラフ：エネルギー（kcal）とたんぱく質（g）の散布図、回帰直線および上方信頼限界・下方信頼限界を表示。y = 0.0312x + 7.2537、$R^2 = 0.7469$）

11-8 回帰係数の差の検定

2群の調査結果からそれぞれ回帰直線式 $\hat{Y}=a_A+b_A X$ と $\hat{Y}=a_B+b_B X$ が得られたとするとき，ここで得られたそれぞれの回帰係数 b_A と b_B（回帰直線の傾き）に差があるといえるのかを検定することを考えます。この検定によって，2群の標本は同じ母集団からの標本であるか否かを明らかにすることができます。

例題 11-8-1

測定月5月をグループA，測定月7月をグループBとして，エネルギーとたんぱく質摂取量との関係の回帰分析結果から，回帰係数に差があるといえるかExcelを使って検定してみましょう。

Excelを用いた解答

▶ STEP 1　帰無仮説　$H_0: b_A = b_B$，または $b_A - b_B = 0$
　　　　　対立仮説　$H_1: b_A \neq b_B$，または $b_A - b_B \neq 0$

▶ STEP 2　2群の回帰係数の差を検定するための検定統計量 t は次式で求められます。

$$t = \frac{|b_A - b_B|}{S_e \sqrt{\dfrac{1}{S_{X_A X_A}} + \dfrac{1}{S_{X_B X_B}}}}$$

ここでの，$S_{X_A X_A}$，$S_{X_B X_B}$ はA，Bグループそれぞれの偏差平方和，S_e は次式で求められる残差平方和です。

$$S_e = \sqrt{\frac{S_{eA}+S_{eB}}{n_A+n_B-4}}$$

ここでの，S_{eA}，S_{eB}はA，Bグループそれぞれの残差平方和，n_A，n_BはA，Bグループそれぞれの標本サイズです。

▶ STEP 3　Excelでは，検定で必要な統計量を次のように求めていきます。

① A，Bグループそれぞれの平均値をAVERAGE関数，標準偏差をSTDEV関数，偏差平方和をDEVSQ関数でそれぞれ求めます。

	A	B	C	D		F	G	H	I
1	個人No	測定月	エネルギー	たんぱく質		個人No	測定月	エネルギー	たんぱく質
2	1	5	2185	84.1		1	7	2422	86.5
3	2	5	2215	68.8		2	7	1811	61.1
4	3	5	1540	59.2		3	7	1827	70.3
5	4	5	1012	39.3		4	7	1206	41.2
6	5	5	1840	60.1		5	7	2032	72.1
7	6	5	2240	83.2		6	7	2317	67.7
8	7	5	2019	70.0		7	7	1573	65.5
9	8	5	1187	34.5		8	7	1354	55.6
10	9	5	1688	52.3		9	7	1784	76.1
11	10	5	1503	72.0		10	7	1312	51.6
12	11	5	2184	70.1		11	7	1942	71.6
13	12	5	1870	65.9		12	7	1788	54.4
14	13	5	1507	54.6		13	7	984	30.1
15	14	5	1787			14	7	1618	61.1
16	15	5	141			15	7	1321	43.4
17	16	5	133			16	7	1420	46.0
18	17	5	154			17	7	1449	50.3
19	18	5	19			18	7	1445	51.0
20	19	5	12			19	7	1512	61.3
21	20	5	1907	66.8		20	7	903	23.3
22	21	5	1667	61.5		21	7	1230	41.4
23	22	5	1527	5.9		22	7	884	31.6
24	23	5	1746	4.8		23	7	1197	40.2
25	平均値		1703.043	60.40435		平均値		1536.13	54.49565
26	標準偏差		344.0482	12.42437		標準偏差		410.4641	16.0286
27	偏差平方和		2604121	3396.03		偏差平方和		3706577	5652.15

①平均値：AVERAGE（範囲）
標準偏差：STDEV（範囲）
偏差平方和：DEVSQ（範囲）

② 2群の回帰係数，残差平方和は「データ」メニューの「データ分析」の中にある「回帰分析」の分析ツール結果から求められます。

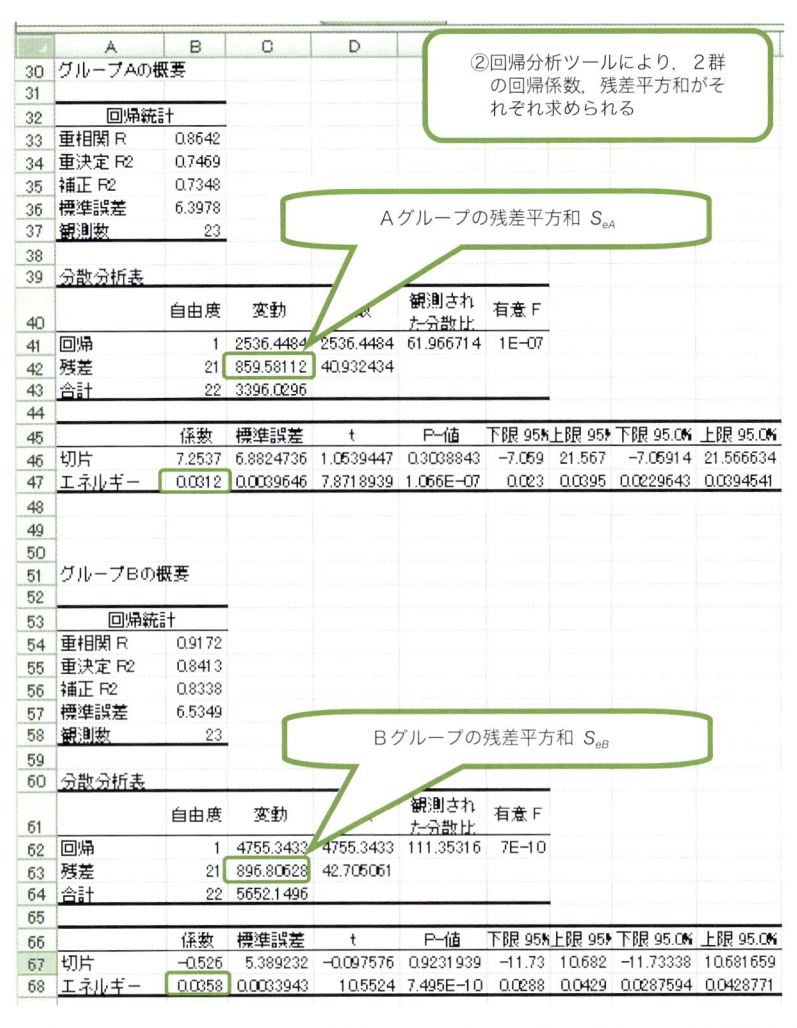

②回帰分析ツールにより，2群の回帰係数，残差平方和がそれぞれ求められる

グループAの概要

回帰統計

重相関 R	0.8642
重決定 R2	0.7469
補正 R2	0.7348
標準誤差	6.3978
観測数	23

分散分析表

Aグループの残差平方和 S_{eA}

	自由度	変動	分散	観測された分散比	有意 F
回帰	1	2536.4484	2536.4484	61.966714	1E-07
残差	21	859.58112	40.932434		
合計	22	3396.0296			

	係数	標準誤差	t	P-値	下限 95%	上限 95%	下限 95.0%	上限 95.0%
切片	7.2537	6.8824736	1.0539447	0.3038843	-7.059	21.567	-7.05914	21.566634
エネルギー	0.0312	0.0039646	7.8718939	1.066E-07	0.023	0.0395	0.0229643	0.0394541

グループBの概要

回帰統計

重相関 R	0.9172
重決定 R2	0.8413
補正 R2	0.8338
標準誤差	6.5349
観測数	23

分散分析表

Bグループの残差平方和 S_{eB}

	自由度	変動	分散	観測された分散比	有意 F
回帰	1	4755.3433	4755.3433	111.35316	7E-10
残差	21	896.80628	42.705061		
合計	22	5652.1496			

	係数	標準誤差	t	P-値	下限 95%	上限 95%	下限 95.0%	上限 95.0%
切片	-0.526	5.389232	-0.097576	0.9231939	-11.73	10.682	-11.73338	10.681659
エネルギー	0.0358	0.0003943		10.5524	7.495E-10	0.0288	0.0429	0.0287594	0.0428771

③ 残差平方和 S_e，検定統計量 t を次のように計算し，検定統計量 t は自由度 n_A+n_B-4 の t 分布に従うことから，上側確率 P を TDIST 関数で求めます。

	K	L
9	残差平方和Se=	6.466741656
10	検定統計量t=	0.881467377
11	確率P=	0.383081693

残差平方和 S_e の計算式
`=SQRT((C42+C63)/(23+23-4))`

検定統計量 t の計算式
`=ABS(B47-B68)/(L9*SQRT(1/C27+1/H27))`

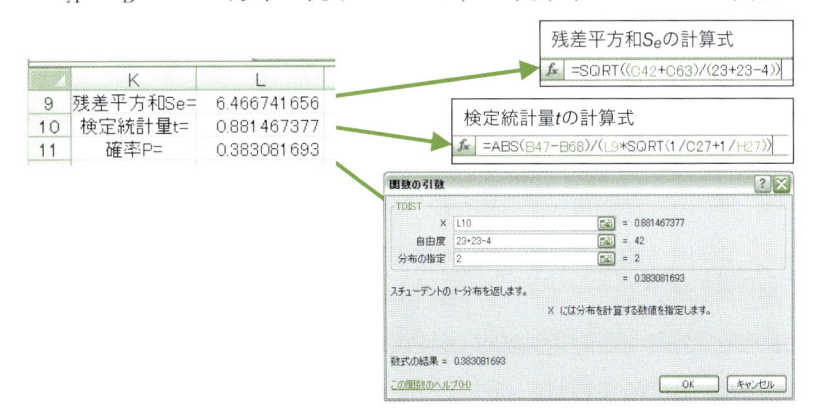

TDIST
- X: L10 = 0.881467377
- 自由度: 23+23-4 = 42
- 分布の指定: 2 = 2
- = 0.383081693

▶ STEP 4　P 値 ≦ 有意水準 α ならば帰無仮説を棄却し，対立仮説が採用されます。つまり，「回帰係数の差が 0 である」帰無仮説が棄却され，回帰係数（傾き）に差があると判断できます。この例では，P=0.383 > 0.05 なので有意水準 5 % で A, B グループの回帰係数に有意な差がないといえます。

11-9 多変量解析の使い分け

多変量解析は，複数の変量間の関係を考慮しながら分析する解析で，多変量データから予測をしたい場合と多変量データの相互関係を要約・整理，分類する場合があります．解析方法の使い分けには，**多変量解析の目的**がどのようなことか，解析で利用する**変数の尺度**（データの種類）を明確にする必要があります．多変量解析の目的（予測したいこと，求めたいこと，結果となる事柄）に関する変数を**従属変数**（目的変数，多変量解析の場合「外的基準」ともいう）といい，原因となる事柄に関する変数を**独立変数**（説明変数）といいます．多変量解析は，従属変数と複数の独立変数との関係や独立変数同士の関係を調べることになります．どのような多変量解析を行えばよいのかは，序章で述べた変数の尺度を明確にし，分類と使い分けに関するフローチャートを参考にしてください．また，多変量解析の解析方法の概要を**表11-1**にまとめました．

表11-1 多変量解析の目的

		従属変数（目的変数）		独立変数（説明変数）	
				量的変数	質的変数
外的基準あり	量の予測	あり	量的変数	重回帰分析	数量化Ⅰ類
	質の予測		質的変数	判別分析	数量化Ⅱ類
外的基準なし	変量の要約	なし		主成分分析	数量化Ⅲ類
				因子分析	数量化Ⅳ類
	変量の整理			クラスター分析	

1) **重回帰分析** 複数の量的データの独立変数から，量的データである従属変数を予測し，従属変数に対して影響の大きい独立変数を見つける方法．
 例：身長とウエストに基づき，体重を予測する
2) **判別分析** 複数の量的（定量）データの独立変数から，質的（定性）データの従属変数を予測（判別）する方法．
 例：身長とウエストに基づき，性別を判別する
3) **因子分析** 直接測定できない因子である従属変数について，複数の独立変数から間接的に解析する方法．
 例：職場の満足度を，間接的に給与，地位，仕事量などの評価結果から得る
4) **主成分分析** 分析対象となる複数の独立変数をまとめ上げて，従属変数である新たな因子に要約する方法．
 例：体重，身長，ウエストから，体格のよさを総合的に評価する指標を示す．
5) **数量化理論Ⅰ類** 複数の質的データである独立変数から，量的データである従属変数を予測する方法．
 例：血液型と性別に基づき，体重を予測する．あるいは，数値では表現

6） **数量化理論Ⅱ類** 　複数の質的データである独立変数から，質的データである従属変数を予測（判別）する方法。
　　　　　　　　　例：健康状態と血液型から，性別を判別する
7） **数量化理論Ⅲ類** 　複数の質的データである独立変数をまとめあげ，分類する方法。
　　　　　　　　　例：質問間，サンプル間での類似度を得点化し，それぞれの類似度をポジショニングマップとしてグラフ化し，回答パターンが似ている人，似ていない人を識別し，回答者を分類する
8） **数量化理論Ⅳ類** 　複数の質的データである独立変数をまとめあげ，変数間の類似度をもとにして，各対象の空間内での配置を明らかにする方法。
9） **クラスター分析** 　複数の個体の間の類似性を表すデータを基に，それらの個体をいくつかのクラスター（群）に分類する方法。クラスター分析では個体がいくつかにまとめられていく過程をデンドログラムとして表現することができます。

11-10 重回帰分析の読み取り方

　重回帰分析とは，複数の量的データの独立変数から，量的データである従属変数を予測する方法です。これは1つの量的データの独立変数から従属変数を予測する方法である回帰分析（単回帰分析）の拡張された方法です。また，重回帰分析により従属変数に対して影響の大きい独立変数を見つけることもできます。例えば，身長とエネルギーに基づき，体重を予測することを例に重回帰分析の読み取り方を以下に示します。

	A	B	C	D	E	F	G	H
1	個人No	測定月	体重	身長	エネルギー	たんぱく質	脂質	炭水化物
2	1	5	54.9	155	2185	84.1	93.5	241.7
3	2	5	41.1	158	2215	68.8	87.1	279.9
4	3	5	50.3	167	1540	59.2	57.9	188.6
5	4	5	51.0	158	1012	39.3	45.0	108.2
6	5	5	51.0	157	1840	60.1	70.5	231.4
7	6	5	60.1	159	2240	83.2	95.6	249.0
8	7	5	57.6	159	2019	70.0	96.3	214.1
9	8	5	43.4	153	1187	34.5	34.3	183.2
10	9	5	41.7	146	1688	52.3	59.1	228.6
11	10	5	39.9	146	1503	72.0	51.2	191.5
12	11	5	50.7	155	2184	70.1	107.1	219.5
13	12	5	47.1	165	1870	65.9	87.2	205.6
14	13	5	51.1	161	1507	54.6	51.9	198.8
15	14	5	42.4	156	1787	63.6	63.3	235.9
16	15	5	63.0	163	1474	49.6	39.9	224.3
17	16	5	57.1	163	1332	51.2	48.2	166.5
18	17	5	45.1	153	1540	60.3	45.8	217.4
19	18	5	60.7	155	1970	73.0	90.8	205.1
20	19	5	48.8	148	1230	44.5	27.1	198.5
21	20	5	46.3	148	1907	60.8	81.6	228.1
22	21	5	43.5	151	1667	61.5	54.4	224.3
23	22	5	56.1	165	1527	55.9	61.9	180.5
24	23	5	52.9	162	1746	54.8	64.2	234.3

▶ **STEP 1** 　**重回帰直線の算出**
　　　　　　　複数の量的データの独立変数 x_1, x_2, …x_n から，量的データである従属変数

y を予測する回帰式は次のようになります。回帰式とは，従属変数 y と独立変数 x_i との相関係数を最大にする重みの推定値（偏回帰係数）を求めることです。ここでの，b_0 は定数項，b_n は偏回帰係数（重み），n は独立変数の数です。

$$y = b_0 + b_1x_1 + b_2x_2 + \cdots b_ix_i \cdots + b_nx_n$$

① Excel では，「データ」→「分析ツール」→「回帰分析」を利用すると，定数項 b_0，偏回帰係数（重み）b_n が求められます。

② 「回帰分析」ダイアログ ボックスには，従属変数 y を「入力 Y 範囲」，独立変数 x_i を「入力 X 範囲」，「一覧の出力先」を例のようなセル位置に設定します。

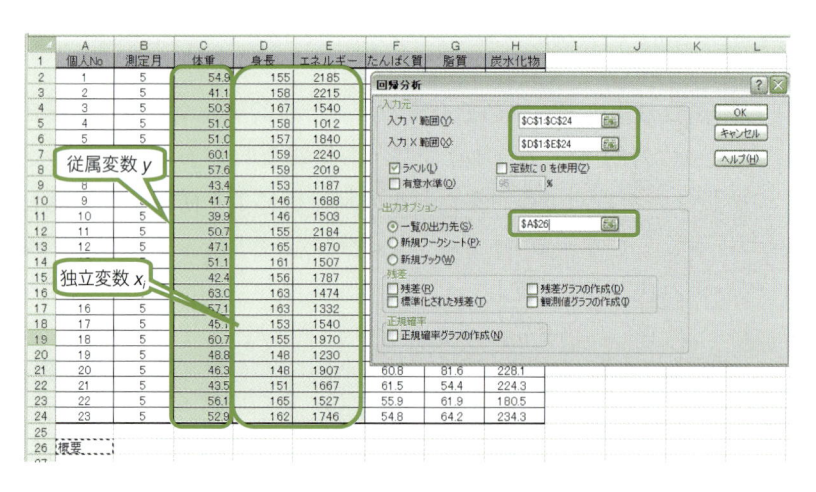

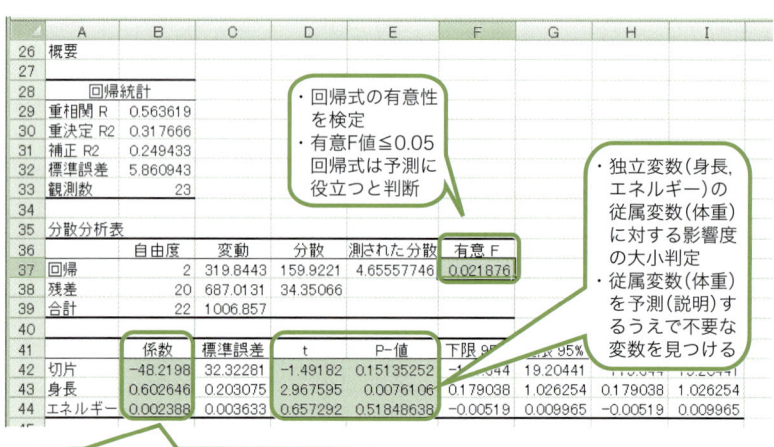

	回帰統計	
	重相関 R	0.563619
	重決定 R2	0.317666
	補正 R2	0.249433
	標準誤差	5.860943
	観測数	23

分散分析表

	自由度	変動	分散	測された分散	有意 F
回帰	2	319.8443	159.9221	4.65557746	0.021876
残差	20	687.0131	34.35066		
合計	22	1006.857			

	係数	標準誤差	t	P-値	下限 95%	上限 95%	下限 95.0%	上限 95.0%
切片	-48.2198	32.32281	-1.49182	0.15135252	-115.644	19.20441	-115.644	19.20441
身長	0.602646	0.203075	2.967595	0.00761060	0.179038	1.026254	0.179038	1.026254
エネルギー	0.002388	0.003633	0.657292	0.51848638	-0.00519	0.009965	-0.00519	0.009965

・回帰式の有意性を検定
・有意F値≦0.05 回帰式は予測に役立つと判断

・独立変数（身長，エネルギー）の従属変数（体重）に対する影響度の大小判定
・従属変数（体重）を予測（説明）するうえで不要な変数を見つける

・回帰式の定数項 b_0 が「切片」値
・各説明変数の偏回帰係数（重み）b_i が「係数」

③ 上の例では，「係数」項目の数値が「定数項」「偏回帰係数」に相当します。したがって，重回帰式は以下のようになります。

$$\boxed{y} = -48.22 + 0.6026\,\boxed{x_1} + 0.0024\,\boxed{x_2}$$

　　　体重　　　　　　　　身長　　　　エネルギー

▶ STEP 2　**重回帰式の有意性の検定**（回帰式は予測に意味があるのか？）

　回帰式の有意性を検討するためには，回帰分析で出力された「分散分析表」から判断します。以下に示す Excel 回帰分析ツールによる出力結果では，「有意 F」が「無相関の検定結果」を示しています。つまり，「有意 F」の値から以下のように判定します。

　　「有意 F」の値 ≦ 有意水準 α：回帰式には意味がある（予測に役立つ）
　　「有意 F」の値 ＞ 有意水準 α：回帰式には意味がない（予測に役立たない）

35	分散分析表					
36		自由度	変動	分散	測された分散	有意 F
37	回帰	2	319.8443	159.9221	4.65557746	0.021876
38	残差	20	687.0131	34.35066		
39	合計	22	1006.857			

　この例では，「有意 F」0.022 ＜ 有意水準 $\alpha = 0.05$ となるので，有意水準 5 ％で重回帰直線式は予測に役立つと判断します。

▶ STEP 3　**重回帰式に取り入れる独立変数の影響度の判定と選択**

　各独立変数 x_1, x_2, ・・・x_n の従属変数 y に対する影響度の大小は，偏回帰係数の有意性の検討をする必要があります。これにより，従属変数 y を予測（説明）するうえでの貢献度が高い変数を見つけることや，従属変数 y を予測（説明）するうえで不要な変数を見つけることができます。

　以下に示す Excel 回帰分析ツールによる出力結果では，「t 値」「p 値」が「偏回帰係数の有意性の検定結果」を示しています。

41		係数	標準誤差	t	P-値	下限 95%	上限 95%	下限 95.0%	上限 95.0%
42	切片	-48.2198	32.32281	-1.49182	0.15135252	-115.644	19.20441	-115.644	19.20441
43	身長	0.602646	0.203075	2.967595	0.0076106	0.179038	1.026254	0.179038	1.026254
44	エネルギー	0.002388	0.003633	0.657292	0.51846638	-0.00519	0.009965	-0.00519	0.009965

　① 「t 値」の絶対値が大きい変数ほど，従属変数 y を予測（説明）するうえでの貢献度が高い（「p 値」の数値が小さいほど，従属変数 y を予測（説明）するうえでの貢献度が高い）。

　この例では，身長「t 値」＝2.97 とエネルギー「t 値」＝0.66 の絶対値の大きさ比較から，目的変数 y（体重）を予測（説明）するうえでの貢献度は身長のほうが高いことがわかります。

　② 「p 値」≦ 有意水準 α（＝0.05）　従属変数 y を予測（説明）するうえで必要な変数である。

　この例では，身長の p 値 ＝0.0076 ≦ 有意水準 α（＝0.05），従属変数 y を予測（説明）するうえで必要な変数，エネルギーの p 値 ＝0.52 ＞ 有意水準 α（＝0.05），従属変数 y を予測（説明）するうえで不必要な変数となります。

第12章 調査の結果を比較する（1要因計量データの検定）

12-1 1要因計量データの検定の使い分け

```
                    スタート
                       ↓
           ┌───────────────────┐  いいえ〔母集団の頻度（度数）がわかっている場合〕
           │ 母集団の比率のみが │ ─────────────────────┐
           │    わかっている    │                        │
           └───────────────────┘                        │
                    │ はい                              │
                    ↓                                   ↓
              ┌──────────┐                      ┌──────────────┐
              │ 比率の検定│                      │ χ²適合度の検定│
              └──────────┘                      └──────────────┘
```

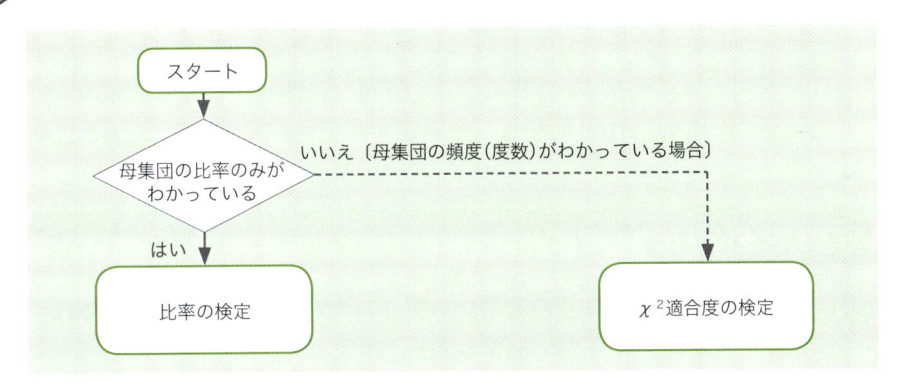

　1要因（分割表の行または列のいずれか）の名義尺度データにおいて，母集団の比率のみがわかっている場合に用いられるのが**比率の検定**です。一方，母集団の頻度（度数）がわかっている場合は，**χ^2適合度の検定**を使うことができます。

12-2 比率の検定

使い分けの解説

　比率の検定の使い分けについては，1要因計量データの検定の使い分けのフローチャートを参照してください。

　分析者による研究で得られた標本比率と，先行研究などの母比率を比べてみて，両者に違いがあるかを，比率の検定を使って調べることができます。母集団の比較したい特性の比率（p_0）がわかれば検定できます。

検定手順

　比率の検定は，次の計算式で求めた検定統計量 z（z値）が標準正規分布にしたがうことを利用して，母比率が，ある特定の比率（p_0）であるという帰無仮説が正しいかどうかを検定する方法です。

1. 仮説を立てます。
   帰無仮説　H_0：母比率が p_0 である。
   対立仮説　H_1：母比率が p_0 と異なる。
2. z値を，次の計算式から求めます。

$$z = \frac{|\bar{x} - p_0|}{\sqrt{\dfrac{p_0(1-p_0)}{n}}}$$ 式12.1

ただし，n は抽出された標本集団のサイズ，p_0 は母集団の比較したい特性の比率（母比率），$\bar{x}$ は標本集団における比率（標本比率）を表します。

3 手順 2 で求めた z 値から有意確率（p 値）を計算し，この p 値を有意水準 α と比較して，統計学的に有意差があるかどうか判定します。つまり，$p < \alpha$ のとき，帰無仮説が棄却され，対立仮説「母比率が p_0 と異なる」と判定し，$p \geq \alpha$ のとき，帰無仮説が棄却できず，対立仮説「母比率が p_0 と異なる」と判定する根拠が得られなかったと判断します。

栄養学分野での利用

栄養学分野に限らず，先行研究などの結果から得られた母比率と，分析者が設定して得られた標本比率とを比較する場合に，比率の検定を用います。

例題 12-2-1

ある先行研究では，朝食をきちんととることの大切さを知っている人の比率が 50% でした。今回，ある都市の住民 100 人を無作為に抽出して，朝食の大切さについて知っているかを調査したところ，「知っている」と回答した人が 60 人いました。今回の調査による朝食をとることの大切さの認知度は，先行研究の比率と比べて変化したといえるでしょうか。有意水準 $\alpha = 0.05$ で検定してみましょう。

例題の計算

比率の検定を用いて，先行研究による比率と，分析者が設定して得られた比率とに変化があったかを検定します。

▶ STEP 1 帰無仮説 H_0：朝食の大切さに関する認知度の母比率 $p_0 = 50\%$ である。
　　　　　対立仮説 H_1：朝食の大切さに関する認知度の母比率 $p_0 = 50\%$ と異なる。

▶ STEP 2 z 値を **式12.1** から求めます。母集団における朝食の大切さに関する認知度の比率 $p_0 = 0.5$（先行研究による比率），標本比率 $p = 60/100 = 0.6$（今回の調査による比率），$n = 100$（抽出された標本集団の数）なので，

$$z = \frac{|0.6 - 0.5|}{\sqrt{\dfrac{0.5(1-0.5)}{100}}} = 2$$

▶ STEP 3 $z = 2$ より p 値は 0.046（両側）となります。$\alpha = 0.05$ より，$p < \alpha$ となるので帰無仮説が棄却され，対立仮説「朝食の大切さに関する認知度の母比率が，$p_0 = 50\%$ と異なる」を採用します。50% から 60% への変化から，朝食をとることの大切さについての認知度が，従来の調査と比較して有意に上がったことがわか

ります。

Excelを用いた解答

例題12-2-1を，Excelを使って検定してみましょう。なお，質的データの統計処理は，Excelの分析ツールには用意されていませんので，同じ例題を使ってExcelでの分析方法についてもう少し詳しく説明します。

▶ **STEP 1** 図のように，母集団における朝食の大切さに関する認知度の母比率 $p_0=0.5$（先行研究による比率），標本比率 $p=60/100=0.6$（今回の調査による比率），$n=100$（抽出された標本集団の数）をそれぞれ入力します。

▶ **STEP 2** z 値を，=ABS(C3-C2)/SQRT(C2*(1-C2)/C4) で計算します。

▶ **STEP 3** STEP 2で求めた z 値から，p 値（両側）を「NORMSDIST（z値）」関数を用いて，=2*(1-NORMSDIST(C6)) で計算します。

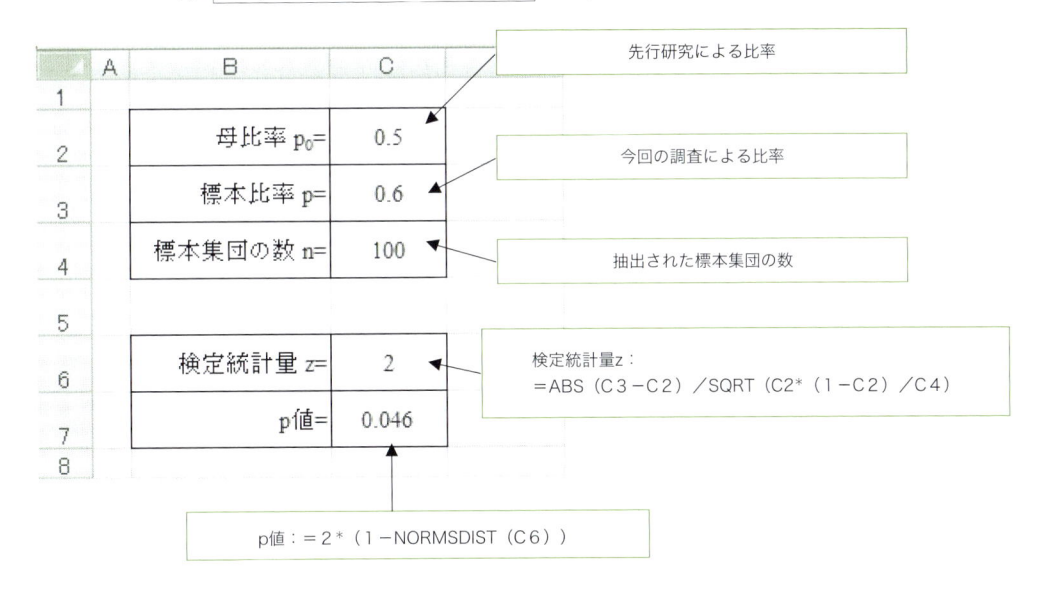

	A	B	C
2		母比率 $p_0=$	0.5
3		標本比率 $p=$	0.6
4		標本集団の数 $n=$	100
6		検定統計量 $z=$	2
7		p値=	0.046

C2：先行研究による比率
C3：今回の調査による比率
C4：抽出された標本集団の数

検定統計量 z：
=ABS(C3-C2)/SQRT(C2*(1-C2)/C4)

p値：=2*(1-NORMSDIST(C6))

12-3 χ^2 適合度の検定

使い分けの解説

χ^2 **適合度の検定**の使い分けについては，1要因計量データの検定の使い分けのフローチャートを参照してください。

一要因の名義尺度データの頻度（度数）がわかっている場合は，χ^2 適合度の検定を使って，観察度数（実際の調査などで回答した人数）と，期待度数〔理論的に各カテゴリー（質問項目など）が均等になるはずの頻度〕が一致（適合）しているかを検定できます。なお，χ^2 適合度の検定には，①既存の理論分布（理論値）がすでに考えられているとき，その理論分布と適合しているかを検定する場合と，②上位集団の分布を基準分布として設定し，その基準分布と適合しているかを検定する場合があります。

検定手順

χ^2適合度の検定は，**表12-1**から求めた検定統計量χ^2（χ^2値）が，自由度$m-1$（mはカテゴリー数。例えば，回答項目が「好き」「嫌い」であれば，カテゴリー数は2）のχ^2分布にしたがうことを利用して，「観察度数は期待度数に等しい」という帰無仮説が正しいかどうかを検定する方法です。

表12-1　χ^2適合度の検定

カテゴリー	C_1	C_2	⋯	C_m	計
観察度数 (O_i)	O_1	O_2	⋯	O_m	O
期待度数 (E_i)	E_1	E_2	⋯	E_m	E

① 仮説を立てます。

　　帰無仮説　H_0：観察度数は，期待度数に等しい。

　　対立仮説　H_1：観察度数は，期待度数と異なる。

② 理論分布と適合しているかを検定する場合は，観察度数の合計をOとしたとき，各期待度数は$E_i=\dfrac{O}{m}$によって算出できます。また，基準分布と適合しているかを検定する場合は，基準分布の各カテゴリーの割合をR_iとすると，$E_i=R_iO$によって算出できます。

③ χ^2値を次の計算式から求めます。

$$\chi^2=\sum_{i=1}^{m}\dfrac{(O_i-E_i)^2}{E_i}\quad(i=1,2,\cdots,m) \qquad 式12.2$$

　　ただし，mはカテゴリー数，O_iは各カテゴリーの観察度数，E_iは各カテゴリーの期待度数を表します。

④ 手順③で求めたχ^2値から有意確率（p値）を計算し，$p<\alpha$のとき，帰無仮説が棄却され，対立仮説「観察度数は期待度数と異なる」と判定し，観察度数に偏りがある（どこかのカテゴリーの頻度が統計学的に多い，または少ない）と判断します。また，$p\geq\alpha$のとき，帰無仮説が棄却できず，対立仮説「観察度数は期待度数と異なる」と判定する根拠が得られなかったと判断します。

栄養学分野での利用

ここでは，上位集団の分布を基準分布として設定し，その基準分布と適合しているかを検定してみましょう。

例題 12-3-1

A大学では，学生3,000人に対して健康診断が実施され，その受診者の肥満度区分の内訳が表のようになりました。また，このA大学のS学部に所属する学生200人の肥満度別の内訳も表のとおりです。S学部の学生の肥満度別の割合は，A大学全体の学生の肥満度別の割合と一致しているでしょうか。有意水準 $\alpha = 0.05$ で検定してみましょう。

		やせ	普通	肥満	計
A大学S学部	N	30	135	35	200
	%	15.0	67.5	17.5	100.0
A大学全体	N	415	1,880	705	3,000
	%	13.8	62.7	23.5	100.0

例題の計算

この場合，上位集団はA大学全体の学生となります。

▶ STEP 1　仮説を立てます。
　　　　　帰無仮説　H_0：A大学S学部の肥満度別の割合は，A大学全体の割合に等しい。
　　　　　対立仮説　H_1：A大学S学部の肥満度別の割合は，A大学全体の割合と異なる。

▶ STEP 2　各肥満度（やせ，普通，肥満）の期待度数（E_i）を，A大学S学部の観察度数の合計（O）とA大学の肥満度別の割合（R_i）を用いて，$E_i = R_i O$ によって求めます。やせ $= 27.7$，普通 $= 125.3$，肥満 $= 47.0$ となりますので，これらの期待度数を用いて $(O_i - E_i)^2/E_i$ を計算し，これらを合計**式12.2**すると，$\chi^2 = 4.01$ となります。

▶ STEP 3　自由度が2（カテゴリー数 $-1 = 3-1$），$\chi^2 = 4.01$ より，p 値は 0.135 となります。$\alpha = 0.05$ より，$p \geq \alpha$ となるので帰無仮説が棄却できず，対立仮説「A大学S学部の肥満度区分の割合は，A大学全体の割合と異なる」と判定する根拠が得られなかったと判断します。

Excel を用いた解答

▶ STEP 1　図のように期待度数 E（A大学全体）の「やせ」の期待度数を，`=$G$11*D6/100` で計算します。その他の肥満度区分の期待度数も同様に計算できるので，この式を右方向へコピーします。

▶ STEP 2　観察度数（O_i：A大学S学部）と **STEP 1** で計算した期待度数（E_i）を用いて，「やせ」の $(O_i - E_i)^2/E_i$ の値を `=(D11-D12)^2/D12` で計算します。「普通」「肥満」の肥満度区分の期待度数も同様に計算できるので，この式を右方向へコピーします。

▶ STEP 3　**STEP 2** で計算した肥満度区分別の $(O_i - E_i)^2/E_i$ を，`=SUM(D13:F13)` で合計

して，χ^2値を求めます。

▶ STEP 4　　STEP 3 で計算した χ^2 値と自由度 2 から，「CHIDIST（χ^2値，自由度）」関数を用いて，p 値を =CHIDIST（G13，C17） で計算します。

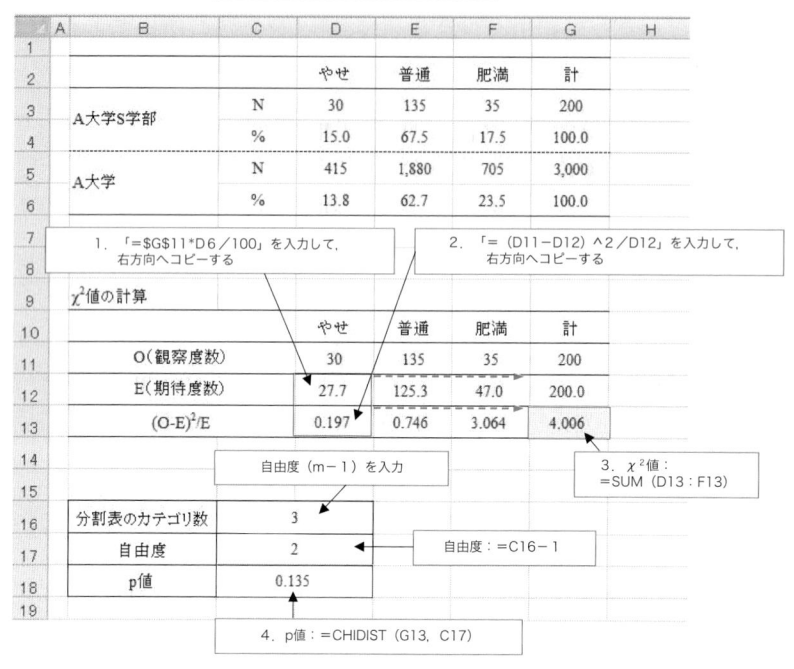

	A	B	C	D	E	F	G	H
1								
2				やせ	普通	肥満	計	
3		A大学S学部	N	30	135	35	200	
4			%	15.0	67.5	17.5	100.0	
5		A大学	N	415	1,880	705	3,000	
6			%	13.8	62.7	23.5	100.0	
7								
8								
9		χ^2値の計算						
10				やせ	普通	肥満	計	
11		O（観察度数）		30	135	35	200	
12		E（期待度数）		27.7	125.3	47.0	200.0	
13		(O-E)²/E		0.197	0.746	3.064	4.006	
14								
15								
16		分割表のカテゴリ数		3				
17		自由度		2				
18		p値		0.135				
19								

1．「=$G$11*D6／100」を入力して，右方向へコピーする

2．「=（D11−D12）^2／D12」を入力して，右方向へコピーする

3．χ^2値：=SUM（D13：F13）

自由度（m−1）を入力

自由度：=C16−1

4．p値：=CHIDIST（G13，C17）

- - ▶　コピーする方向

第13章 | 質的な2要因間データを比較する（2要因計数データの検定）

13-1 2要因計数データの検定の使い分け

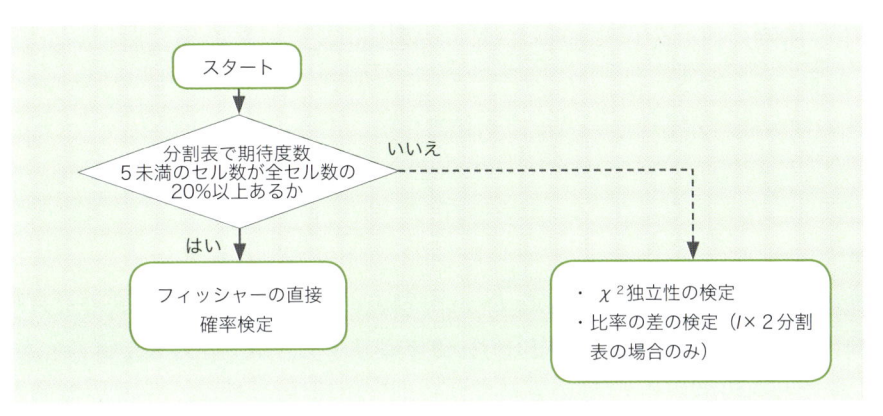

[フローチャート: スタート → 分割表で期待度数5未満のセル数が全セル数の20%以上あるか → はい：フィッシャーの直接確率検定／いいえ：χ^2独立性の検定・比率の差の検定（$l\times2$分割表の場合のみ）]

　2要因（分割表の行と列）の名義尺度（または5段階以下程度の段階の少ない順序尺度）データにおいて，分割表の行と列の関連性を知りたいときは，**χ^2独立性の検定**を使います。ただし，「期待度数」（観察度数ではないことに注意）が5未満であるセルが，全セル数に対して20％以上存在する場合，χ^2独立性の検定の代わりに**フィッシャーの直接確率検定**（Fisher's exact test）を用いる必要があります。

　また，このほかに**比率の差の検定**というものがありますが，これは$l\times2$分割表のみに適用され，χ^2独立性の検定と結果は同じになります。

　フィッシャーの直接確率検定を使うべきかどうかは，例えば**表13-1**のような2×2分割表を考えたとき，以下の手順で調べることができます。

表13-1　2×2分割表における最小期待度数の計算例

	W_1	W_2	行合計
V_1	26	9	35
V_2	17	2	19
列合計	43	11	54

① 行と列における合計値（周辺度数）が最小の値をそれぞれ見つけます（この場合，最小の行合計は19，最小の列合計は11）。

② 最小の期待度数$\left(\dfrac{\text{最小の列合計}\times\text{最小の行合計}}{\text{総合計}}\right)$が5未満かを調べると，$\dfrac{11\times19}{54}\cong3.87$（5未満）となります。

③ 2×2分割表のセルは全部で4つあるため，期待度数が5未満のセルが1つでもあれば全体の25%（20%以上）になります。したがって，この例ではフィッシャーの直接確率検定を適用します。3×2分割表であればセルは6つなので，2つのセルが期待度数5未満となれば，全体の33.3%が期待度数5未満となり，フィッシャーの直接確率検定を適

用します。

13-2 χ²独立性の検定

使い分けの解説

χ²独立性の検定の使い分けについては，2要因計数データの検定の使い分けのフローチャートを参照してください。

χ²独立性の検定は，分割表のあるセルが統計学的に期待度数よりも多い，または少ないということを検定します。

検定手順

χ²独立性の検定は，**表13-2**のような $l×m$ 分割表において，次の計算式で求めた検定統計量 $χ^2$ 値が自由度 $(l-1)×(m-1)$ （l：行のカテゴリー数，m：列のカテゴリー数）の $χ^2$ 分布にしたがうことを利用して，「列のカテゴリー W は，行のカテゴリー V と関連がない（独立である）」という帰無仮説が正しいかどうかを検定する方法です。

表13-2 $l×m$ 分割表

	W_1	W_2	…	W_m	行合計
V_1	f_{11}	f_{12}	…	f_{1m}	$f_{1·}$
V_2	f_{21}	f_{22}	…	f_{2m}	$f_{2·}$
⋮	⋮	⋮		⋮	⋮
V_l	f_{l1}	f_{l2}	…	f_{lm}	$f_{l·}$
列合計	$f_{·1}$	$f_{·2}$	…	$f_{·m}$	n

$f_{i·}=f_{i1}+f_{i2}+…+f_{im}$ （i 行の合計（周辺度数），$i=1, 2, …, l$）
$f_{·j}=f_{1j}+f_{2j}+…+f_{lj}$ （j 列の合計（周辺度数），$j=1, 2, …, m$）
n: 全体の合計

1. 仮説を立てます。
   帰無仮説　列のカテゴリー W は，行のカテゴリー V と関連がない。
   対立仮説　列のカテゴリー W は，行のカテゴリー V と関連がある。

2. $l×m$ 分割表において，i 行 j 列の期待度数を e_{ij} とすると，

$$e_{ij}=\frac{f_{i·}f_{·j}}{n} \quad (i=1, 2, …, l; j=1, 2, …, m)$$　　**式13.1**

3. $χ^2$ 値を，**式13.1** で求めた e_{ij} を用いて次の式で計算します。

$$χ^2=\sum_{j=1}^{m}\sum_{i=1}^{l}\frac{(f_{ij}-e_{ij})^2}{e_{ij}}$$　　**式13.2**

ただし，l は行のカテゴリー数，m は列のカテゴリー数，f_{ij} は i 行 j 列の観察度数，e_{ij} は i 行 j 列の期待度数を表します。

4. 手順3で求めた $χ^2$ 値から有意確率（p 値）を計算し，$p<α$ のとき，帰無仮説が棄却され，対立仮説「列のカテゴリー W は，行のカテゴリー V と関連がある」と判定し，観察

度数に偏りがある（どこかのセルの頻度が統計学的に多い，または少ない）と判断します．また，$p \geq \alpha$ のとき，帰無仮説が棄却できず，対立仮説「列のカテゴリー W は，行のカテゴリー V と関連がある」と判定する根拠が得られなかったと判断します．

栄養学分野での利用

栄養学の分野では食事などの嗜好調査がよく行われますが，選択肢が3つ以上の質問もあります．ここでは，$l \times m$ 分割表（$l, m > 2$）における検定を演習してみましょう．2×2 分割表においても同様の方法で検定することができます．

例題 13-2-1

ある大学の学生を対象に食事の嗜好調査を実施し，魚の嗜好とその摂取頻度について表のような結果が得られました．魚の嗜好とその摂取頻度には関連性があるといえるでしょうか．有意水準 $\alpha = 0.05$ で検定してみましょう．

	毎日食べる	時々食べる	ほとんど食べない	計
好き	70	50	25	145
普通	45	35	50	130
嫌い	25	15	35	75
計	140	100	110	350

例題の計算

▶ STEP 1　仮説を立てます．
　　　　　帰無仮説　H_0：魚の嗜好とその摂取頻度には関連がない．
　　　　　対立仮説　H_1：魚の嗜好とその摂取頻度には関連がある．

▶ STEP 2　3×3分割表の観察度数から，**式13.1**を用いて各行・列に対応した期待度数を計算します．例えば，魚が好きで毎日食べる人（1行1列目のセル）の期待度数は，$e_{11} = \dfrac{145 \times 140}{350} = 58.0$ となります．

▶ STEP 3　観察度数と期待度数を用いて，**式13.2**からそれぞれのセルに対する $(f_{ij} - e_{ij})^2 / e_{ij}$ を求め，それらを合計すると検定統計量 χ^2 値は，24.96になります．

▶ STEP 4　自由度が4〔$= (3-1) \times (3-1)$〕，$\chi^2 = 24.96$ より，p 値は0.00005となります．$\alpha = 0.05$ より，$p < \alpha$ となるので帰無仮説は棄却され，対立仮説「魚の嗜好とその摂取頻度には関連がある」と判断します．

Excelを用いた解答

例題13-2-1を，Excelを使って検定してみましょう．

▶ STEP 1　図のように各行・列に対応した期待度数 e_{ij} を計算するために，まず，魚が「好き」で「毎日食べる」人の期待度数を，`=$F3*C$6/$F$6` で計算します．他

のカテゴリーも同様に計算できるので，この式を右および下方向へコピーします．

▶ STEP 2　　観察度数（f_{ij}）と STEP 1 で計算した期待度数 e_{ij} を用いて，魚が「好き」で「毎日食べる」人の $(f_{ij}-e_{ij})^2/e_{ij}$ を =（C3-C12）^2/C12 で計算します．その他のカテゴリーも同様に計算できるので，この式を右および下方向へコピーします．

▶ STEP 3　　STEP 2 で計算した魚の嗜好・摂取頻度別の $(f_{ij}-e_{ij})^2/e_{ij}$ を =SUM（C21:E23） で合計して χ^2 値を求めます．

▶ STEP 4　　STEP 3 で計算した χ^2 値と自由度 4 から，「CHIDIST（χ^2 値，自由度）」関数を用いて，p 値を =CHIDIST（F24, C27） で計算します．

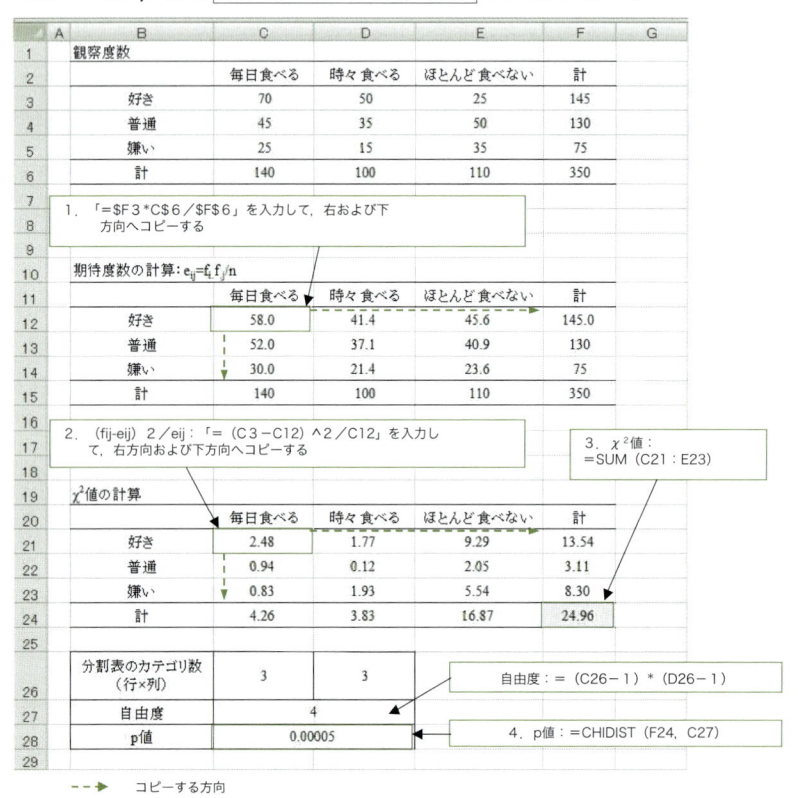

		毎日食べる	時々食べる	ほとんど食べない	計
観察度数					
	好き	70	50	25	145
	普通	45	35	50	130
	嫌い	25	15	35	75
	計	140	100	110	350

1．「=$F3*C$6/$F$6」を入力して，右および下方向へコピーする

期待度数の計算：$e_{ij}=f_i f_j/n$

		毎日食べる	時々食べる	ほとんど食べない	計
	好き	58.0	41.4	45.6	145.0
	普通	52.0	37.1	40.9	130
	嫌い	30.0	21.4	23.6	75
	計	140	100	110	350

2．$(f_{ij}-e_{ij})^2/e_{ij}$：「=（C3-C12）^2/C12」を入力して，右方向および下方向へコピーする

3．χ^2 値：=SUM（C21:E23）

χ^2 値の計算

		毎日食べる	時々食べる	ほとんど食べない	計
	好き	2.48	1.77	9.29	13.54
	普通	0.94	0.12	2.05	3.11
	嫌い	0.83	1.93	5.54	8.30
	計	4.26	3.83	16.87	24.96

分割表のカテゴリ数（行×列）	3	3
自由度	4	
p 値	0.00005	

自由度：=（C26-1）*（D26-1）

4．p 値：=CHIDIST（F24, C27）

- - - ▶ コピーする方向

13-3　フィッシャーの直接確率検定

使い分けの解説

フィッシャーの直接確率検定の使い分けについては，2 要因計数データの検定の使い分けのフローチャートを参照してください．

χ^2 独立性の検定を行うときに，「期待度数」が 5 未満となるセルが，全体のセル数に対して 20% 以上存在する場合，フィッシャーの直接確率検定を適用します．これは検定のための有意確率を直接求める方法です．ただし，$l \times m$ 分割表での計算は複雑になるため，本書では 2×2 分割表のときの検定手順を説明します．

検定手順

表13-3のような2×2分割表において、フィッシャーの直接確率検定を次の計算式で行います。基本的には両側検定を行います。

表13-3　2×2分割表

	W_1	W_2	列合計
V_1	a	b	$a+b$
V_2	c	d	$c+d$
行合計	$a+c$	$b+d$	n

n: 全体の合計 ($= a+b+c+d$)

1. 帰無仮説「列のカテゴリー W は，行のカテゴリー V と関連がない」と，対立仮説「列のカテゴリー W は，行のカテゴリー V と関連がある」を立てます。

2. 帰無仮説を検定するために，周辺度数（分割表の行・列の各合計値：$a+b, c+d, a+c, b+d$）の値を固定して，V_1 行 W_1 列（観察度数が a）のセルを $a+b$（列合計）から1ずつ小さくしていき，a, b, c, d のいずれかのセルの値が0になるまでのすべての組み合わせの分割表を作り，これらの分割表が偶然できる確率 P_a（生起確率）を次の計算式からそれぞれ求めます。

$$P_a = \frac{{}_{a+c}C_a \times {}_{b+d}C_b}{{}_nC_{a+b}} = \frac{(a+b)!(a+c)!(b+d)!(c+d)!}{n!a!b!c!d!} \quad \text{式13.3}$$

ただし，$a = a+b, a+b-1, a+b-2, \cdots, k$ （k : $a+b$ から1ずつ小さくしていき，分割表のいずれかのセルが0になるときの a の値）

3. 2要因の関連の強さの指標として各分割表に対して，$ad-bc$ を定義します。この絶対値 $|ad-bc|$ が，もとの分割表における $|ad-bc|$ の値以上の生起確率（極端な場合の生起確率）を合計した確率 P が，両側検定の有意確率（p 値）となります。

4. 手順3で求めた p 値（P）より，$P < \alpha$ のとき，帰無仮説が棄却され，対立仮説「列のカテゴリー W は，行のカテゴリー V と関連がある」と判定し，観察度数に偏りがある（どこかのセルの頻度が統計学的に多い，または少ない）と判断します。また，$P \geqq \alpha$ のとき，帰無仮説が棄却できず，対立仮説「列のカテゴリー W は，行のカテゴリー V と関連がある」と判定する根拠が得られなかったと判断します。

栄養学分野での利用

栄養学の分野では，アンケート調査などで2×2分割表を使うことがよくありますが，期待度数が5未満のセルがある場合は，フィッシャーの直接確率検定を適用します。

例題 13-3-1

あるクラスで甘いものが好きかどうかについて男女別に聞いたところ，表のような結果が得られました。性別と甘いものの好みに関連があるといえるでしょうか。有意水準 $\alpha=0.05$ で検定してみましょう。

	男性	女性	行合計
好き	4	6	10
嫌い	7	2	9
列合計	11	8	19

例題の計算

▶ STEP 1　行と列の合計値（周辺度数）が最小の値（この場合，最小の行合計は9，最小の列合計は8）を見つけ，最小の期待度数 $\left(\dfrac{\text{最小の列合計}\times\text{最小の行合計}}{\text{総合計}}\right)$ を求めると，最小の期待度数 $=\dfrac{9\times 8}{19}\cong 3.79$（5未満）となるため，フィッシャーの直接確率検定を適用します。

▶ STEP 2　仮説を立てます。
　　帰無仮説　H_0：性別と甘いものの好みは関連がない。
　　対立仮説　H_1：性別と甘いものの好みは関連がある。

▶ STEP 3　周辺度数を固定した場合，男性の「好き」と回答したセル（**表13-3**の a に該当）のとりうる値は2〜10なので〔2未満の場合，女性の「嫌い」の回答数（d に該当）がマイナスになるため〕，すべての場合の生起確率は**式13.3**で求めた生起確率 $P_2, \cdots, P_{10}$ となります。$a=4$（もとの分割表）における2要因の関連の強さの指標 $|ad-bc|$ 以上の値をとる分割表の生起確率を合計（この場合，$P_2+P_3+P_4+P_8+P_9+P_{10}$）した確率 P を求めると $P=0.1698$（両側）となります。

▶ STEP 4　有意確率 P（$=0.1698$）$\geqq \alpha$（$=0.05$）となるので帰無仮説が棄却できず，対立仮説「性別と甘いものの好みは関連がある」と判定する根拠が得られなかったと判断します。

Excelを用いた解答

例題 13-3-1 を，Excelを使って検定してみましょう。

▶ STEP 1　a のセル（「男性」で甘いものが「好き」な人）の値が4，この行の周辺度数＝10，および最も値が小さいセルの度数＝2（d のセル）なので，a がとりうる値は2〜10となります。図のように a のとりうる値（2〜10）をG列に入力すれば，b〜d の値は自動的に決まりますので，各 a に対する b〜d を求める式を下方向へコピーします。

▶ STEP 2　$a=10$ のときの2要因の関連の強さを表す $ad-bc$ を $\boxed{\text{=G3*J3−H3*I3}}$ で計算し，この式を下方向へコピーします。

▶ STEP 3　$a=10$ のときの生起確率を
$\boxed{=(\text{COMBIN}(\$C\$5, G3)/\text{COMBIN}(\$E\$5, \$E\$3))*\text{COMBIN}(\$D\$5, H3)}$ で計算し，この式を下方向へコピーします。COMBIN(n, k) は，組合せの数 nCk を求める関数です。

▶ STEP 4　各分割表における $|ad-bc|$ の値が，もとの分割表（$a=4$ のとき）の $|ad-bc|(=34)$ 以上である生起確率（この場合，$ad-bc>34$，$ad-bc\leqq-34$ のとき）を合計して，p 値（両側）を計算します。

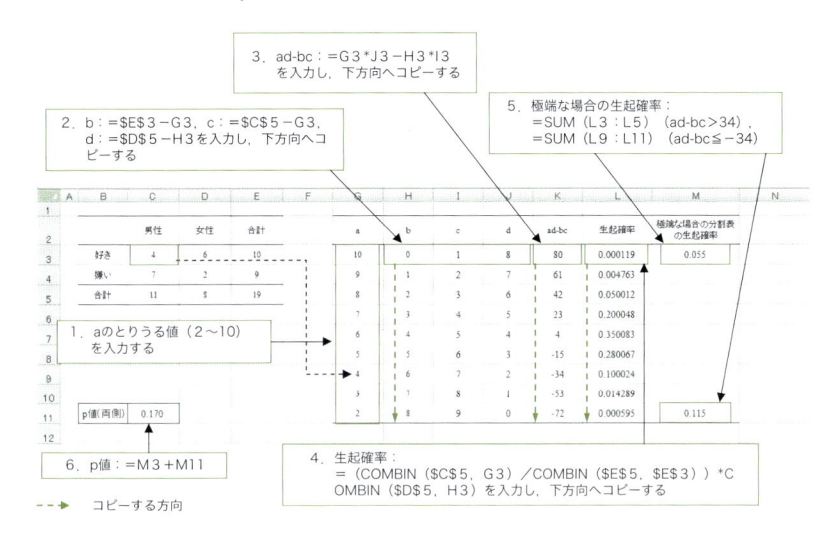

Excel では，分割表の中に値が大きいセルがあると，組み合わせの計算でオーバーフローしてエラーが出る場合がありますので，Excel で検定するときは全体的にセルの値が小さい場合に行うとよいでしょう。計算が複雑なので，基本的には統計解析ソフトを使うことをお勧めします。

13-4　比率の差の検定

使い分けの解説

比率の差の検定の使い分けについては，2 要因計数データの検定の使い分けのフローチャートを参照してください。

χ^2 独立性の検定は $l\times m$ 分割表に適用でき，帰無仮説が「分割表の行と列の 2 変数は関連がない」であるのに対し，比率の差の検定は $l\times 2$ 分割表の検定に適用され，帰無仮説は「2 グループの比率に差はない」となります。

検定手順

比率の差の検定は，次の計算式で求めた z 値が標準正規分布にしたがうことを利用して，「2 つのグループの母比率が等しい」という帰無仮説が正しいかどうかを検定する方法です。

① 仮説を立てます。

　　帰無仮説　H_0：2 つのグループの母比率が等しい。

対立仮説　H_1：2つのグループの母比率が異なる。

② z 値を次の計算式から求めます。

$$z=\frac{|p_1-p_2|}{\sqrt{\bar{p}(1-\bar{p})\left(\dfrac{1}{n_1}+\dfrac{1}{n_2}\right)}}$$

式13. 4

ただし，$p_1=\dfrac{r_1}{n_1}$（グループ1における比較したい特性をもつ者の比率），$p_2=\dfrac{r_2}{n_2}$（グループ2の集団における比較したい特性をもつ者の比率），$\bar{p}=\dfrac{(r_1+r_2)}{(n_1+n_2)}$（全体の比較したい特性をもつ者の比率），$n_1$，$n_2$：各グループ全体の数，$r_1$，$r_2$：各グループの比較したい特性をもつ者の数を表します。

③　手順②で求めた z 値から有意確率（p 値）を計算し，$p<\alpha$ のとき，帰無仮説が棄却され，対立仮説「2つのグループの母比率が異なる」と判定し，$p\geqq\alpha$ のとき，帰無仮説が棄却できず，対立仮説「2つのグループの母比率が異なる」と判定する根拠が得られなかったと判断します。

栄養学分野での利用

栄養学の分野では，アンケート調査などで分割表によるクロス集計を行い，2つのグループの比較をすることがよくあります。この分割表において2つのグループに差があるかどうかを演習してみましょう。

例題 13-4-1

ある企業の社員を対象に食生活に関する調査を実施しました。男女別に食事の際，腹八分目を心がけているかについて質問したところ，表のような集計結果となりました。男性と女性とで腹八分目を心がけている人に差があるか。有意水準 $\alpha=0.05$ で検定してみましょう。

	男性	女性	計
腹八分目を心がけている	80	120	200
腹八分目を心がけていない	50	30	80
計	130	150	280

例題の計算

▶ STEP 1　　仮説を立てます。

帰無仮説　H_0：男性と女性について，腹八分目を心がけている人の母比率が等しい。

対立仮説　H_1：男性と女性について，腹八分目を心がけている人の母比率が異なる。

▶STEP 2　　男性で腹八分目を心がけている人の比率 $p_1 = \dfrac{80}{130} = 0.62$，女性で腹八分目を心がけている人の比率 $p_2 = \dfrac{120}{150} = 0.8$，全体で腹八分目を心がけている人の比率 $p = \dfrac{200}{280} = 0.71$ なので，**式13.4**から z 値を求めると，

$$z = \dfrac{|0.62 - 0.8|}{\sqrt{0.71(1-0.71)\left(\dfrac{1}{130} + \dfrac{1}{150}\right)}} \cong 3.41 \text{ となります．}$$

▶STEP 3　　$z = 3.41$ より p 値は 0.0006（両側）となります．$\alpha = 0.05$ より，$p < \alpha$ となるので帰無仮説が棄却され，対立仮説「男性と女性について，腹八分目を心がけている人の母比率が異なる」と判断します．つまり，男性より女性の方が腹八分目を心がけている人が多いことがわかります．

Excel を用いた解答

例題 13-4-1 を，Excel を使って検定してみましょう．

▶STEP 1　　図のように「男性」で「腹八分目を心がけている」人の比率 p_1 を =C3/C5，「女性」で「腹八分目を心がけている」人の比率 p_2 を =D3/D5，全体の腹八分目を心がけている人の比率 p を =E3/E5 で計算します．

▶STEP 2　　STEP 1 で求めた p_1，p_2，p を用いて z 値を =ABS(C8-D8)/SQRT(E8*(1-E8)*(1/C5+1/D5)) で計算します．

▶STEP 3　　STEP 2 で求めた z 値から，「NORMSDIST(z 値)」関数を用いて p 値（両側）を =2*(1-NORMSDIST(D10)) で計算します．

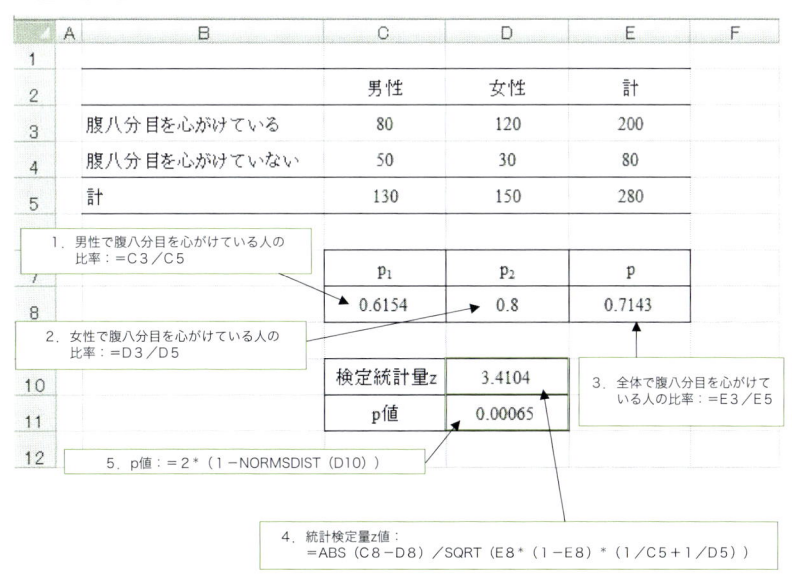

	A	B	C	D	E
1					
2			男性	女性	計
3		腹八分目を心がけている	80	120	200
4		腹八分目を心がけていない	50	30	80
5		計	130	150	280
6					
7			p_1	p_2	p
8			0.6154	0.8	0.7143
9					
10			検定統計量z	3.4104	
11			p値	0.00065	

1. 男性で腹八分目を心がけている人の比率：=C3/C5
2. 女性で腹八分目を心がけている人の比率：=D3/D5
3. 全体で腹八分目を心がけている人の比率：=E3/E5
4. 統計検定量z値：=ABS(C8-D8)/SQRT(E8*(1-E8)*(1/C5+1/D5))
5. p値：=2*(1-NORMSDIST(D10))

第14章 質的な2要因間データの関連の強さを調べる（連関係数）

14-1 連関係数の使い分け

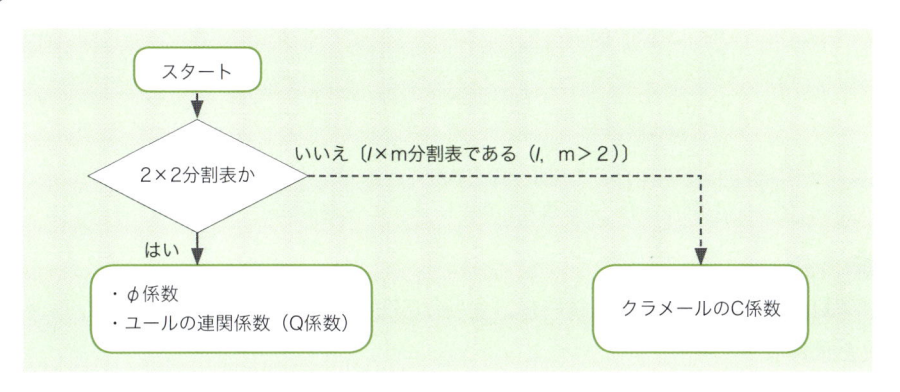

```
スタート
  ↓
2×2分割表か ──いいえ（l×m分割表である（l, m > 2））──→ クラメールのC係数
  ↓はい
・φ係数
・ユールの連関係数（Q係数）
```

χ^2独立性の検定で得られた有意確率（p値）では，分割表の行と列に関連があるかどうかということしかわかりません．そこで，分割表の行と列の関連の「強さ」を調べるために，**連関係数**（coefficient of association）というものを補助的に用いることがあります．連関係数は名義尺度データにおける2要因間の相関係数といえます．

連関係数にはいくつかの種類がありますが，2×2分割表の場合は**φ係数**（phi coefficient）または**ユールの連関係数**（Yule's coefficient of association：Q係数）を，$l×m$分割表の場合は**クラメールのC係数**（Cramér's measure of association）を用いるのが一般的です．分割表における2要因間の関連についての検定（χ^2独立性の検定など）の結果が有意である場合は，これらの連関係数も有意であると判断します．

なお，**表14-1**のような慣習的な目安をもとに，これらの連関係数の値から2要因間の関連の強さを調べることができます．

表14-1　連関係数による関連の強さの基準

範囲	関連の強さ
0.7 ≤ |連関係数| ≤ 1.0	かなり強い関連がある
0.4 ≤ |連関係数| < 0.7	強い関連がある
0.2 ≤ |連関係数| < 0.4	（強くはないが）関連がある
|連関係数| < 0.2	弱い関連がある

14-2 φ係数

使い分けの解説

φ係数の使い分けについては，連関係数の使い分けのフローチャートを参照してください．

φ係数は**表14-2**のような2×2分割表の名義尺度データにおける，2要因（行と列の要

因）の関連の強さを調べるときに用いる連関係数の1つであり，χ^2値から求めることができます。なお，求めたχ^2値よりχ^2独立性の検定を行い，有意であればφ係数も有意であると判断します。φ係数は$0 \leq \phi \leq 1$の範囲をとり，φの値が大きいほど2要因間の関連が強いことを示しています。

表 14-2　2×2 分割表

	W_1	W_2	列合計
V_1	f_{11}	f_{12}	$f_{1\cdot}$
V_2	f_{21}	f_{22}	$f_{2\cdot}$
行合計	$f_{\cdot 1}$	$f_{\cdot 2}$	n

$f_{i\cdot}=f_{i1}+f_{i2}$（i 行の合計（周辺度数）；$i=1, 2$），$f_{\cdot j}=f_{1j}+f_{2j}$
（j 列の合計（周辺度数）；$m=1, 2$），n: 全体の合計

検定手順

表 14-2 のような 2×2 分割表において，χ^2独立性の検定の**式13. 2**で計算したχ^2値を用いて，φ係数を求めます。

① 仮説を立てます。

　　帰無仮説　H_0：列のカテゴリー W は，行のカテゴリー V と関連がない。
　　対立仮説　H_1：列のカテゴリー W は，行のカテゴリー V と関連がある。

② **式13. 1**より，次の式を用いて 2×2 分割表の i 行 j 列の期待度数e_{ij}を求めます。

$$e_{ij} = \frac{f_{i\cdot}f_{\cdot j}}{n} \quad (i\cdot, j=1, 2) \qquad \textbf{式14. 1}$$

③ 手順②で求めたe_{ij}を用いて，次の式よりχ^2値を求めます。

$$\chi^2 = \sum_{j=1}^{2}\sum_{i=1}^{2}\frac{(f_{ij}-e_{ij})^2}{e_{ij}} \qquad \textbf{式14. 2}$$

ただし，f_{ij}は i 行 j 列カテゴリーの観察度数を表します。

④ 手順③で求めたχ^2値を用いて，次の式からφ係数を求めます。

$$\phi = \sqrt{\frac{\chi^2}{n}} \left(= \frac{|f_{11}f_{22}-f_{12}f_{21}|}{\sqrt{f_{1\cdot}f_{2\cdot}f_{\cdot 1}f_{\cdot 2}}} \right) \qquad \textbf{式14. 3}$$

⑤ 手順④で求めたφ係数から，2要因間の関連の強さを調べます。なお，手順③で求めたχ^2値よりp値を求め，有意であればφ係数も有意であると判断します。

栄養学分野での利用

2×2 分割表による 2 要因間の関連の強さを演習してみましょう。これは**例題 13-4-1**と同じものです。

例題 14-2-1

　ある企業の社員を対象に食生活に関する調査を実施しました。男女別に食事のとき腹八分目を心がけているかについて質問したところ，表のような集計結果となりました。性別と腹八分目への心がけの有無との間にどの程度関連があるでしょうか。有意確率 $\alpha=0.05$ で検定してみましょう。

	男性	女性	計
腹八分目を心がけている	80	120	200
腹八分目を心がけていない	50	30	80
計	130	150	280

例題の計算

2×2 分割表における 2 要因間の関連の強さは，ϕ 係数を用いて調べます。

▶ **STEP 1**　仮説を立てます。
　　　　　　　帰無仮説　H_0：性別は，腹八分目への心がけの有無と関連がない。
　　　　　　　対立仮説　H_1：性別は，腹八分目への心がけの有無と関連がある。

▶ **STEP 2**　2×2 分割表において**式14.1**より求めた各セルの期待度数と，**式14.2**から検定統計量 χ^2 値は 11.63 と計算できます。

▶ **STEP 3**　求めた χ^2 値（=11.63）と n（標本全体の合計 =280）を，**式14.3**に適用すると，ϕ 係数 $=\sqrt{\dfrac{11.63}{280}}=0.204$ となります。

▶ **STEP 4**　自由度が 1〔$=(2-1)\times(2-1)$〕，$\chi^2=11.63$ より，p 値 $=0.0006$ となります（**例題 13-4-1** と同じ結果となります）。$\alpha=0.05$ より，$p<\alpha$ となるので帰無仮説は棄却され，対立仮説「性別は腹八分目への心がけの有無と関連がある」と判断でき，ϕ 係数 $=0.204$ から性別と腹八分目への心がけの有無との間には（強くはないが）関連があることがわかります。

Excel を用いた解答

例題 14-2-1 を，Excel を使って検定してみましょう。

▶ **STEP 1**　図のように各行・列に対応した期待度数 e_{ij} を計算するためにまず，「男性」で「腹八分目を心がけている」人の期待度数を =$E3*C$5/$E$5 で計算します。他のカテゴリーの期待度数も，この式を右および下方向へコピーして計算します。

▶ **STEP 2**　観察度数 f_{ij} と手順 1 で求めた期待度数 e_{ij} を用いて，「男性」で「腹八分目を心がけている」人の $(f_{ij}-e_{ij})^2/e_{ij}$ を =(C3-C10)^2/C10 で求めます。他のカテゴリーも同様に計算できるので，この式を右および下方向にコピーします。

▶ **STEP 3**　χ^2 値を **STEP 2** で計算した性別，腹八分目への心がけの有無別の $(f_{ij}-e_{ij})^2/e_{ij}$ を，=SUM（C17:D18）で合計して求めます。

▶ **STEP 4**　p 値を **STEP 3** で求めた χ^2 値と自由度 1 から，「CHIDIST（χ^2 値, 自由度）」関数を用いて =CHIDIST（E19, C22）で計算します。

▶ **STEP 5** 　 STEP 3 で求めた χ^2 値と集団全体の数 n を用いて，ϕ 係数を =SQRT（E19/E5）で計算します。

	A	B	C	D	E	F
1		観察度数				
2			男性	女性	計	
3		腹八分目を心がけている	80	120	200	
4		腹八分目を心がけていない	50	30	80	
5		計	130	150	280	
6		1．期待度数「=$E3*C$5/$E$5」を入力して，				
7		右および下方向にコピーする				
8		期待度数の計算：$e_{ij}=f_i.f_{.j}/n$				
9			男性	女性	計	
10		腹八分目を心がけている	92.9	107.1	200.0	
11		腹八分目を心がけていない	37.1	42.9	80.0	
12		計	130.0	150.0	280.0	
13		2．$(f_{ij}-e_{ij})^2/e_{ij}$「=（C3−C10）^2／C10」を入力して，				
14		右および下方向にコピーする				
15		χ^2 値の計算				
16			男性	女性	計	
17		腹八分目を心がけている	1.78	1.54	3.32	
18		腹八分目を心がけていない	4.45	3.86	8.31	
19		計	6.23	5.40	11.63	← 3．χ^2 値：=SUM（C17：D18）
20						
21		分割表のカテゴリ数（行×列）	2	2		← 自由度：=（C21−1）*（D21−1）
22		自由度	1			
23		p値	0.00065			← 4．p値：=CHIDIST（E19, C22）
24		ϕ 係数	0.204			← 5．ϕ 係数：=SQRT（E19/E5）
25						

- - -▶ コピーする方向

14-3　ユールの連関係数（Q 係数）

使い分けの解説

　ユールの連関係数（**Q 係数**）の使い分けについては，連関係数の使い分けのフローチャートを参照してください。

　ϕ 係数（p.193）と同様に，**表 14-2**（p.194）のような 2×2 分割表の名義尺度データにおける 2 要因間の関連の強さを調べる連関係数です。Q 係数は ϕ 係数のように周辺度数（分割表の行・列の各合計値：**表 14-2** の $f_{.1}, f_{.2}, f_{1.}, f_{2.}$）を計算に使わないため，周辺度数の偏りを考慮したくない場合に用います。すなわち，各要因に入る個体数に影響されずに，要因そのものの関連の強さを見たい場合です。

　Q 係数は $-1 \leq Q \leq 1$ の範囲をとり，Q の値が ± 1 に近いほど 2 要因間の関連が強いことを示します。ただし，名義尺度データの場合はマイナスの値は意味をもたないことから絶対値をとり，このため Q 係数は $0 \leq Q \leq 1$ の範囲をとります。ただし，どこか 1 つのセルが 0 のとき，Q は ± 1 となってしまうため 0 のセルがある場合は注意が必要です。

検定手順

① 仮説を立てます。

帰無仮説　H_0：列のカテゴリー W と行カテゴリー V は関連がない。
対立仮説　H_1：列のカテゴリー W と行カテゴリー V は関連がある。

2　**表14-2** の2×2分割表の度数 (f_{11}, f_{12}, f_{21}, f_{22}) を用いて，次の計算式から Q 係数を求めます。

$$Q = \frac{f_{11}f_{22} - f_{12}f_{21}}{f_{11}f_{22} + f_{12}f_{21}}　\text{式14.4}$$

ただし，名義尺度データの場合は，以下の式のように Q の絶対値をとります。

$$Q = \left|\frac{f_{11}f_{22} - f_{12}f_{21}}{f_{11}f_{22} + f_{12}f_{21}}\right|　\text{式14.5}$$

3　手順 2 で求めた Q 係数を用いて，次の式で求めた z 値が標準正規分布にしたがうことを利用して，帰無仮説が正しいかどうかを検定します。

$$z = \frac{Q}{\frac{1}{2}(1-Q^2)\sqrt{\left(\frac{1}{f_{11}} + \frac{1}{f_{12}} + \frac{1}{f_{21}} + \frac{1}{f_{22}}\right)}}　\text{式14.6}$$

4　手順 3 で求めた z 値から有意確率 p 値を求め，有意であれば Q 係数も有意であると判断します。また，この Q 係数から 2 要因間の関連の強さを調べます。

栄養学分野での利用

Q 係数を使った 2×2 分割表による 2 要因間の関連の大きさを，**例題 14-3-1** で演習してみましょう。

例題 14-3-1

ある企業の社員を対象に食生活に関する調査を実施しました。男女別に間食をしているかについて質問したところ，表のような集計結果となりました。性別と間食の有無との間にどの程度関連があるでしょうか。有意確率 $\alpha = 0.05$ で検定してみましょう。

	男性	女性	計
間食をしている	100	120	220
間食をしていない	50	30	80
計	150	150	300

例題の計算

Q 係数を用いて 2×2 分割表における 2 要因間の関連の強さを調べます。

▶ STEP 1　仮説を立てます。
　　　　　帰無仮説　H_0：性別と間食の有無には関連がない。
　　　　　対立仮説　H_1：性別と間食の有無には関連がある。

▶ STEP 2　2×2 分割表のデータは名義尺度データであるため，**式14.5** より Q 係数を求めま

す。

$$Q = \left|\frac{100 \times 30 - 120 \times 50}{100 \times 30 + 120 \times 50}\right| = 0.333\cdots\cdots$$

▶ STEP 3　求めたQ係数（=0.333）から，**式14.6**を用いてz値を求めます。

$$z = \frac{0.333}{\frac{1}{2}(1-0.333^2)\sqrt{\frac{1}{100}+\frac{1}{120}+\frac{1}{50}+\frac{1}{30}}} \cong 2.802$$

▶ STEP 4　$z=2.802$より，p値（両側）は0.0051となります。$\alpha=0.05$より，$p<\alpha$となるので，帰無仮説が棄却され対立仮説「性別と間食の有無には関連がある」と判断でき，性別と間食の有無との間には有意な関連があることがわかります。

▶ STEP 5　Q係数=0.333から性別と間食の有無との間には（強くはないが）関連があることがわかります。

Excelを用いた解答

例題14-3-1を，Excelを使って検定してみましょう。

▶ STEP 1　図のようにQ係数を=ABS((B2*C3-C2*B3)/(B2*C3+C2*B3))で計算します。

▶ STEP 2　STEP 1で求めたQ係数を用いて，z値を
=C7/(1/2*(1-C7^2)*SQRT(1/C3+1/D3+1/C4+1/D4))で計算します。

▶ STEP 3　STEP 2で求めたz値から，p値（両側）を「NORMSDIST（z値）」関数を用いて=2*(1-NORMSDIST(C8))で計算します。

	A	B	C	D	E	F
1						
2			男性	女性	計	
3		間食をしている	100	120	220	
4		間食をしていない	50	30	80	
5		計	150	150	300	
6						
7		Q係数	0.333			
8		検定統計量z	2.802			
9		p値	0.0051			
10						

Q係数：
=ABS((B2*C3-C2*B3)/(B2*C3+C2*B3))

検定統計量z：
=C7/(1/2*(1-C7^2)*SQRT(1/C3+1/D3+1/C4+1/D4))

p値：=2*(1-NORMSDIST(C8))

14-4　クラメールのC係数

使い分けの解説

クラメールのC係数の使い分けについては，連関係数の使い分けのフローチャートを参照してください。

φ係数は，2×2分割表における2要因間（行と列）の関連の強さをみるときに使いますが，クラメールのC係数は，$l \times m$分割表にも適用できる連関係数です。なお，C係数は$0 \leq C \leq 1$

の範囲をとり，Cの値が1に近いほど2要因間の関連が強いことを表します。また，2×2分割表に適用させた場合，ϕ係数（の絶対値）と一致します。ただし，l, mの値がともに大きいときは，その解釈が難しくなります。

検定手順

$l \times m$分割表（p.184，表13-2）において，式13.2で計算したχ^2値を用いて，次の計算式からC係数を求めます。

1. 式13.1より，次の式を用いて$l \times m$分割表における，i行j列の期待度数e_{ij}を求めます。

$$e_{ij} = \frac{f_i f_j}{n} \quad (i=1, 2, \cdots, l; j=1, 2, \cdots, m)$$

2. χ^2値を，式13.2と手順1で求めた期待度数e_{ij}を用いて求めます。

$$x^2 = \sum_{j=1}^{m}\sum_{i=1}^{l}\frac{(f_{ij}-e_{ij})^2}{e_{ij}}$$

ただし，f_{ij}はi行j列カテゴリーの観察度数を表します。

3. 手順2で求めたχ^2値を用いて，次の計算式からC係数を求めます。

$$C = \sqrt{\frac{\chi^2}{n(k-1)}}$$

ただし，nは標本全体の合計，kは分割表の行と列のうち，小さいほうのカテゴリー数（例えば，5×3分割表の場合，$k=3$となります）を表します。

4. 手順3で求めたC係数から，2要因間の関連の強さを調べます。

栄養学分野での利用

$l \times m$分割表（$l, m > 2$）における検定を演習してみましょう。これは例題13-2-1と同じです。

例題14-4-1

ある大学の大学生を対象に食事の嗜好調査を実施し，魚の嗜好とその摂取頻度について表のような結果が得られました。魚の嗜好とその摂取頻度には関連性があるといえるでしょうか。有意水準$\alpha=0.05$で検定してみましょう。

	毎日食べる	時々食べる	ほとんど食べない	計
好き	70	50	25	145
普通	45	35	50	130
嫌い	25	15	35	75
計	140	100	110	350

例題の計算

期待度数 e_{ij}，χ^2 値および p 値の求め方は，**例題 13-2-1** の **STEP 1〜4** を参照してください。

▶ **STEP 1〜4** 　自由度が $4〔=(3-1)\times(3-1)〕$，$\chi^2=24.96$ より，p 値は 0.00005 となります。$\alpha=0.05$ より，$p<\alpha$ となるので帰無仮説は棄却され，対立仮説「魚の嗜好とその摂取頻度には関連がある」と判断します。

▶ **STEP 5** 　求めた $\chi^2=24.96$ を用いて，次の計算式から C 係数を求めます。n は標本全体の合計（=350），k は分割表の行と列のうち，小さいほうのカテゴリー数（3×3 分割表より，$k=3$）なので，以下のようになります。

$$C=\sqrt{\frac{\chi^2}{n(k-1)}}=\sqrt{\frac{24.96}{350\times(3-1)}}\cong 0.189$$

▶ **STEP 6** 　C 係数 $=0.189$ から，魚の嗜好とその摂取頻度との間には弱い関連があることがわかります。

Excel を用いた解答

例題 14-4-1 を，Excel を使って検定してみましょう。

期待度数 e_{ij}，χ^2 値および p 値の求め方は，**例題 13-2-1** の **STEP 1〜4** および図を参照してください。

▶ **STEP 5** 　分割表の行と列のうち，小さいほうのカテゴリー数 k（=3）と，全体のデータ数および χ^2 値を用いて，=SQRT(F23/(F7*(MIN(C25:D25)-1))) で C 係数を計算します。

	A	B	C	D	E	F	G
1							
2		観察度数					
3			毎日食べる	時々食べる	ほとんど食べない	計	
4		好き	70	50	25	145	
5		普通	45	35	50	130	
6		嫌い	25	15	35	75	
7		計	140	100	110	350	
8		1.「=$F4*C$7／$F$7」を入力して，右および下方向へコピーする					
10		期待度数の計算：$e_{ij}=f_i.f_{.j}/n$					
11			毎日食べる	時々食べる	ほとんど食べない	計	
12		好き	58.0	41.4	45.6	145	
13		普通	52.0	37.1	40.9	130	
14		嫌い	30.0	21.4	23.6	75	
15		計	140	100	110	350	
16		2.「=(C4−C12)^2／C12」を入力して，右方向および下方向へコピーする					3. χ^2値：=SUM(F20:F22)
18		χ^2値の計算					
19			毎日食べる	時々食べる	ほとんど食べない	計	
20		好き	2.48	1.77	9.29	13.54	
21		普通	0.94	0.12	2.05	3.11	
22		嫌い	0.83	1.93	5.54	8.30	
23		計	4.26	3.83	16.87	24.96	
25		分割表のカテゴリ数〈行×列〉	3	3			
26		自由度		4		自由度：=(C25−1)*(D25−1)	
27		p値		0.00005		4. p値：=CHIDIST(F23,C26)	
28		C係数		0.189		5. C係数：=SQRT(F23/(F7*(MIN(C25:D25)−1)))	

---→ コピーする方向

＊参考文献＊

- 日本フードスペシャリスト協会編：食品の官能評価・鑑別演習，建帛社，1999．
- 佐藤　信：官能検査入門，日科技連出版，1978．
- 吉川誠次，食品の官能検査法，光琳書院，1965．
- 石村貞夫：すぐわかる統計解析，東京図書，1993．
- 中村好一編著：論文を正しく読み書くためのやさしい統計学，診断と治療社，2006．
- 佐藤敏雄，村松　宰：やさしい医療系の統計学第2版，医歯薬出版，2002．
- 縣　俊彦：やさしい栄養・生活統計学，南江堂，1997．
- 佐々木敏：わかりやすいＥＢＮと栄養疫学，同文書院，2005．
- Willet W：Nutritional Epidemiology 2^{nd}ed., Oxford University Press, 1998, 田中平三監訳：食事調査のすべて―栄養疫学第2版，第一出版，2003．
- 田中平三，横山徹爾：栄養疫学における総エネルギー摂取量に対する解釈と取り扱い方：日本栄養・食糧学会誌 Vol.50(4), 316-320, 1997．
- Willett W, Stampfer MJ: Total Energy Intake: Implications for Epidemiologic Analyses: Am J Epidemiol l24, l7-27, 1986.
- 岩淵千明編著：あなたにもできるデータ処理と解析，福村出版，1997．
- 森　俊昭，吉田寿夫編著：心理学のためのデータ解析テクニカルブック，北大路書房，1990．
- 大山　正，武藤真介・柳井晴夫：行動科学のための統計学，朝倉書店，1980．
- 山上　暁，倉智佐一編著：新版要説心理統計法，北大路書房，2003．
- 柳井久江：4Stepsエクセル統計第2版，オーエムエス出版，2004．

索引

●A〜Z

ABS 関数	122, 133, 179, 191, 198
AVERAGE 関数	15, 79, 167, 170
BINOM.DIST 関数	66, 69
BINOMDIST 関数	66, 69
BMI	78, 81, 119, 124
CHIDIST 関数	181, 186, 195
CHIINV 関数	121, 126, 135
coefficient of association	193
coefficient of variation	12
COMBIN 関数	189
correlation analysis	155
correlation coefficient	155
CORREL 関数	157
COUNTIF 関数	32
CV	12
deviation	11
DEVSQ 関数	170
FINV 関数	78, 132
FISHER 関数	159
F 検定	118, 132, 144
F 分布	78, 84, 90
geometric mean	7
harmonic mean	7
KURT 関数	60
$l \times 2$ 分割表	183, 189
$l \times m$ 分割表	184, 198
LDL コレステロール値の変化	104
level of significance	73
LN 関数	121
MAX 関数	16
mean	6
weighted mean	6
median	8
MEDIAN 関数	16
MIN 関数	16, 200
mode	10
NORM.S.DIST 関数	38, 41, 43, 44
NORM.S.INV 関数	41, 60
normal distribution	35
NORMSDIST 関数	38, 159, 179, 191, 198
NORMSINV 関数	41
null hypothesis	73
one-factor ANOVA	115
PEARSON 関数	157
percentage	13
PFC 比率	14
Q 係数	196
range	10
ratio	13
regression analysis	155
regression line	160
Repeated measures ANOVA	128
SD	11
SKEW 関数	60
SLOPE 関数	164
SQRT 関数	80, 122, 133, 146, 179, 191, 195, 198, 200
standard deviation	11
STDEVP 関数	16
STDEV 関数	16, 80, 167, 170
SUM 関数	181, 186, 195
T.DIST 関数	57
T.INV.2T 関数	76
TDIST 関数	158, 171
TINV 関数	76, 80, 85, 167
TREND 関数	164, 167, 168
Type I error	73
Type II error	73
two-factor ANOVA	128
two-factor factorial ANOVA	128
t 検定	57
t 分布	57, 76, 83, 95
V	11

variance	11
VAR 関数	121
Welch	95
Z 検定	88

●あ

アットウォーター係数	14
アンサリー・ブラッドレイ検定	97
一元配置の分散分析表	118
一元配置分散分析	115, 117, 119
因子分析	172
ウィルコクソンの符号付順位和検定	102, 103, 107, 122
上側確率	37
ウェルチの検定	95
エネルギー摂取量	6, 13, 90, 106
エネルギー調整摂取量	160
円グラフ	21
帯グラフ	23
重みつき平均	7
折れ線グラフ	28

●か

回帰係数の検定	165
回帰係数の差の検定	169
回帰直線	157, 160
回帰直線の信頼区間	167
回帰直線の求め方	160
回帰分析	155, 161
χ^2 適合度	116
χ^2 適合度の検定	177, 179
χ^2 独立性の検定	183, 184, 193
χ^2 分布	52
加重平均	6
間隔尺度	1, 2, 102, 116, 128
関係比率	13
官能検査	63
幾何平均	7
危険率	56
記述統計	6
帰無仮説	73, 81
逆数	8
区分	25
クラスカル–ワリス検定	115, 122, 124
クラスター分析	173
クラメールの C 係数	193, 198
繰り返しのある二元配置分散分析	128, 136, 145
繰り返しのない二元配置の分散分析表	129
繰り返しのない二元配置分散分析	128, 130
クロス集計	27
計数データ	2
血糖値の変化	104
検定	73, 81
交互作用	136, 139
降順	9
構成比率	13
国民健康・栄養調査	73
個体	5
コルモゴロフ–スミルノフ検定	60, 116

●さ

最小値	10, 16
最大値	10, 16
最頻値	10
残差法	161
算術平均	6, 11, 15
3 点識別試験法	65
散布図	29
下側確率	37
質的	1, 116, 128
死亡者数	13
シャピロ–ウィルク検定	116
重回帰分析	172, 173
重回帰分析の読み取り方	173
従属変数	172
集団	5
自由度	95, 117
主成分分析	172
順序尺度	1, 102, 116
昇順	9

食塩摂取量	9
食事記録	7
信頼区間	55, 74, 167
信頼度	75
推奨量	35, 38, 40
推定	73
推定平均必要量	35, 38
数量化理論Ⅰ類	172
数量化理論Ⅱ類	173
数量化理論Ⅲ類	173
数量化理論Ⅳ類	173
正確さ	60
正規確率	38
正規性の検定	116
正規分布	19, 35, 60, 88, 93
正規分布の和と差	45
精度	74
精密さ	60
絶対セル参照	33
絶対ゼロ点	1
尖度	19, 60
相関関係	156
相関係数	155
相関係数の検定	157
相関係数の差の検定	158
相関係数の求め方	156
相関分析	155
相乗平均	7
相対度数	25

●た

第1種の過誤	73, 89
対応のある t 検定	102, 103
対応のあるデータ	127
大数の法則	49
第2種の過誤	73
代表値	5, 6
対立仮説	65
対立比率	13
多重比較	118

多変量解析	172
単純集計	26
たんぱく質摂取量	6, 13
中央値	8, 16, 36, 123
中心化の傾向	6, 8
中心極限定理	49
重複測定分散分析	128
調和平均	7
データ	6
データの形式	2
データの種類	1
データの表示	21
テューキーのHSD検定	118, 129, 138, 139, 141
統計的仮説検定	73
統計的推定	73
統計的変量	6
等分散	90, 116, 128
等分散性の検定	116
等分散の検定	90
独立多標本	115
独立変数	172
度数	32
度数分布	10, 25, 60
特化係数	13

●な

2×2分割表	183, 186, 193, 194, 197
二元配置	127
2項分布	58, 61, 64, 110
2項分布の標準偏差	62
2項分布の平均値	62
2点嗜好試験法	68
2標本 t 検定	92
日本食品標準成分表2010	15
日本人の食事摂取基準	15, 35, 36, 41, 84
ノンパラメトリック法	97, 102, 115

●は

ハートレイ検定	116
バートレット検定	116

発生比率	13
ばらつきの尺度	6, 10
パラメトリック法	115
判別分析	172
ピアソンの積率相関係数	157
引数	38
ヒストグラム	25, 60
左側確率	37
標準正規分布	37, 158
標準正規分布の信頼係数	75
標準偏差	11, 12, 16, 36, 40, 75
標本	73
比率	13
比率の検定	177
比率の差の検定	183, 189
比例尺度	1, 2, 103, 116, 128
ϕ 係数	193
フィッシャーの z 変換	158
フィッシャーの直接確率検定	183, 186
符号検定	102, 103, 110
不偏分散	92, 117
フリードマン検定	128, 133, 134
分散	11, 12
分析ツール	18, 106, 132, 145, 152, 161, 166, 170, 174
分布	75
平均値	6, 11, 36, 117
変化率	13
偏差	11, 12
変動係数	12, 13, 15, 40
棒グラフ	22
母集団	73
母比率	74
母比率	177
母比率の推定	77
母平均	74
母平均の検定	82
母平均の推定	74

●ま

マン・ホイットニーの U 検定	97
右側確率	37
無作為抽出	45, 47
無相関の検定	157
名義尺度	1, 179, 197
メディアン	8
モード	10
目標量	9, 10

●や

有意水準	56, 73, 75, 81
ユールの連関係数	193
要因	117, 128
要因の水準	117, 128, 137

●ら・わ

ラページ検定	97
ランダムサンプリング	47
量的	1, 116, 128, 173
理論比率	14
レーダーチャート	30
連関係数	193, 196
レンジ	10, 11, 16
歪度	19, 60

〔編著者〕

武藤志真子　　　　女子栄養大学　名誉教授　　　　　　　　　　　　　　序章・第1章・第7章

〔著　者〕（五十音順）

石川　元康	日本大学短期大学部食物栄養学科　准教授	第5章・第11章
岡崎　眞	元畿央大学大学院健康科学研究科　教授	第3章・第4章
河村　敦	くらしき作陽大学食文化学部現代食文化学科　教授	第9章・第10章
坂井真奈美	徳島文理大学短期大学部生活科学科　教授	第8章
吉澤　剛士	十文字学園女子大学人間生活学部食物栄養学科　准教授	第2章・第6章
渡邉　智之	愛知学院大学健康科学部健康栄養学科　教授	第12章・第13章・第14章

〔キャラクターイラスト〕

上橋洋一郎

管理栄養士・栄養士のための
統計処理入門

2012年（平成24年） 3月 1日 初版発行
2023年（令和5年） 9月15日 第10刷発行

編著者	武　藤　志真子	
発行者	筑　紫　和　男	
発行所	株式会社 建帛社 KENPAKUSHA	

〒112-0011 東京都文京区千石4丁目2番15号
　　　　　　　TEL (03) 3944-2611
　　　　　　　FAX (03) 3946-4377
　　　　　　　https://www.kenpakusha.co.jp/

ISBN 978-4-7679-4636-8　C3033　　　亜細亜印刷／田部井手帳
Ⓒ 武藤志真子ほか, 2012.　　　　　　　Printed in Japan
(定価はカバーに表示してあります)

本書の複製権・翻訳権・上映権・公衆送信権等は株式会社建帛社が保有します。

JCOPY 〈出版社著作権管理機構　委託出版物〉

本書の無断複製は著作権法上での例外を除き禁じられています。複製される場合は，そのつど事前に，出版社著作権管理機構（TEL 03-5244-5088，FAX 03-5244-5089，e-mail : info@jcopy.or.jp）の許諾を得て下さい。